护理学专业创新人才培养系列教材

浙江省高校课程思政教学研究项目成果

高 等 院 校 数 字 化 融 媒 体 特 色 教 材

U0560277

基础护理学案例与实训教程

JICHU HULIXUE

ANLI YU SHIXUN JIAOCHENG

郑云慧　郑叶平　周　丹　等◎编　著

ZHEJIANG UNIVERSITY PRESS

浙江大学出版社

·杭州·

图书在版编目（CIP）数据

基础护理学案例与实训教程 / 郑云慧等编著. -- 杭州：浙江大学出版社，2025.1

ISBN 978-7-308-24430-5

Ⅰ. ①基… Ⅱ. ①郑… Ⅲ. ①护理学-案例-教材 Ⅳ. ①R47

中国国家版本馆 CIP 数据核字（2023）第 228817 号

基础护理学案例与实训教程

JICHU HULIXUE ANLI YU SHIXUN JIAOCHENG

郑云慧　郑叶平　周　丹　等　编著

策划编辑	阮海潮（1020497465@qq.com）
责任编辑	阮海潮
责任校对	王元新
封面设计	续设计
出版发行	浙江大学出版社
	（杭州市天目山路 148 号　邮政编码 310007）
	（网址：http://www.zjupress.com）
排　　版	杭州好友排版工作室
印　　刷	嘉兴华源印刷厂
开　　本	787mm×1092mm　1/16
印　　张	23
字　　数	574 千
版 印 次	2025 年 1 月第 1 版　2025 年 1 月第 1 次印刷
书　　号	ISBN 978-7-308-24430-5
定　　价	58.00 元

《基础护理学案例与实训教程》
编委会

主　编　郑云慧　郑叶平　周　丹

副主编　刘学英　江　欢　王艳萍

编　者（按姓氏拼音排序）

陈丹丹　程海英　丁美华　费叶萍

顾小红　胡园敏　江　欢　金　腾

黎梦笋　刘学英　柳　佳　吕　慧

闵永华　钱小英　沈　卉　沈　丽

盛　晗　史瑾艳　陶小燕　王勤俭

王艳萍　吴玲芳　徐海珍　徐建红

杨菊琴　杨燕婷　姚丹华　张丹英

张佳淇　张学萍　郑叶平　郑云慧

周　丹　朱志红

常用基础护理技术操作视频二维码索引

序号	名称	操作者	页码
1	手卫生	王勤鑫	6
2	无菌技术基本操作	王勤鑫	15
3	穿脱隔离衣	费玲玲	22
4	特殊口腔护理	胡园敏	78
5	生命体征测量	张思祎	119
6	经气管插管吸痰	胡园敏	138
7	氧气吸入术	王勤鑫	149
8	鼻饲术	张思祎	162
9	导尿管留置术	费玲玲	174
10	大量不保留灌肠术	费玲玲	184
11	皮下注射术	张凤萍	200
12	肌内注射术	张凤萍	210
13	微量注射泵的使用	俞宇	218
14	氧气雾化吸入术	陶小燕	226
15	青霉素过敏试验(皮内注射法)	张凤萍	237
16	静脉留置针输液术	张凤萍	252
17	静脉血标本采集术	张凤萍	278
18	动脉血标本采集术	张凤萍	286
19	单人心肺复苏术	阮丽萍	303
20	院内双人心肺复苏术	费玲玲、吕月忠	303
21	自动洗胃机洗胃	吴俊玉	313

前　言

护理工作与人的生命息息相关,职业的特殊性决定护理教育的功能不仅仅是让学生专业成才,更要让学生"精神"成人。

"基础护理学"是护理专业学生入校后接触的护理学课程体系中首门必修课,是各专科护理的基础。该课程在学生正确专业价值观的树立、良好职业素养的塑造及后续临床护理学课程的学习中起着举足轻重的作用。因此,如何在教学中有效融入思政元素,推动知识传授和价值引领同向同行,是每一位基础护理学授课教师需要积极面对和解决的现实问题。

近年来,嘉兴大学医学院护理系教师以成果导向教育(outcome-based education,OBE)理念和《高等学校课程思政建设指导纲要》精神为指引,结合学校护理人才培养目标和"基础护理学"课程特点,积极探索并实践"基础护理学"课程思政教学方案,并在此基础上编写完成了《基础护理学案例与实训教程》。

本教材系护理学专业核心必修课程"基础护理学"实训指导用书,题材新颖,内容丰富,饱含育人元素和时代精神。全书内容指向护理学基本技术,具体包括医院感染预防与控制、患者的入院与出院护理、满足患者生理与治疗需要的护理以及病情观察与生命支持等9个项目32个任务。每个任务按学习目标→导入案例→主要知识点→学而思→实训指导→学而习→导入案例评析→形成性评价→知识/能力拓展的顺序进行编排。其中,"学习目标"包含知识与技能目标、情感态度与价值观目标;"导入案例"与"导入案例评析"基于临床案例、护理人文、抗"疫"故事、社会热点等,立足课程育人元素进行案例设计与问题评析;"主要知识点"重点介绍基础护理技术相关理论及操作注意事项;"学而思"依据教学重点与难点设计案例与思考题,培养学生的临床思维和解决问题能力;"实训指导"包括临床情境、实训用物、基于案例的操作流程与语言沟通、操作评分标准;"学而习"基于案例强化学生的操作技能和语言沟通能力;"形成性评价"依照护士执业资格考试要求编制试题(单项选择题),学生可自我检测学习效果;"知识/能力拓展"紧密结合教学内容,在拓宽学生知识面的同时,通过实践,培养学生的创新意识、能力和团队合作精神。书中以二维码形式嵌入了数字教学资源,包括基础护理相关操作视频、形成性评价参考答案、各章的知识导图、见习札记和护理学子成长记等,可供学生们个性化学习。书末以附录的形式提供了"基础护理学"实训报告和集中教学见习报告。

本教材是集体智慧的结晶。在编写过程中,得到了嘉兴大学医学院、嘉兴大学附属医院、嘉兴大学附属第二医院、嘉兴大学附属第三医院、嘉兴大学附属新安国际医院、湖州学院同仁们以及嘉兴大学医学院护理系学生们的大力支持,也参考了有关文献,在此致以诚挚的谢意。全书经历反复修正和讨论,难免仍有不当之处,敬请使用本教材的教师、学生以及临床护理工作者给予批评和指正,以期再版时完善。

编写组

2025 年 1 月

目 录

项目一 医院感染预防与控制 ·· 1

    任务一 手卫生 ·· 1

    任务二 无菌技术 ·· 8

    任务三 穿脱隔离衣 ·· 18

项目二 患者的入院与出院护理 ·· 26

    任务一 铺床 ·· 26

    任务二 运送患者 ·· 35

    任务三 患者的入院护理 ·· 44

项目三 患者卧位的舒适与安全 ·· 54

    任务一 变换卧位 ·· 54

    任务二 保护具的应用 ·· 62

项目四 患者的清洁护理 ·· 72

    任务一 口腔护理 ·· 72

    任务二 床上洗头 ·· 81

    任务三 皮肤的清洁护理 ·· 89

    任务四 皮肤压力性损伤的预防 ·· 98

项目五 生命体征的评估与护理 ·· 109

    任务一 生命体征测量 ·· 109

    任务二 冷疗的应用 ·· 123

    任务三 吸痰 ·· 132

任务四 氧气吸入 ……………………………………………………………… 142

项目六 饮食与排泄护理 …………………………………………………… 153

任务一 鼻饲 …………………………………………………………………… 153
任务二 导尿 …………………………………………………………………… 166
任务三 灌肠 …………………………………………………………………… 177
任务四 肛管排气 ……………………………………………………………… 187

项目七 给药护理 …………………………………………………………… 195

任务一 皮下注射 ……………………………………………………………… 195
任务二 肌内注射 ……………………………………………………………… 204
任务三 静脉注射 ……………………………………………………………… 212
任务四 雾化吸入 ……………………………………………………………… 221
任务五 药物过敏试验 ………………………………………………………… 230
任务六 静脉输液 ……………………………………………………………… 241
任务七 静脉输血 ……………………………………………………………… 256

项目八 标本采集 …………………………………………………………… 272

任务一 静脉血标本采集 ……………………………………………………… 272
任务二 动脉血标本采集 ……………………………………………………… 281
任务三 咽拭子标本采集 ……………………………………………………… 290

项目九 危重症患者常用急救术 ………………………………………… 297

任务一 心肺复苏 ……………………………………………………………… 297
任务二 洗胃 …………………………………………………………………… 306

参考文献 ……………………………………………………………………… 317

附 录 ………………………………………………………………………… 321

附录1 "基础护理学"知识导图 ……………………………………………… 321
附录2 "基础护理学"集中教学见习札记 …………………………………… 323
附录3 护理学子成长记 ……………………………………………………… 324
附录4 "基础护理学"实训报告(护理本科) ……………………………… 325
附录5 "基础护理学"集中教学见习报告(护理本科) …………………… 349

项目一　医院感染预防与控制

医院感染(nosocomial infection)又称医院获得性感染,是在医疗机构发生的、与诊疗护理活动相依并存的一类特殊感染。

医院感染的发生严重威胁患者的安全和医护人员的健康,同时还给个人、家庭和社会带来严重的经济负担,尤其是突发疫情期间,若人们对疫情认知不足和防护措施落实不到位,更容易在短期内造成医院感染的暴发。因此,做好医院感染的预防与控制,是每一位医护人员的责任。

"消毒灭菌、手卫生、无菌技术、隔离技术、注射安全、消毒灭菌效果监测、合理使用抗生素"是目前预防和控制医院感染的关键措施。在本项目中,我们将重点学习手卫生技术、无菌技术基本操作和穿脱隔离衣。

任务一　手卫生

手卫生(hand hygiene)是指医护人员在从事职业活动过程中的洗手(handwashing)、卫生手消毒(antiseptic handrubbing)和外科手消毒(surgical hand antisepsis)的总称。手卫生是国际公认的控制医院感染和耐药菌感染最简单、有效、方便、经济的措施。

学习目标

1. 知识与技能目标:能正确理解护理工作中执行手卫生的重要性;能在正确的时机选择合适的手卫生措施;能规范实施洗手、卫生手消毒和外科手消毒操作。

2. 情感态度与价值观目标:从实习生媛媛的视角体会护理工作无小事的责任意识,树立手卫生观念和慎独、严谨的工作态度;通过以问题为中心的小组学习,培养团队协作精神和创新意识。

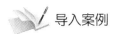 导入案例

案例 1-1-1　手上开出的"细菌花"

满怀着对临床护理工作的憧憬与期待,媛媛来到内一科,开启了为期十个月的实习之旅。

今天是媛媛到内一科上班的第一天。她刚完成洗手,准备和带教李老师一起去为患者输液,抬头就看见两位戴着口罩和手套的老师正拿着棉签在轻轻擦拭治疗室物品的表面,不

1

禁有些疑惑。

带教李老师见状笑着告诉她:"这是院感科老师在开展科室物品消毒效果监测。"李老师边说边示意媛媛和自己一样,伸出双手,并拢五指。

感染科老师取出一根湿润的无菌棉签,在媛媛的每个手指上来回擦了两遍,然后将棉签垂直插入无菌试管中,断开采集棒后拧紧盖子;紧接着又拿出表格登记了媛媛的信息,并将一张二维码标签贴在刚才的采样管上。

两天后,媛媛收到了院感科发来的手卫生检测报告。看着培养基上开出的"花朵"和报告单上的数字——细菌菌落数 33CFU/cm²,媛媛突然间红了脸。

李老师见状,轻轻拍了拍她的肩膀柔声道:"媛媛,我们再认真学一下七步洗手法。"

洗手这件小事,同学们做对了吗?

案例 1-1-2 媛媛今为何,愁思锁眉梢

这是媛媛在内一科实习的第三周,在李老师的悉心指导下,她对科室日常工作已经得心应手了。但上午交班后,李老师发现原本开朗的媛媛眉头紧锁,一副心事重重的模样。

原来,3 床王爷爷因重症肺炎高烧不退已 4 天,痰培养结果显示耐甲氧西林金黄色葡萄球菌感染,于是一早便搬到了单人间。早晨为王爷爷做晨间护理时,李老师没有带上媛媛。前些天李老师都是带着自己一起去为王爷爷做的相关操作,为什么今日不带自己独自去了呢?难道王爷爷病重和自己操作不当有关系?想着想着,媛媛的内心忐忑不安起来,于是拿出手机开始检索这个拗口的细菌名,原来这是个"超级细菌"!这可把媛媛吓了一大跳。回想自己这些天在王爷爷身边忙前忙后,媛媛很担心自己也会被传染,同时也担心是不是因为自己洗手不到位才导致王爷爷感染的。一个个疑问涌上心头,媛媛不由自主地锁紧了眉头。这一切恰好被细心的李老师发现了。

听完媛媛的述说,李老师和媛媛一起分析了王爷爷的病情。

同学们,什么是"超级细菌"?它会传染吗?王爷爷的感染是因为媛媛洗手不到位造成的吗?

 主要知识点

1. 洗手、卫生手消毒与外科手消毒的区别
洗手、卫生手消毒与外科手消毒三者之间既有联系又有区别,具体请看下表。

项目	洗手	卫生手消毒	外科手消毒
目的	清除手部皮肤污垢和大部分暂居菌,切断通过手传播感染的途径	清除致病性微生物,预防感染与交叉感染,避免污染无菌物品和清洁物品	清除指甲、手部、前臂的污物和暂居菌,将常居菌减少到最低程度,抑制微生物的快速再生

续表

项目	洗手	卫生手消毒	外科手消毒
手卫生时机	包括"二前三后"五个时刻。①接触患者前;②进行无菌操作前;③体液暴露后,包括接触患者黏膜、破损皮肤或伤口、血液、体液、分泌物、排泄物、伤口敷料等之后;④接触患者后;⑤接触患者周围的医疗相关器械、用具等物体表面后 洗手:当手部有血液或其他体液等肉眼可见污染时;可能接触艰难梭菌、肠道病毒等对速干手消毒剂不敏感的病原微生物时 卫生手消毒:手部没有肉眼可见污染时 先洗手,再卫生手消毒:接触传染病患者及其使用的物品后		外科手术前
所用设施	流动水洗手设施、洗手液、干手设施	手消毒剂	专用洗手池(非接触式)、洗手液、手消毒剂、干手物品、计时装置
操作过程	按七步法认真揉搓至少15s 口诀:"内外夹弓大立腕"		①先洗手,后消毒 ②范围:双手、前臂及上臂下1/3 ③冲洗时,水由指尖流向手肘方向 ④干手后,始终保持双手位于胸前并高于肘部
注意事项	①揉搓面面俱到 ②戴手套不能代替洗手/手消毒 ③摘手套后仍应洗手/手消毒		①不同患者手术之间、手套破损或手被污染后重新进行外科手消毒 ②揉搓用品一人一用一消毒或一次性使用 ③术后摘除外科手套后,应用洗手液清洁双手
效果监测	—	细菌菌落数≤10CFU/cm²	细菌菌落数≤5CFU/cm²

学而思

金先生,45岁,在工地搬运废旧钢筋过程中右脚背不慎被生锈的铁皮划破,因伤口自行止血处理后未及时接种破伤风抗毒素而感染破伤风入住感染科。护士小张接到医嘱为其静脉输液。

请思考:①进入金先生病房前,小张应如何进行手卫生?②完成操作离开病房后,小张又该如何进行手卫生?③小张在执行输液操作时戴上手套,操作结束脱下手套后,还需要洗手吗?④在小张进行手卫生时,恰逢院感科工作人员来检查卫生手消毒效果。请问卫生手消毒后,手部的细菌菌落数在多少范围才算合格?

实训指导

临床情境:护士小张为感染耐甲氧西林金黄色葡萄球菌的卧床患者金先生换药(骶尾部压力性损伤3期)。

实训任务:换药前后,请结合操作内容选择正确的手卫生方法。

1. 实训用物

流动水洗手设施、洗手液、干手设施、手消毒剂。

2. 操作流程与语言沟通

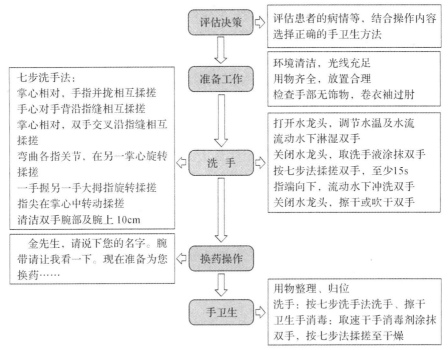

```
评估决策  ⇨  评估患者的病情等,结合操作内容
              选择正确的手卫生方法

准备工作  ⇨  环境清洁,光线充足
              用物齐全,放置合理
              检查手部无饰物,卷衣袖过肘

七步洗手法:
掌心相对,手指并拢相互揉搓
手心对手背沿指缝相互揉搓
掌心相对,双手交叉沿指缝相互
揉搓
弯曲各指关节,在另一掌心旋转   ⇦  洗 手  ⇨  打开水龙头,调节水温及水流
揉搓                                     流动水下淋湿双手
一手握另一手大拇指旋转揉搓                关闭水龙头,取洗手液涂抹双手
指尖在掌心中转动揉搓                      按七步法揉搓双手,至少15s
清洁双手腕部及腕上10cm                    指端向下,流动水下冲洗双手
                                         关闭水龙头,擦干或吹干双手

  金先生,请说下您的名字。腕
带请让我看一下。现在准备为您   ⇦  换药操作
换药……

手卫生  ⇨  用物整理、归位
            洗手:按七步洗手法洗手、擦干
            卫生手消毒:取速干手消毒剂涂抹
            双手,按七步法揉搓至干燥
```

3. 操作评分标准——手卫生

自评得分	互评得分

操作项目	操作标准	分值	扣分说明	扣分
礼仪要求 (4分)	工作衣帽鞋穿戴整齐,符合规范;指甲修剪	2	一项不符扣1分	
	仪表整洁,举止大方;礼貌称呼,自我介绍	2	一项不符扣2分	
评估决策 (6分)	结合案例评估患者病情、压力性损伤范围等	3	评估未结合案例酌情扣2~3分	
	根据评估结果(如接触患者前、无菌操作前、暴露患者体液风险后、接触患者后、接触患者周围环境后),进行正确的手卫生决策	3	决策与评估结果不符扣2~3分	

续表

操作项目	操作标准	分值	扣分说明	扣分
准备 (10分)	环境清洁,光线充足 用物齐全,放置合理 检查手部无饰物,卷衣袖过肘	2 6 2	一项不符扣1分 缺物品扣1分/项,放置不合理扣1分	
操作过程 (60分)	打开水龙头,调节合适水温及水流 流动水下淋湿双手 关闭水龙头,取适量洗手液或手消毒剂均匀涂抹至手掌、手背、指、指缝及腕部	2 3 5	缺一项扣2分	
	七步洗手法※: ①掌心相对,手指并拢相互揉搓 ②手心对手背沿指缝相互揉搓,两手交替 ③掌心相对,双手交叉沿指缝相互揉搓 ④弯曲各指关节,在另一掌心旋转揉搓,两手交替 ⑤一手握另一手大拇指旋转揉搓,两手交替 ⑥指尖在掌心中转动揉搓,两手交替 ⑦清洁双手腕部及腕上10cm 揉搓双手至少15s※	5 5 5 5 5 5 5 5	洗手部位、顺序不规范扣2分/项	
	打开水龙头,指端向下,流动水下冲洗双手 关闭水龙头,擦干或吹干双手	5 5	冲洗、干手方法不规范扣2分/项	
操作后处理 (5分)	用物整理、归位 洗手:按七步洗手法洗手、擦干 卫生手消毒:取速干手消毒剂涂抹双手,按七步法揉搓至干燥※	1 2 2	消毒剂涂抹方法不规范扣2分	
综合评价 (15分)	临床思维:具有安全意识,能结合案例评估,并根据评估结果适当改进操作过程,操作中能灵活处理有关情况	8	酌情扣分	
	操作规范※,动作敏捷、准确、熟练有序,时间适宜※	7	酌情扣分	
标有※为关键指标	出现下列任一条判定不及格: ①工作服被溅湿过多,洗手水流污染环境 ②洗手范围过小、时间过短、洗手后手上仍有污染物 ③操作程序混乱			
总分	100	得分		
监考老师(签名):		监考时间:		

医护人员的手在日常工作中受到污染的概率极高,易成为传播病原微生物的重要媒介,因而手卫生一直是各级医疗机构控制医院感染的重要举措。同学们,请记得及时清洗你们的双手哦!

学而习

临床情境:赵先生,腹部手术后置腹腔引流管引流。术后第二天,护士为其更换引流袋。

实训任务:操作毕,请结合操作内容选择正确的手卫生方法。

手卫生

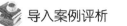 导入案例评析

案例 1-1-1:在本案例中,院感科老师从刚洗完手的实习生媛媛手上检测出的细菌菌落数为 $33CFU/cm^2$,提示媛媛的手卫生依从性有待提高。

设想一下,这样的一双手去给 A 患者换药,给 B 患者输液,再给 C 患者吸痰。然后下班回家,再用这双手按电梯按钮、做饭、洗碗、刷牙、洗脸,结果会如何?相信同学们的心中一定都有了自己的答案。

事实上,手卫生是保护患者、保护自己和家人最简单、有效、经济的措施。在日常护理工作中,洗不洗手、洗得干不干净,不会每一次都有院感科的老师举着棉签拭子追着你查验洗手效果,但这根棉签拭子应刻在我们的意识里、出现在每一次凝视自己双手的眼眸里。

守护健康,"手"当其冲。透过这个案例,同学们有何感想?对于洗手这件事,你们重视了吗?做对了吗?

案例 1-1-2:"超级细菌"非特指某一种细菌,而是泛指那些对抗生素具有耐药性的细菌,如耐甲氧西林金黄色葡萄球菌、耐万古霉素金黄色葡萄球菌等。"超级细菌"的特点是多重耐药,耐受临床上广泛应用的多种抗生素,给临床治疗带来困扰,且严重威胁患者的生命安全。

多重耐药菌产生的主要原因是抗生素的过度、不合理使用。患者感染上多重耐药菌后,若院感防控不到位,可发生交叉感染。因此,对感染多重耐药菌的患者,应予以隔离。

在本案例中,如果王爷爷所在病区无其他耐甲氧西林金黄色葡萄球菌感染患者,那么其感染主因多与抗生素的应用及王爷爷机体免疫力低下有关,非媛媛所担心的洗手不到位所致。发现王爷爷感染了耐甲氧西林金黄色葡萄球菌后,科室对其实施隔离措施无疑也是正确的。

这也提醒我们,临床上部分患者的病情变化是我们意料之外的,如本案例中的王爷爷,其原发病(肺炎)并无传染性,但治疗中因遭受耐甲氧西林金黄色葡萄球菌的感染却成了传染源,如果管理不当可引起医院感染暴发。因此,无论是从保护患者安全,还是保护自身安全角度,医护人员都应该严格落实手卫生制度和标准预防。

 形成性评价

(1~2 题共用题干)黄先生,34 岁,入院诊断为"细菌性痢疾"。责任护士遵医嘱给患者进行静脉输液。

1.输液前护士洗手方法正确的是　　　　　　　　　　　　　　　　　　　（　　）

A.揉搓双手时应打开水龙头,以避免反复开关水龙头

B.清洁剂涂满整个手掌即开始揉搓

C.掌心对手背揉搓时五指应并拢,两手交换进行

D.弯曲手指使关节在另一掌心旋转揉搓时,无需弯曲大拇指关节

E.可增加手腕的清洗,回旋揉搓手腕部及腕上 10cm

2.输液后护士手卫生方法正确的是　　　　　　　　　　　　　　　　　　（　　）

A.和输液前洗手的方法、要求一样

B.洗手并干手,再进行卫生手消毒

C.如未接触患者血液,直接用速干手消毒剂揉搓双手

D.冲净双手时水由手部流向肘部

E.宜采用无菌巾进行干手

3.护士静脉输液后进行了卫生手消毒,其双手的细菌菌落数合格标准是　　（　　）

A.≤5CFU/cm²　　　　　　B.≤8CFU/cm²　　　　　　C.≤10CFU/cm²

D.≤15CFU/cm²　　　　　　E.≤20CFU/cm²

(4~5 题共用题干)王先生,32 岁,因甲型肝炎收住入院。护士为其测量生命体征。

4.操作前,护士手卫生方法错误的是　　　　　　　　　　　　　　　　　（　　）

A.取下手表,卷袖过腕

B.手部没有肉眼可见污染时,可用速干手消毒剂消毒双手

C.用流动水淋湿双手

D.揉搓双手时间至少 15s

E.流动水下冲洗双手指尖向下

5.操作后,护士手卫生方法错误的是　　　　　　　　　　　　　　　　　（　　）

A.用肘打开水龙头

B.流动水下,充分淋湿双手

C.取适量清洁剂涂抹整个手掌、手背、手指、指缝

D.干手巾一用一消毒

E.手部没有肉眼可见污染时,可用速干手消毒剂消毒双手代替洗手

知识/能力拓展

参考答案

塞麦尔维斯医生与手卫生的故事

手卫生对于预防医院感染的重要性,自 1847 年被"手卫生之父"塞麦尔维斯医生所认识以来,已经有一百多年的历史了。如今,从大量的循证证据中,人们已意识到培养手卫生依从性的重要意义。下面让我们跟随历史一起回顾塞麦尔维斯医生与"手卫生"的故事。

1846 年,塞麦尔维斯成为奥地利维也纳总医院第一产科诊所约翰·克莱因教授的助手。当时的维也纳医院设有两个产科诊所,第一诊所除了负责产妇分娩外,还承担着教学任务;而第二诊所只负责产妇分娩。塞麦尔维斯在工作中惊讶地发现,在第一诊所接生的产妇

因产褥热死亡的比例高达10％以上,而第二诊所的死亡率平均不到4％。这个现象令塞麦尔维斯很是困惑。

直到1847年他的好友在解剖尸体时不慎误伤了手指并很快出现类似产褥热的症状而去世,塞麦尔维斯才突然意识到,第一诊所产褥热的高死亡率可能和医生及医学生有关,因为他们清晨常常先去尸体解剖室,在解剖完尸体后未洗手,便直接奔赴产房接生了。由此,塞麦尔维斯推测,医院的医生和医学院的学生手上有"尸体毒素",很可能是这些未知的"尸体毒素"引起了产褥热,进而导致产妇的死亡。后来,按照塞麦尔维斯的要求,医生和医学生们从尸体解剖室出来后,在接触产妇前均用肥皂和氯化液洗手。该项改革成效显著,同年7月,第一诊所产褥热的死亡率迅速降至2％以下。

1848年,塞麦尔维斯的一位学生在伦敦皇家内科和外科学会上发表学术演讲,宣传老师的学术思想和取得的成就。

1851年,布达市St. Rokus Hospital聘请塞麦尔维斯任产科名誉资深医师。他依然推行洗手的方案,产褥热的病死率同样下降。1855年,塞麦尔维斯被任命为匈牙利Pest大学产科教授。1861年,塞麦尔维斯写了一部专著《产褥热的原因、概念和预防》。

由于塞麦尔维斯的研究结果缺乏科学的理论依据,他的思想并没有被当时的产科医生普遍接受,直到路易斯·巴斯德、约瑟夫·李斯特等人提出了有关细菌致病的理论,并通过大量科学实验令科学界信服,塞麦尔维斯的研究结果才逐渐被医学界所接受。

为了纪念塞麦尔维斯,人们为他建了纪念馆,竖了纪念碑,用他的名字命名布达佩斯最著名的医科大学。

护理金点子

提高医护人员手卫生依从性一直是医院感染防控的工作重点。

临床实践中,常常会通过培训以提高医护人员洗手的自觉性,通过定期或不定期下科室检查和优化洗手设施等方法来提高医护人员的手卫生依从性。

同学们,除了以上方法,还有哪些防控医院感染更好的办法?请大家课外以小组为单位(自由组合,每组6～7人)展开讨论,并提出切实可行的方案。

(周　丹　郑云慧)

任务二　无菌技术

无菌技术(aseptic technique)是指在医疗、护理操作过程中,防止一切微生物侵入人体和防止无菌物品、无菌区域被污染的技术。

无菌技术是控制医院感染的一项基本且重要的技术,其操作方法根据科学原理制定,任何一个环节都不能违反,否则就会增加感染的风险,给患者带来不应有的痛苦与伤害。因此,每位医护人员都必须严格遵守无菌技术操作原则与操作规程,正确、熟练地掌握无菌技术。

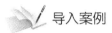 **学习目标**

1. 知识与技能目标：能正确理解无菌技术操作原则；能遵循无菌技术操作原则正确、规范使用无菌持物钳、无菌容器、无菌包，准备无菌区域，倒取无菌溶液和戴无菌手套操作。

2. 情感态度与价值观目标：通过案例学习，感悟慎独的重要性，加强慎独修养；通过技能实训，树立无菌观，养成严谨细致的工作作风；通过小组学习，培养团队协作精神和创新意识。

✏️ **导入案例**

案例 1-2-1　媛媛不纠结

在完成了供应室实习后，媛媛满怀期待地开启了手术室之旅。想起上周五自己亲手清洗打包送进消毒柜的包裹们，这周也会陆续来到手术室，心中很是兴奋，非常期待自己能亲手打开它们。

媛媛的第一台手术是急性阑尾炎切除术，患者是个小男孩。媛媛跟着巡回护士一起确认了手术单，从库房拿了手术器械包……一切都井然有序地进行着。

准备手术用物时，媛媛主动提出和老师一起准备。当她用无菌镊子夹取纱布时，感觉无菌纱布的一角似乎触碰到了外包装的边缘。"这算不算污染？要不要告诉老师？告诉了会不会挨批？"一瞬间，媛媛心中闪过无数个念头，但媛媛很快告诉自己：媛媛不纠结，既然怀疑污染就视为污染，不可以再放入手术器械台。

同学们，如果媛媛把可疑污染的纱布放到手术器械台上，会有什么影响？如果你是媛媛，你会怎么做呢？

案例 1-2-2　药品有价，慎独无价

小张是一名外科护士，一日，抽吸药液时，注射器的针栓不小心掉进安瓿内，把一瓶价值约300元的进口药液污染了。

这可怎么办？污染的液体肯定是不能给患者用了。

"刚才这瓶药液是无色透明的，如果换一瓶不加药的盐水，并在瓶签上写上加药的时间，只要自己不说，患者和家属是无论如何也不会发现的。"这一念头刚在小张脑中闪现便马上被她否定了："不，不！这样做，违背护士的良心！"

就这样，小张护士自己掏钱重新购买了药液，并慎重地就自己的过错和耽误患者的用药时间向患者和家属赔礼道歉。

同学们，如果你是小张护士，遇到类似的情形会不会也会像她那样做呢？

 主要知识点

1. 无菌技术操作原则

(1)操作环境：操作室应清洁、宽敞、定期消毒；无菌操作前半小时停止清扫、减少走动，

避免尘埃飞扬。操作台清洁、干燥、平坦,物品布局合理。

(2)工作人员:无菌操作前,工作人员应着装整洁、修剪指甲、洗手、戴口罩,必要时穿无菌衣、戴无菌手套。

(3)无菌物品:管理有序规范。①存放环境:适宜的室内环境要求温度低于24℃,相对湿度<70%,机械通风换气4~10次/h;无菌物品应存放于无菌包或无菌容器内,并置于高出地面20cm,距离天花板超过50cm,离墙超过5cm处的物品存放柜或架上,以减少来自地面、屋顶和墙壁的污染。②标识清楚:无菌包或无菌容器外需标明物品名称、灭菌日期。无菌物品必须与非无菌物品分开放置,并且有明显标识。③使用有序:无菌物品通常按失效期先后顺序摆放取用,在有效期内使用。可疑污染、污染或过期应重新灭菌。④储存有效期:使用纺织品材料包装的无菌物品有效期为7~14天;医用一次性纸袋包装的无菌物品,有效期为30天;一次性医用皱纹纸、一次性纸塑袋、医用无纺布或硬质密封容器包装的无菌物品,有效期为180天;由医疗器械生产厂家提供的一次性使用无菌物品遵循包装上标识的有效期。

(4)操作过程中的无菌观念:①明确无菌区、非无菌区、无菌物品、非无菌物品,非无菌物品应远离无菌区。②操作者身体应与无菌区保持一定距离。③取、放无菌物品时,应面向无菌区。④取用无菌物品时应使用无菌持物钳。⑤无菌物品一经取出,即使未用,也不可放回无菌容器内。⑥手臂应保持在腰部或治疗台面以上,不可跨越无菌区,手不可接触无菌物品。⑦避免面对无菌区谈笑、咳嗽、打喷嚏。⑧如无菌物品疑有污染或已被污染,即不可使用,应予以更换。⑨一套无菌物品只能供一位患者使用。

2. 无菌技术基本操作的目的及注意事项

项目	目的	注意事项
使用无菌持物钳	取放和传递无菌物品,保持无菌物品的无菌状态	①取放时,不可触及容器边缘及液面以上的容器内壁;使用时始终保持钳端向下,在腰部以上视线范围内活动 ②不可用无菌持物钳夹取油纱布 ③不可用无菌持物钳换药或消毒皮肤 ④到远处取物时,应将持物钳和容器一起移至操作处 ⑤根据使用频率定期清洁、消毒无菌持物钳及其浸泡容器
使用无菌容器	盛放无菌物品并保持其无菌状态	①手持无菌容器应托住容器底部,不可触及容器边缘及内面 ②从无菌容器内取出的物品,即使未用,也不可再放回无菌容器中 ③初次使用后,有效期不超过24h
使用无菌包	从包内取出无菌物品供无菌操作使用	①包内物品超过有效期、被污染或包布受潮,需重新灭菌 ②手不可触及包布内面及无菌物品 ③初次使用后,按原折痕包好,有效期不超过24h
无菌区域准备	建立无菌区供无菌操作使用	①铺盘时手、衣袖等不可触及无菌巾内面,不可跨越无菌区 ②无菌盘有效时间不超过4h

续表

项目	目的	注意事项
倒取无菌溶液	保持无菌溶液的无菌状态,供治疗、护理使用	①开瓶时,手不可触及瓶口及瓶塞内面 ②不可将物品伸入无菌溶液瓶内蘸取 ③倒液时不可直接接触无菌溶液瓶口 ④已倒出的溶液不可再倒回瓶内 ④已开启的溶液瓶内溶液,可保存24h,余液只作清洁操作用
戴无菌手套	预防病原微生物通过医护人员的手传播疾病和污染环境,如进行严格的无菌操作时	①选择适合手掌大小的手套尺码 ②注意修剪指甲以防刺破手套 ③戴手套时防止手套外面触及任何非无菌物品。已戴手套的手不可触及未戴手套的手及另一手套的内面,未戴手套的手不可触及手套外面 ④戴手套后双手始终保持在腰部或操作台面以上视线范围 ⑤脱手套时应翻转脱下,避免强拉,注意勿使手套外面接触皮肤 ⑥脱手套后应洗手

学而思

责任护士拟为患者铺换药用无菌盘。她准备了如下物品:治疗盘、治疗巾、一套弯盘、两把持物镊、一把手术剪、若干纱布、若干棉球、200ml冲洗用生理盐水。

请思考:①以上物品中哪些必须是无菌物品?②检查时,责任护士发现无菌弯盘的外标签有些模糊,看不清具体的灭菌日期了,心想它和其他物品是同一时间从供应室拿来的,可以拆包使用。请问这种想法正确吗?③持物镊的包布摸上去有些潮湿,请问还能继续使用吗?④手术剪是使用一次性纸塑袋包装的,它和传统布包有哪些不一样?⑤责任护士在袋装无菌纱布和棉球中夹取了一部分放入无菌盘,剩下的这些纱布与棉球该如何处理?

 实训指导

临床情境:李先生,中心静脉留置导管已两周,需进行常规消毒及更换敷料。

实训任务:请备好相关用物,铺无菌盘、戴无菌手套,准备换药操作。

1. 实训用物

(1)治疗车上层:无菌持物钳及盛无菌持物钳的容器、无菌包(内含无菌治疗巾、无菌棉球、无菌罐等)、无菌溶液、无菌手套、消毒棉签、治疗盘、笔、标签、手消毒剂等。

(2)治疗车下层:黑色和黄色两种垃圾袋。

2. 操作流程与语言沟通

李先生，您好，我是您的责任护士。请说下您的名字。留在您体内的这根输液导管已经两周了，这段时间您有感觉不舒服吗？好的，我帮您解开两颗扣子，检查一下穿刺部位的皮肤和敷料情况。皮肤是好的，敷料有些卷边了，一会儿我来给您消毒，更换下敷料。您先休息，我去准备下。

| 评估决策 | 评估患者情况、操作目的、病室环境等，选取合适的无菌用物等 |

| 准备工作 | 操作者自身准备
环境符合无菌操作要求
备齐用物，检查无菌物品有效期及灭菌效果 |

| 开无菌包 | 再次确认无菌包灭菌时间、标识
揭开四角开包，确认灭菌有效 |

| 取钳放物 | 检查持物钳有效期
开盖取钳
夹取无菌物品（治疗巾）放入治疗盘，保持钳端向下
闭合钳端，快速放回容器 |

| 整理铺巾 | 包内剩余部分按原折痕回包，记录
抖开治疗巾，双折平铺于治疗盘上
将上层扇形对折，开口向外 |

| 开盖取物 | 检查无菌容器有效期、灭菌效果
开盖，确认灭菌有效
用无菌持物钳夹取容器内物品（弯盘） |

| 关盖放物 | 取物后立即将盖盖严
用持物钳将弯盘稳妥放入无菌区 |

| 检查开瓶 | 核对、检查溶液质量
开瓶，手持溶液冲洗瓶口 |

| 倒液盖塞 | 倒入适量溶液于无菌弯盘
盖塞，记录 |

| 覆盖翻折 | 捏住扇形折叠层无菌巾两角覆盖
对齐上下层，开口向上翻折两次，两侧边缘向下折一次
注明铺盘时间 |

李先生，我来给您置管处消毒换敷料了。腕带请让我看一下。先帮您揭去旧敷料。我先戴上手套……

| 戴脱手套 | 卫生手消毒
检查手套号码、有效期等
开袋取手套
对准五指，先戴一只
戴手套的手指插入另一手套反折内面，同法戴好
翻边扣袖，检查调整
用后脱手套（翻转脱下）
整理用物，洗手 |

| 操作后处置 | 用物按院感要求分类处置
洗手、记录 |

3. 操作评分标准——铺无菌盘＋戴无菌手套

	自评得分	互评得分

操作项目		操作标准	分值	扣分说明	扣分
礼仪要求 （4分）		工作衣帽鞋穿戴整齐，符合规范；指甲修剪	2	一项不符扣1分	
		仪表整洁，举止大方；礼貌称呼，自我介绍	2	一项不符扣1分	
评估决策 （6分）		结合案例评估患者情况、操作目的、病室环境等	3	评估未结合案例酌情扣2～3分	
		根据评估结果，准备合适的无菌用物	3	决策与评估结果不符扣2～3分	
准备 （9分）		评估环境，擦拭清洁，洗手，戴口罩，桌面、治疗盘	3	未擦拭扣2分	
		用物：备齐用物，并核对、检查用物灭菌合格且在有效期内*，包装完好，摆放位置合理	6	用物缺一项扣1分；未检查扣1分/项；摆放不合理扣1分	
操作过程 （53分）	铺无菌盘	检查：无菌包灭菌时间、灭菌效果标识、包布有无潮湿或破损	2	缺项扣1分	
		开包：手接触包布四角外面，依次揭开四角，手不可触及包布内面及无菌物品，不可跨越无菌区*	4	方法不正确扣1分/项	
		检查持物钳有效期	1		
		取钳：打开盛放无菌持物钳的容器盖，手持无菌持物钳上1/3处，闭合钳端，将钳移至容器中央，垂直取出*	3	方法不正确扣1分/项	
		放物：用无菌持物钳夹取包内物品（治疗巾），稳妥地放入治疗盘。注意钳端向下，在腰部以上视线范围内活动，不可跨越无菌区*	4	方法不正确扣1分/项	
		放钳：用后闭合钳端，快速垂直放回容器，关闭容器盖。钳端不触及容器口缘*	3	方法不正确扣1分/项	
		整理无菌包：包内剩余部分，按原折痕包好，注明开包时间，签名	2	回包方法错误扣1分，未及时回包扣1分	
		已开启的无菌包24h有效（口述）	1		
		铺巾：双手捏住无菌巾外面两角，将上层呈扇形折至对侧，开口向外。铺盘时手、衣袖等不可触及无菌巾内面，不可跨越无菌区*	4	方法不正确扣1分/项	

续表

操作项目		操作标准	分值	扣分说明	扣分
操作过程	铺无菌盘(53分)	检查:无菌容器灭菌时间、灭菌效果等	2	缺项扣1分	
		开盖:打开容器盖,平移离开容器,内面向上置于稳妥处或拿手中※	4	方法不正确扣1分/项	
		取物:用无菌持物钳夹取容器内物品(弯盘)※	4		
		关盖:取物后立即将盖盖严	2	未及时盖容器盖扣1分	
		放物:用持物钳将弯盘稳妥放入无菌区	3	方法不对扣2分	
		查对:检查无菌溶液瓶签(药名、剂量、浓度和有效期)、瓶盖(有无松动)及瓶身(有无裂缝)、溶液质量(有无沉淀、浑浊、变色、絮状物)	2	缺项扣1分	
		开瓶:手不可触及瓶口及瓶塞内面※	3	方法不正确扣1分/项	
		倒液:瓶签朝掌心,旋转冲洗瓶口后由原处倒液至无菌容器,倒溶液高度适宜	3	未冲洗瓶口扣1分 溶液沾湿治疗巾扣2分	
		盖塞:倒好溶液后立即塞好瓶塞	1		
		注明开瓶时间:已开启的溶液瓶内溶液,可保存24h,余液只作清洁用(口述)	1		
		覆盖:双手捏住扇形折叠层无菌巾外面两角覆盖无菌物品,对齐上下层,开口处向上翻折两次,两侧边缘向下折一次	3	方法不正确扣1分/项	
		无菌盘有效时间不超过4h(口述)	1		
	戴无菌手套(11分)	卫生手消毒	1		
		检查手套号码、灭菌日期、包装等	2	缺项扣1分	
		开袋取手套	1		
		五指对准,先戴一只,再戴另一只	4	方法不正确扣1分/次	
		翻边扣袖	1		
		双手对合交叉检查,并调整各手指位置	2	方法不正确扣2分	
操作后处理(5分)		用后脱手套,注意应翻转脱下	1	一项不符扣1分	
		按院感要求进行用物处理	2	缺项扣1分	
		洗手,记录	2		
综合评价(12分)		临床思维:具有安全意识,能结合案例评估,并根据评估结果适当改进操作过程,操作中能灵活处理有关情况	5	酌情扣分	
		无菌观念强,操作规范无污染※,动作熟练、轻巧、稳重	7	违反无菌原则但自行发现扣2分/次,余酌情扣分	
标有※为关键指标		出现下列任一条判定不及格: ①操作过程中违反无菌技术操作原则未自行发现 ②操作程序混乱			
总分		100	得分		
监考老师(签名):			监考时间:		

同学们,以上我们学习了无菌技术基本操作。通过学习,除了掌握操作方法外,更重要的是要牢记无菌原则,树立无菌观念。

学而习

无菌技术
基本操作

临床情境:李先生,30岁,急性阑尾炎术后第三天。因切口感染需实施换药操作。

实训任务:请准备换药所需无菌盘,戴无菌手套。

 导入案例评析

慎独,即慎重独处,处事谨慎,独立自主,克制欲望,遏制细微之邪念。《礼记》有云:"莫见乎隐,莫显乎微,故君子慎其独也。"

护士是与患者接触最密切的群体,临床很多的护理操作都是在患者及家属不知情或无家属、无医院管理者监督的情况下独自完成的,如案例1-2-1中媛媛用无菌持物钳夹取纱布时,案例1-2-2中的小张护士抽吸药液时。

当媛媛面对纱布可能被污染时、小张护士发现抽吸的药液被污染时,她们都曾有过思想波动,但仅仅是一瞬间,最终两人没有因为无监督者而肆意妄为,展现了良好的慎独修养,可喜可贺!

同学们,护理工作关乎患者的生命与安全。护士的"慎独"应该是这样的:严格执行操作规程,具有高度的责任心、细微的观察力、果断的决策力,始终以患者为中心,忠于患者的利益,不做有损患者利益的事情,时刻以严格的标准要求自己,在无人时、细微处、做到如履薄冰、不放纵、知行合一。

护理路漫漫,这是一项艺术,更是一份使命。希望同学们以理想为船、努力为桨、自律为帆,为患者的生命安全和自身的职业安全保驾护航。

 形成性评价

(1~2题共用题干)刘奶奶,66岁。因"脑出血"收入院,护士遵医嘱为其导尿。

1.导尿时,护士用无菌持物钳夹取无菌手套的过程中,以下操作违反无菌技术原则的是　　　　　　　　　　　　　　　　　　　　　　　　　　　　　　(　　)

A.手持无菌持物钳上1/3处　　　　　　　　B.夹取治疗巾时保持钳端向下

C.无菌持物钳可疑污染应重新灭菌　　　　D.取、放无菌持物钳时闭合钳端

E.取、放无菌持物钳时可触及容器内壁

2.以下打开导尿包的操作,符合无菌技术原则的是　　　　　　　　　(　　)

A.打开导尿包时,手接触内层包布四角的内面　B.戴好无菌手套后拿取包内导尿物品

C.取出无菌手套时手触及孔巾　　　　　　D.铺无菌孔巾时手套触及被子

E.扔消毒后的碘伏棉球时跨越导尿物品上方

(3~4题共用题干)一名伤口专科护士在门诊给患者换药。

3.该诊室使用的是湿式保存的无菌持物钳,以下保存和使用操作错误的是　(　　)

A.每个容器只放一把无菌持物钳

B. 消毒液面需浸没持物钳轴节以上 2～3cm

C. 该无菌持物钳需每天清洁、灭菌

D. 放入无菌持物钳时需松开轴节

E. 可用于夹取凡士林纱布

4. 护士给一位患者清洗伤口，倒取无菌生理盐水过程中，以下操作正确的是　　（　　）

A. 将无菌纱布伸入无菌溶液瓶内蘸取溶液

B. 打开瓶塞时手触及瓶塞内面

C. 从冲洗瓶口的对侧倒溶液至无菌容器

D. 倾倒液体时无菌溶液瓶与容器保持适当的高度

E. 溶液沿瓶身流下时使之滴入无菌容器中，以免药液浪费

（5～6 题共用题干）张先生，49 岁。胃癌术后 1 月，入院准备再次化疗。护士经外周中心静脉置管输液。

5. 置管时违反无菌操作原则的是　　（　　）

A. 操作前戴口罩，洗手　　　　　　　　B. 手臂保持在治疗台面以上

C. 取无菌物品时面向无菌区　　　　　　D. 身体应与无菌区保持一定距离

E. 一份无菌物品未用完再给他人使用

6. 戴无菌手套时，不正确的是　　（　　）

A. 查对无菌手套袋外的号码、灭菌日期

B. 将手套袋平放于清洁、干燥的桌面上打开

C. 无菌手套取出后加入滑石粉润滑

D. 戴手套后双手对合交叉检查是否漏气

E. 戴好手套的手始终保持在腰部以上水平

（7～8 题共用题干）黄女士，46 岁。乳腺癌术前常规留置导尿管。

7. 护士给患者再次消毒尿道口时发现左手手套破损，正确的处理是　　（　　）

A. 用碘伏擦拭破损处　　　B. 用胶布粘好破损处　　　C. 用无菌纱布包裹破损处

D. 加套无菌手套　　　E. 立即更换手套

8. 护士完成导尿后准备给另一患者换药。以下有关戴脱手套的操作错误的是　　（　　）

A. 戴手套后双手保持在腰部以上视线范围内水平

B. 脱手套时抓住手指脱下，使手套内面朝内

C. 脱手套后洗手

D. 一次性手套只能使用一次

E. 诊疗护理不同患者之间更换手套

（9～10 题共用题干）刘护士拟为行清创缝合术后的张先生换药，已按需准备好无菌盘。

9. 在铺无菌盘的过程中，以下操作错误的是　　（　　）

A. 用无菌持物钳夹取治疗巾

B. 双手捏住治疗巾的内外面折叠

C. 将上层呈扇形折至对侧，开口向外

D. 对齐上下层边缘，将开口处向上翻折两次

E. 无菌盘有效期不超过 4h

10. 取用无菌溶液时,应首先核对的项目是 (　　)

A. 溶液质量　　　　　　　　　B. 瓶体及瓶底有无裂缝

C. 瓶盖有无松动　　　　　　　D. 瓶签

E. 生产日期

参考答案

 知识/能力拓展

无接触戴手套法

各种手术,尤其是需要放内置物,如钢板、人工关节等的手术,如果术后发生感染往往是灾难性的,将直接威胁患者的生命安全。因此,加强手术全过程每个细节的管理是降低术后感染的关键,其中,戴无菌手套便是有效预防交叉感染的重要措施之一。

众所周知,传统的无菌手套穿戴方式常常有二次污染的可能,无法真正保证手套外面的无菌。另外,术中因过度伸手或摩擦,手套腕部经常会下滑或反转,暴露出相对污染的袖口,更是增加了感染的风险。因此,传统的戴无菌手套法不适合手术操作人员。手术室目前多采用无接触戴手套法。

1. 操作步骤:①穿无菌手术衣时双手暂不露出袖口;②左手隔衣袖取右侧手套置于右前臂衣袖上,指端朝向前臂,反折边与袖口平齐,然后左手隔衣袖抓住手套边缘并将之翻转套在右袖管内的右手上,右手手指伸展后对位戴好手套;③右手佩戴完毕,再用同样的方法协助左手戴好手套。

2. 注意事项:①双手始终不能露于衣袖外,所有操作双手均在衣内;②戴手套时,将反折边的手套口翻转过来包裹住袖口,不可将腕部裸露;③向近心端拉衣袖时用力不可过猛,袖口拉到拇指关节处即可;④为感染、骨科患者手术时,手术人员应戴双层手套,有条件时内层选择彩色手套。

护理小革新

用传统方法戴无菌手套时,在手掌插入手套口的过程中容易发生卷边,从而造成手套腕背部无菌面与手背接触,无法真正保证手套外面的无菌。

目前,手术室医护人员在穿好无菌手术衣后多采用无接触戴手套法,可有效避免上述问题的发生。那普通病室的医护人员该如何穿戴才能有效避免上述问题的发生呢?请同学们课外以小组为单位(自由组合,每组 6～7 人),尝试改良戴无菌手套的方式或设计一款无菌手套智能穿戴设备。

(周　丹　郑云慧　王艳萍)

任务三　穿脱隔离衣

隔离衣(isolation gown)是用于保护医务人员避免受到血液、体液和其他感染性物质污染,或用于保护患者避免感染的防护用品。通常根据患者的病情、隔离种类和隔离措施,确定是否需要穿隔离衣,并选择合适的型号。

学习目标

1.知识与技能目标:能正确理解隔离的意义;能正确区分隔离区域;能根据不同隔离要求选择合适的隔离技术;能遵循隔离原则规范穿脱隔离衣。

2.情感态度与价值观目标:从案例讨论中体会护者仁心;通过案例学习增强公民责任意识和法治意识;通过实训,培养"慎独、严谨"的工作态度;通过以问题为中心的小组学习,培养团队协作精神和创新意识。

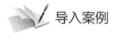导入案例

案例 1-3-1　隔离,不隔爱

"这样我们好分辨谁是谁,正好也当作自我介绍啦!"一起过来支援老年病科的同事小闵隔着口罩笑着对我说。她在我的隔离衣背后用记号笔写上了我的名字,我也同样帮她写上了她的名字。在新型冠状病毒肺炎肆虐的高压环境下,我们以这样的方式来放松彼此的心情。

幸运的是,老年病科暂时未发现确诊患者,但疑似病例一例按一例地出现,令同事们紧绷的神经不敢放松。由于防护物资的短缺,我们穿上了外科手术衣作为隔离衣,并戴好帽子、口罩、手套为疑似患者进行相关护理操作。

15床的王阿姨看到我们全副武装,惊恐中带着焦虑,担心病房是不是有人感染了,于是我来到王阿姨身旁,柔声对她说道:"王阿姨,放松些,目前我们病房还没有确诊病例。我们这样穿戴是疫情防控的需要,不只是保护我们医护人员自己,也是为了保护您和其他患者的安全。因为只有医护人员做好了防护措施,才能更好地防止交叉感染……"在我的耐心解释下,王阿姨的情绪渐渐稳定,睡眠也安稳起来。

读完这则护士日记,同学们有何感想?

案例 1-3-2　街景一角

2022年6月的一天,有市民反映:上海轨道交通7号线祁华路站1号口附近的垃圾桶里丢满了蓝色的隔离衣,另外还有很多隔离衣被随意丢弃在垃圾桶周围。

要知道,彼时的上海已有新型冠状病毒阳性感染者出现。

经过调查,原来这些随意丢弃在路边垃圾桶及其周围的隔离衣是地铁站工作人员和部分市民所为。

同学们,疫情防控期间,人们穿过的隔离衣应如何处理? 看到如此街景,同学们的内心是否被触动?

 主要知识点

1. 隔离的概念

隔离(isolation)是采取各种方法、技术,防止病原微生物从患者、携带者传播给他人的措施。隔离是预防医院感染的重要措施。通过隔离,将传染源、高度易感人群安置在指定地点,暂时避免和周围人群接触,可以切断感染链,防止病原微生物在患者、工作人员及媒介物中扩散。

2. 隔离技术基本操作方法

(1)帽子的使用:①帽子应遮住全部头发,并保持清洁、干燥;②若帽子被患者血液、体液污染后应及时更换。

(2)口罩的使用:①应根据不同隔离要求选用不同种类的口罩,如接触经空气传播或近距离接触经飞沫传播的呼吸道传染病患者时,应戴医用防护口罩;②口罩应罩住口鼻部,确保不漏气;③不可用污染的手触摸口罩,若口罩潮湿或被患者血液、体液污染后应立即更换;④脱口罩前后应洗手。

(3)护目镜、防护面罩的使用

以下情况应使用护目镜、防护面罩:①进行诊疗护理操作,可能发生患者血液、体液、分泌物等喷溅时;②近距离接触飞沫传播的传染病患者时;③为呼吸道传染病患者进行气管切开、气管插管等近距离操作,可能发生血液、体液、分泌物等喷溅时,应使用全面型防护面罩。

摘护目镜、防护面罩时应身体前倾,手指捏住靠耳朵的一边摘掉。

(4)穿脱隔离衣

下列情况应穿隔离衣:①接触经接触传播的感染性疾病患者,如多重耐药菌感染等;②进行诊疗护理操作,可能发生患者血液、体液、分泌物和排泄物喷溅时;③为实行保护性隔离的患者实施诊疗、护理时。

隔离衣长短须遮盖工作服,穿脱过程中避免污染衣领、衣服内面和面部、帽子,隔离衣也不可触及其他物品。穿隔离衣后不可进入清洁区。脱下的隔离衣还需使用时,如果挂在污染区,应污染面向外;如果挂在半污染区,应污染面向里。若隔离衣潮湿、污染,应及时更换。接触不同病种患者时应更换隔离衣。

(5)穿脱防护服

下列情况应穿防护服:①接触甲类或按甲类传染病管理的传染病患者时;②近距离接触经飞沫传播的传染病患者时;③为经空气或飞沫传播的传染病患者进行可能出现喷溅的诊疗操作时。

防护服只能在规定区域内穿脱。接触多个同类传染病患者时,防护服可连续使用。

(6)避污纸的使用:取避污纸时,应从页面抓取,不可掀页撕取,并保持避污纸清洁以防交叉感染。

(7)鞋套、防水围裙的使用:从半污染区进入污染区时以及从缓冲间进入负压病房时应穿鞋套。防水围裙主要用于可能受到患者血液、体液、分泌物和其他污染物喷溅时以及进行复用医疗器械的清洗时。

学而思

陈先生，45岁，因"耐万古霉素金黄色葡萄球菌感染、高热"入住隔离病房。医嘱：物理降温。

请思考：①陈先生应采取何种隔离？应落实哪些隔离措施？②物理降温前后，护士该如何正确使用隔离衣？③脱下的隔离衣若还需使用，应挂在哪个区域？如何挂才能确保衣领及衣服内面不污染？④脱隔离衣后，护士该如何进行手卫生？

 实训指导

临床情境：李先生，因高热、腹痛、腹泻、里急后重1天，以"细菌性痢疾"收住入院。责任护士遵医嘱为李先生输液。

实训任务：输液前后穿脱隔离衣。

1. 实训用物

隔离衣、挂衣架、衣夹、消毒手设备、污衣袋。

2. 操作流程与语言沟通

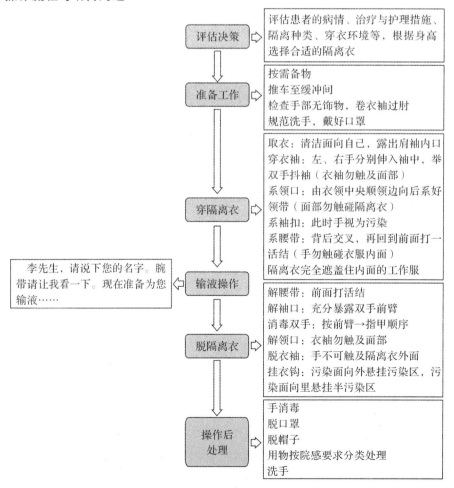

3. 操作评分标准——穿脱隔离衣(一件已穿过且脱下后还需使用的布制隔离衣)

自评得分	互评得分

操作项目	操作标准	分值	扣分说明	扣分
礼仪要求 (4分)	工作衣帽鞋穿戴整齐,符合规范;指甲修剪	2	一项不符扣1分	
	仪表整洁,举止大方;礼貌称呼,自我介绍	2	一项不符扣1分	
评估决策 (6分)	结合案例评估患者的病情、治疗与护理措施、隔离种类、穿衣环境等,根据身高选择合适的隔离衣	3	评估未结合案例酌情扣2~3分	
	根据评估结果,制订正确的护理计划,合理安排护理措施	3	决策与评估结果不符扣2~3分	
准备 (10分)	环境清洁,光线充足 用物齐全,符合要求,放置合理 检查手部无饰物,卷衣袖过肘 规范洗手,戴好口罩	1 5 2 2	缺物品扣1分,用物摆放不当扣2分,隔离衣长短不当扣2分	
操作过程 (55分)	穿隔离衣: ①取衣:手持衣领取衣,清洁面朝自己,衣领两端向外折齐,肩缝对齐,露出肩袖内口 ②穿衣袖:右手持衣领,左手伸入袖中;右手将衣领上拉,露出左手;换左手持衣领,右手伸入袖中,举双手抖袖(衣袖勿触及面部※) ③系领口:两手持衣领,由衣领中央顺领边向后系好衣领(面部勿触碰隔离衣※) ④系袖口:扣好袖口或系上袖带 ⑤系腰带:将隔离衣的一边逐渐向前拉,见到衣边用手捏住,同法捏住另一侧衣边,两手在背后将两侧边缘对齐,向一侧折叠,一手按住折叠处,另一手将腰带拉至背后压住折叠处,将腰带在背后交叉,再回到前面打一活结系好(手勿触碰隔离衣内面※) 穿好的隔离衣完全遮盖住内面的工作服※	5 5 5 2 6 3	隔离衣清洁面与污染面相互碰撞或污染面碰到面部、工作服等,但自行发现扣2分/次;操作方法或顺序不当扣2分/项	
	脱隔离衣: ①解腰带:解开腰带后在前面打一活结 ②解袖口:解开袖口,将衣袖上拉,在肘部将部分衣袖塞入工作衣袖内,充分暴露双手前臂 ③消毒双手:按前臂→腕部→手背→手指→指缝→指甲顺序消毒 ④解领口:衣袖勿触及面部※ ⑤脱衣袖:右手伸入左手腕部袖内拉下袖子过手;用遮盖着的左手握住右手隔离衣袖子的外面,拉下右侧袖子;双手转换逐渐从袖管中退出,脱下隔离衣(手不可触及隔离衣外面※) ⑥挂衣钩:双手持领,将隔离衣两边对齐后挂衣钩(污染面向外悬挂污染区,污染面向里悬挂半污染区※)	3 6 6 3 6 5	隔离衣清洁面与污染面相互碰撞或污染面碰到面部、工作服等,但自行发现扣2分/次;操作方法或顺序不当扣2分/项;消毒手范围、顺序、方法不正确扣2分/项;隔离衣悬挂时清洁面朝向错误扣3分	

续表

操作项目	操作标准	分值	扣分说明	扣分
操作后处理 (10分)	卫生手消毒 脱口罩:用手捏住系带将口罩丢入医疗垃圾袋 脱帽子 用物按院感要求分类处理,洗手	3 2 2 3	卫生手消毒方法或时间不当扣1分/项,口罩污染面向外扣2分	
综合评价 (15分)	临床思维:具有安全意识,能结合案例评估,并根据评估结果适当改进操作过程,操作中能灵活处理有关情况	8	酌情扣分	
	隔离观念强,操作规范无污染※,动作熟练有序	7	酌情扣分	
标有※为关键指标	出现下列任一条判定不及格: ①隔离观念差,穿脱隔离衣过程中污染清洁面等未发现 ②隔离衣未能完全遮盖工作服 ③操作程序混乱			
总分	100		得分	
监考老师(签名):			监考时间:	

　　一件小小的隔离衣,对保护患者和医务人员起到了非常重要的作用。为了更快掌握穿脱隔离衣的方法,同学们可采用口诀记忆法。①穿衣口诀:手提衣领露肩袖,一左二右三抖袖,四扣领口五扣袖,六拉左七拉右,两边对齐向后抖,左手压住右手叠,系好腰带半屈肘。②脱衣口诀:松开腰带解袖口,塞紧衣袖消毒手,擦干手后解领口,退下左袖退右袖,脱下衣袖对肩缝,手提衣领挂衣钩。

学而习

　　临床情境:李先生,49岁,因耐甲氧西林金黄色葡萄球菌感染入住隔离病房。护士遵医嘱为李先生静脉留置针输液。现液体即将输完,准备行留置针封管。

　　实训任务:操作前后穿脱隔离衣。

穿脱隔离衣

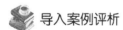 导入案例评析

　　案例1-3-1:在新型冠状病毒肺炎疫情期间,我们的医护人员始终奋战在战"疫"的最前线,用生命守护着生命。

　　一则小小的日记,让我们感受到护士们的乐观、勇敢和对患者的仁爱,感受到她们美好的心灵和透过隔离衣焕发出的夺目光彩。

　　感恩每一位为疫情防控付出辛劳的人们!

　　案例1-3-2:同学们,我们不曾经历人类历史上肆虐的天花、鼠疫、霍乱,但始于2020年春节的那场新型冠状病毒肺炎疫情,定让我们深切体会到了传染病的危害:一场疫情,让一座城甚至一个国家陷入停滞状态。

众所周知,面对那场肆虐的疫情,我们国家采取了前所未有的大规模隔离措施,个人也在公共场所穿戴起了隔离衣、手套、面罩等防护用品。根据相关疫情防控规定,防疫中使用的隔离衣、手套、面罩等个人防护用品,脱卸后务必按照专项垃圾处置,切不可随意丢弃,否则很可能污染周围环境,造成疫情传播的严重风险。

在本案例中,上海某地铁口附近的那一幕让人感觉非常不和谐,它反映出部分地铁站工作人员及部分市民公民责任意识的薄弱和对防疫规定的漠视。面对大疫,人人都应做负责任的守法公民。希望类似的"街景一角"不再出现。

在这里,老师给大家推荐一本书,法国作家加缪的《鼠疫》。希望读完该书能对大家有所启发,也希望大家课外多读经典名著,因为阅读可以拓宽我们的视野,提升我们的思辨能力,以独立思考应对现实考验,正所谓"心有定而不慌,行有循而不乱"。

形成性评价

(1～8题共用题干)李先生,49岁,因耐甲氧西林金黄色葡萄球菌感染入住隔离病房。

1. 该患者应采取　　　　　　　　　　　　　　　　　　　　　　　　　　　　　(　　)
A. 消化道隔离　　B. 接触性隔离　　C. 呼吸道隔离　　D. 严密隔离　　E. 保护性隔离

2. 该患者所在病室门口悬挂的隔离标识颜色为　　　　　　　　　　　　　　　　(　　)
A. 红色　　　　　B. 粉色　　　　　C. 黄色　　　　　D. 蓝色　　　　　E. 绿色

3. 护士准备为该患者输液。穿隔离衣前,护士评估隔离衣的内容不包括　　　　　(　　)
A. 大小　　　　　B. 有无破损　　　C. 有无潮湿　　　D. 新旧　　　　　E. 有无穿过

4. 对于已穿过的隔离衣,下列哪个部位可被视为清洁　　　　　　　　　　　　　(　　)
A. 衣领　　　　　　　　　B. 袖口　　　　　　　　　C. 外面(腰部以上)
D. 外面(腰部以下)　　　　E. 外面(背部)

5. 护士穿一件已穿过的隔离衣时,什么时候手被视为污染　　　　　　　　　　　(　　)
A. 取下隔离衣时　B. 手伸入衣袖时　C. 系领口时　　　D. 系袖口时　　　E. 系腰带时

6. 穿隔离衣后,护士不可进入　　　　　　　　　　　　　　　　　　　　　　　(　　)
A. 配膳室　　　　B. 病区内走廊　　C. 患者浴室　　　D. 病室　　　　　E. 污物间

7. 输液完毕,护士脱隔离衣的步骤正确的是　　　　　　　　　　　　　　　　　(　　)
A. 解袖口→解腰带→消毒手→解衣领→脱衣袖
B. 解腰带→解袖口→消毒手→解衣领→脱衣袖
C. 消毒手→解衣领→脱衣袖→解袖口→解腰带
D. 解袖口→消毒手→解衣领→解腰带→脱衣袖
E. 消毒手→解衣领→解腰带→解袖口→脱衣袖

8. 当护士脱下隔离衣后,李先生请护士帮助拿一下水杯。护士取避污纸的方法正确的是　　　　　　　　　　　　　　　　　　　　　　　　　　　　　　　　　　　(　　)
A. 从页面抓取　　　　　　B. 随意撕取　　　　　　　C. 污染的手可以掀开撕取
D. 第二页取起　　　　　　E. 清洁的手不可以接触避污纸

(9～10题共用题干)王女士,孕24周后早产一男婴,重1350g。

9. 对该宝宝应采取　　　　　　　　　　　　　　　　　　　　　　　　　　　　(　　)
A. 接触隔离　　　B. 严密隔离　　　C. 保护性隔离　　D. 呼吸道隔离　　E. 血液-体液隔离

10.(续9)有关该隔离措施的描述不正确的是　　　　　　　　　　　（　　）

A. 宝宝应住单间病室隔离　　　　B. 病室内空气保持正压通风

C. 护士接触宝宝前、后均应洗手　　D. 带入隔离区的物品保持清洁即可

E. 产妇无呼吸道感染可探视,但应穿戴相应的防护用品

 知识/能力拓展

参考答案

如何区分隔离衣、防护服和手术衣?

隔离衣、防护服和手术衣都是医院常用的医疗防护用品。从功能看,临床上使用隔离衣的场合(如多重耐药菌的接触隔离等),手术衣和隔离衣可以互用;但必须使用手术衣的场合绝不能用隔离衣替代。从衣服材质看,一次性手术衣和防护服的材质要求明显高于一次性隔离衣。下面从使用场景、外观和材质要求方面介绍三者的区别。

1. 使用场景

隔离衣用于接触经接触传播的感染性疾病患者时,或实施可能受到患者血液、体液、分泌物和排泄物喷溅的相关操作时。其目的是保护患者避免感染,保护医护人员避免受到血液、体液和其他感染性物质污染。

防护服主要用于接触甲类或按甲类传染病管理的传染病患者时,或为经空气或飞沫传播的传染病患者进行可能出现喷溅的诊疗操作时。其目的是保护医护人员和患者,避免感染和交叉感染。

在为患者施行手术时,必须穿无菌手术衣。手术衣不仅用于保护医护人员不受患者血液、体液等潜在感染性物质污染,更用于保持手术暴露部位的无菌状态。

2. 外观与材质

隔离衣为后开口,连体,没有帽子,腰带背后交叉后回到前面打活结。分为布制隔离衣和无纺布材料制成的一次性隔离衣,其长度必须遮盖住内面的工作服和外露的皮肤。隔离衣可以重复使用,也可以一次性使用。

防护服为前拉链。其制作材料必须具有液体阻隔功能、阻燃性能和抗静电性,对断裂强度、断裂伸长率、过滤效率等均有要求,且为一次性使用。

手术衣为后开口,连体,没有帽子,腰带系后面。一般手术衣袖口缝制松紧带,便于戴无菌手套。手术衣的制作材料有明确标准,且使用前应进行灭菌处理。

护理小革新

为预防多重耐药菌的传播,重症监护室(ICU)里一件脱下的隔离衣还需再使用时,医护人员通常会直接将其悬挂于病床旁的输液架挂钩上。

由于隔离衣长期暴露于患者所处环境,加之人员走动造成污染面的散开,不仅可能给邻近患者及周围环境带来感染/污染风险,还会因隔离衣的遮挡影响医护人员对相关仪器设备等的观察。

　　那该如何规范悬挂隔离衣,保护隔离衣内面免受污染和防止已穿过的隔离衣外面污染其他患者和周围环境呢? 请同学们课外以小组为单位(自由组合,每组6~7人)展开讨论,并设计一款适用于 ICU 的隔离衣保护装置。

(王艳萍　郑云慧　周　丹)

项目二　患者的入院与出院护理

门诊或急诊患者经医生诊察、确定需要住院治疗时,应持医生签发的住院证到住院处办理入院手续。当住院处护士根据患者病情以合适的护送方式将其护送入病区后,病区护理便开始了。入院护理旨在帮助患者尽快适应医院环境。

当患者经过医护人员的精心治疗和护理可以出院时,护士应做好出院护理,以提高患者出院后的自护能力,协助其更快适应原来的工作和生活。

任务一　铺床

床是医疗机构提供给患者使用的病室主要设备。由于患者住院期间大部分时间都是在床上度过的,因此床应平整、紧扎、实用、耐用、舒适且安全,床上用物应定期更换。

学习目标

1.知识与技能目标:能正确说出患者床单位的固定设备;能正确运用铺床法为新患者、暂时离床患者、麻醉术后患者或长期卧床患者准备安全、整洁、舒适的床单位;操作中能正确运用节力原则,做到省时节力,提高工作效率。

2.情感态度与价值观目标:通过案例讨论、情境模拟体会沟通、共情于护士工作的重要性,培养共情、沟通能力和责任意识;通过小组学习,培养团队合作精神和创新意识。

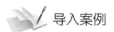 导入案例

案例 2-1-1　当护士遇上"洁癖"患者

张阿姨是一个性格多疑、敏感、有"洁癖"的人。当身处不干净、不整洁的环境时,她的情绪会突然变得很烦躁。

一日,张阿姨因病住院。在办完入院手续后,她立即查看起病房的卫生。当走近护士为她安排的病床时,张阿姨突然很生气地对陪同的实习护士小丽说:"这张床的床单怎么这么旧啊,肯定没洗干净! 这叫我怎么休息呀! 你们赶快给我换一床新的!"

小丽听后耐心解释道:"张阿姨,我们病房的用物都是经过严格消毒的,您可以放心使用。"

这时的张阿姨哪里听得进小丽的话,她坚决地回答道:"不管怎样,你们得给我换一床新的……"并且越说越激动,说话的语气非常不友善。

恰在此时,小丽的带教老师王护士来到了病房。面对情绪激动的张阿姨,王护士安抚道:"对不起啊,张阿姨。刚入院就给您带来了不好的体验。请稍等,我立刻给您换一床新的。"

不一会儿,张阿姨的病床换上了全新的床单。看着白净的床单,张阿姨的心情一下子舒畅了许多。

王护士在离开病室前,又对张阿姨道:"张阿姨,您先休息。医生一会儿就过来看您,请不要离开病房。您有什么需要可随时按铃叫我们。祝您早日康复!"

面对王护士暖心的服务,张阿姨有些不好意思,连连说道:"我性子急,刚才说话有些冲,望见谅哈。"

同学们,如果你在工作中遇上了像张阿姨一样有"洁癖"的患者,你会如何处理?

案例 2-1-2　细微之处见真章

12 床的李阿姨是一位脑出血后遗症患者,神志清楚,但言语不清、半身不遂。

入院当日 24 时,夜班护士小张巡视病房时,发现李阿姨的老伴正埋怨她把小便尿床上。

看到护士小张,李阿姨的老伴不住地道歉:"实在对不起呀,大半夜的要给你添麻烦了。"

"没事没事。李阿姨不是故意的,您别责怪她。"说着,小张赶紧去库房取来了干净的床单。

换单过程中,细心的小张发现床单中间有些污渍,便问李阿姨的老伴:"大伯,床单上的污渍是怎么回事?"

"傍晚老伴解了大便,不小心把床单弄脏了。由于大便比较干,我用纸擦了擦,铺了个卫生垫,就没告诉你们。"

"阿姨大便前后和往常有什么不一样吗?"

"费了好大的劲才把大便解出来,解便后感觉舒服多了,晚上还吃了满满一碗面条。可能是白天坐车来医院有些累了,今晚入睡早,睡得也比较沉,你看,连小便尿床上了都不知道。"紧接着,大伯又补充道:"她平时可不是这样的,夜间要小便时,都会敲床档叫我的。"

在神经内科,患者夜间尿湿床单是常有的事情,但不知为什么,这次换好床单走在病区的走廊上,护士小张总觉得心里不踏实,家属的那句"她平时可不是这样的,夜间要小便时,都会敲床档叫我的"总萦绕在脑海。

回到护士站,小张护士查阅了李阿姨的病历,发现她有多年的高血压病史。联想到患者下午用力排便的事,霎时怀疑李阿姨脑内可能出现了新的出血灶,于是急忙拿起血压计前往 12 床,血压 200/110mmHg,压眶反射迟钝,立刻通知值班医生。急查颅脑 CT,显示"颅内出血"。

由于护士小张发现及时,经过积极抢救,李阿姨转危为安。

读完这则案例,同学们有何感想?

 主要知识点

1. 患者床单位

患者床单位(patient unit)是指医疗机构提供给患者使用的家具与设备,是患者住院期间用以休息、睡眠、饮食、排泄、活动与治疗的最基本的生活单位。住院患者床单位的构成见下表：

常规物品	备 注
(1)床	床是病室的主要设备,可根据患者需要选用普通病床或多功能病床
(2)床垫、床褥、枕芯、棉胎或毛毯、大单、被套、枕套	床垫与床褥的长、宽与床的规格一致,按需提供一次性中单
(3)床头柜、床旁椅、床上桌	床头柜放在床头一侧,至少配备1把床旁椅
(4)照明灯、呼叫装置、供氧和负压吸引装置	位于患者床头墙面

2. 常用铺床法的目的及注意事项

(1)铺床目的:常用铺床法包括铺备用床、暂空床、麻醉床以及卧床患者换床单。各种铺床法的目的见下表:

类型	目 的	图 片
备用床 (closed bed)	(1)保持病房环境整洁 (2)准备迎接新入院患者	
暂空床 (unoccupied bed)	(1)供新入院患者或暂时离床患者使用 (2)保持病房环境整洁	
麻醉床 (anesthetic bed)	(1)便于接收和护理麻醉术后的患者 (2)使患者感到舒适、安全,预防并发症 (3)床上用物被血液、呕吐物、排泄物等污染后方便更换	
卧床患者换床单 (change an occupied bed)	(1)保持患者的清洁,使患者感觉舒适 (2)预防皮肤压力性损伤等并发症的发生	

(2)铺床注意事项

1)防止交叉感染:①避免患者进餐或接受治疗时铺床;②操作者铺床前后应洗手。

2)操作中注意节力:铺床时,操作者尽量靠近病床,上身直立,双下肢前后或左右分开站立,两膝稍屈;应用臂力,减少腕部用力,保持手、臂动作协调、连续。铺床动作轻巧,步骤有序(先床头后床尾,先近侧后对侧)。

3)铺床法的基本要求:舒适、平整、紧扎、安全、实用。①床单中线与床中线对齐,四角平整、紧实;②被头充实,盖被内外平整,两边内折对称;③枕头四角充实、平整,开口背门。

4)铺麻醉床后,应备齐术后护理用物,以确保患者能得到及时抢救和护理。

5)卧床患者换单过程中,应注意保护患者,并密切观察患者的病情变化。

6)保持病室环境及患者床单位的整洁、美观。

<h1 style="text-align:center">学而思</h1>

小刘是外科四病区护士,上午 9 点接到住院处电话通知:一位女性胃癌患者将入住四病区。

请思考:①小刘护士接到患者入院通知后,应如何准备床单位?②经充分术前准备后,患者于住院第三日在全麻下行胃大部切除术。在患者进手术室后,护士应准备哪种床单位?其目的是什么?③术后当日,患者在床上小便时,不小心把床单污染了,应如何处置?④经过数日的精心护理,患者出院了。该床单位经清洁、消毒后,护士又该准备哪种床单位?其目的是什么?⑤请列表说明上述 4 种铺床操作的不同点。

 实训指导

临床情境:李女士,32 岁,因"胆囊炎、胆总管结石"行胆总管切开取石＋T 管引流术。术后第 1 天,责任护士为其翻身时发现大单上沾有污迹。

实训任务:请评估李女士病情,并选择正确的卧位为李女士更换床单。

1. 实训用物

(1)治疗车上层:大单、一次性中单、被套、枕套(以上用物正确折叠后按使用顺序放置)、床刷及床刷套,需要时备清洁衣裤、手消毒剂。

(2)治疗车下层:黑色和黄色两种垃圾袋。

2. 操作流程与语言沟通

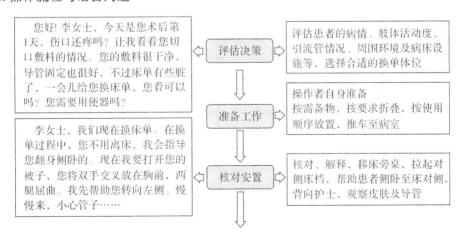

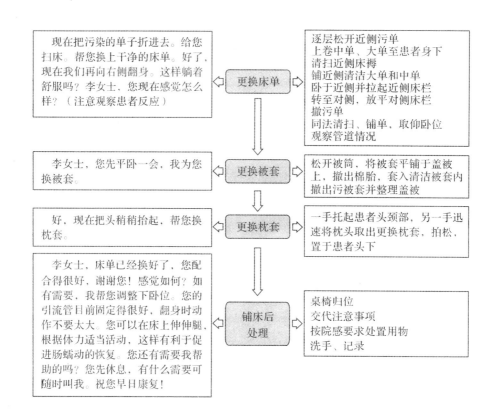

3. 操作评分标准——侧卧位更换床单法

		自评得分	互评得分

操作项目	操作标准	分值	扣分说明	扣分
礼仪要求 （4分）	工作衣帽鞋穿戴整齐，符合规范；指甲修剪	2	一项不符扣1分	
	仪表整洁，举止大方；礼貌称呼，自我介绍	2	一项不符扣1分	
评估决策 （6分）	结合案例评估患者病情、肢体活动度、引流管情况、周围环境及病床设施等	3	评估未结合案例酌情扣2～3分	
	根据评估结果，制订正确的卧床患者更换床单计划（如选择合适的换单体位）	3	决策与评估结果不符扣2～3分	
准备 （15分）	环境符合要求，规范洗手，戴好口罩	3	一项不符扣1分	
	根据床单位污染情况备物，用物齐全 各单折叠正确，放置顺序正确	5 7	缺用物扣1分/项，折叠错误扣2分/项，顺序不对扣1分	

操作项目	操作标准	分值	扣分说明	扣分
操作过程 （50分）	核对、解释，按需床上使用便盆 放平床头、床尾支架 移开床旁桌、椅至合适位置	5 3 2	使用便盆时未拉窗帘扣3分 放平顺序不正确扣2分 移开位置不合适扣1分	
	移患者至对侧： 按需拉起对侧床档* 移枕头 协助患者侧卧于床对侧，背向护士 观察患者皮肤及导管情况*	1 1 5 3	翻身方法不正确扣5分 翻身后未观察扣3分	
	更换大单与中单： 松近侧污单，卷污单至患者身下 清扫近侧床褥（床头至床尾） 铺近侧清洁大单、中单 协助患者卧于近侧，观察皮肤与导管 按需拉起近侧床档，放平对侧床档* 松对侧污单并撤出 清扫对侧床褥（床头至床尾） 取下床刷套 铺对侧大单、中单 协助患者卧于床中央，观察管道情况*	2 1 4 2 1 1 1 1 3 1	方法不正确扣1分 铺单顺序错误、中线不正、床单不紧、床角松扣1分/项	
	更换被套、枕套： 松开被筒，将被套平铺于盖被上 撤出棉胎，套入清洁被套内 撤出污被套 整理好盖被 更换枕套	2 5 1 2 3	被头空虚、被套内外不平整扣2分/项，被套未系带扣1分 取放枕头手法不当、枕头不平整、开口冲门扣1分/项	
操作后 处理 （10分）	根据病情摇起床头、床尾支架 移回床旁桌、椅 向患者做好解释宣教 分类处理用物 洗手，需要时记录	2 2 2 2 2	缺一项扣1分 顺序不正确扣2分 污物处置不正确扣1分/项	
综合评价 （15分）	临床思维：具有安全意识，能结合案例评估，并根据评估结果适当改进操作过程，操作中能灵活处理有关情况	4	酌情扣分	
	体现人文关怀：尊重患者，保护隐私，适时与患者/家属沟通，及时满足其需要	4	酌情扣分	
	健康教育：内容有针对性，语言通俗易懂	3	酌情扣分	
	操作规范*，遵循节力原则；操作动作轻稳、连贯、有序，无多余动作；各单中线正、平整、紧扎，床单四角美观	4	未遵循节力原则扣1分	

续表

操作项目	操作标准	分值	扣分说明	扣分
标有※为关键指标	出现下列任一条判定不及格：			
	①无安全意识,造成患者坠床			
	②缺乏爱伤观,多次暴露患者			
	③带导管者,出现导管脱落			
	④操作程序混乱			
总分	100	得分		
监考老师(签名):		监考时间:		

同学们,为卧床患者更换床单时,确保其安全是前提。因此,操作过程中应重视与患者的沟通和病情观察,一旦发现患者病情变化应暂停换单,配合医生及时处置。另外,课后还需多多练习铺备用床、暂空床和麻醉床,因为只有确保了无人床的铺床质量,我们才能更顺利地完成卧床患者换单法。

学而习

临床情境 1:张爷爷,71 岁,因脑出血造成一侧肢体偏瘫,生活不能自理。晨间护理时护士发现张爷爷的床单有污渍。

实训任务:请评估张爷爷病情,并选择正确的卧位为张爷爷更换床单。

临床情境 2:李女士,32 岁,因糖尿病酮症酸中毒入住内分泌科。经医护人员的精心治疗和护理,患者转危为安,于今日下午出院。

实训任务:请在李女士离开病室后,分类处置病室用物并铺好备用床,准备迎接新患者。

 导入案例评析

案例 2-1-1:本案例中的张阿姨是一个性格多疑、敏感、有"洁癖"的人。在生活中,这类人往往情绪体验深刻,行为易受情绪左右。其决策往往凭借主观感觉,而非基于事实。显然,从张阿姨进入病室的表现看,她对医院环境卫生的要求显得有些苛刻了。王护士及时把握了患者的个性心理特征,按照其特殊需求,灵活机动地为她更换了全新的床单,由此避免了护患冲突,还赢得了患者的信任。一个小小的满足,为后续良好护患关系的建立奠定了基础。

同学们,在未来的护理工作中,我们会遇到各种不同性格的患者。因此,需要我们学会观察和有效沟通,及时把握患者的心理需求,根据性格差异实施个性化的护理。

案例 2-1-2:在本案例中,护士小张通过患者床单上的污渍,结合家属提供的患者用力排便和异常行为等信息,及时捕捉到患者病情的变化,为医生的正确诊断提供了有价值的资料,为李阿姨疾病的救治赢得了宝贵时间。这体现了一名护士高度的责任感和良好的专业素质。

同学们,临床工作中,护士是与患者接触最密切、时间最长的群体。患者的任何细微变化都需要靠护士去观察,去发现,去思考!有时患者一个不经意的动作,家属一句不经意的话语,都可能是患者病情变化的信息,或者提示患者有潜在风险!因此,我们要学做一名会观察、会思考的护士,并用行动去展现护理工作的专业价值!

形成性评价

(1~9题共用题干)李奶奶,80岁,因甲状腺癌拟住院手术。

1. 病区护士接到患者入院通知后,应如何准备床单位 （　　）

A. 铺麻醉床　　　　　　B. 铺备用床　　　　　　C. 铺暂空床

D. 加铺一次性中单的暂空床　　　　　　E. 以上均不正确

2. (续1)铺该床的目的是 （　　）

A. 方便患者上床　　　B. 方便更换床上用物　　　C. 预防并发症

D. 保持病室整洁,准备接收新患者　　　　　　E. 避免床上用物被污染

3. 为保障李奶奶有适当的活动空间,小赵护士在布置床单位时应注意病床之间的距离不得少于 （　　）

A. 0.5m　　　　B. 0.8m　　　　C. 1.0m　　　　D. 1.2m　　　　E. 1.5m

4. 经充分术前准备后,医生为李奶奶施行甲状腺次全切除术。护士为李奶奶准备了麻醉护理盘,以下用物不需要的是 （　　）

A. 开口器　　B. 导尿管　　C. 舌钳　　　D. 输氧管　　　E. 牙垫

5. 李奶奶被送入手术室后,病房护士应如何准备床单位 （　　）

A. 铺麻醉床　　　　　　B. 铺备用床　　　　　　C. 铺暂空床

D. 加铺一次性中单的暂空床　　　　　　E. 以上均不正确

6. (续5)铺该床时,加铺一次性中单的目的是 （　　）

A. 保护床褥,防止污染　　B. 保持病床的整洁、舒适　C. 预防皮肤发生压力性损伤

D. 减少感染　　　　　E. 保持床铺的美观

7. (续5)下列哪项不是铺该床的目的 （　　）

A. 避免床上用物被污染,便于更换　　　　　　B. 使患者舒适

C. 便于安置和护理术后患者　　　　　　D. 防止术后伤口疼痛

E. 确保患者的安全

8. (续5)护士铺该床时,下列哪项不符合节力原则 （　　）

A. 将用物备齐,按铺床顺序放置　　B. 避免多余、无效动作　　C. 上身前倾,两膝直立

D. 下肢稍分开,保持稳定　　　　E. 减少走动次数

9. (续5)护士铺该床时,不妥的步骤是 （　　）

A. 撤下污被单,换铺清洁被单　　　　　　B. 将一次性中单铺于床头、中部

C. 盖被纵向三折于门同侧床边　　　　　　D. 椅子置于门对侧床边

E. 各单应铺平整,防皱褶

(10~14题共用题干)周爷爷,因病情需要留置导尿管。晨间护理时护士发现床单被污染。

10. 护士为周爷爷更换床单方法错误的是 （　　）

A. 松开近侧各层床单　　　　　　B. 松开被尾,协助患者翻身至对侧

C. 自床尾至床头扫净大单　　　　　　D. 注意扫净枕下及患者身下的碎屑

E. 将各单逐层拉平铺好

11. 为周爷爷更换床单,下列操作不正确的是   ( )

A. 固定尿管,先将引流袋移至床的对侧   B. 单人操作时需拉起对侧床档

C. 床褥应湿式打扫,一床一巾   D. 铺一侧大单顺序:床头→床尾→中间

E. 污被服先放在地上

12. 在换中单的过程中,以下哪项做法欠妥   ( )

A. 护士上卷中单至床的中线位置   B. 中单污染面向下内卷

C. 中单内卷后塞于患者身下   D. 从床头到床尾清扫

E. 从床中线向床外缘清扫

13. 在铺近侧清洁大单、中单的过程中,以下哪项做法欠妥   ( )

A. 大单中线与床中线对齐

B. 清洁中单应铺在橡胶单上

C. 清洁中单近侧部分下拉至床缘,对侧部分外折后卷至床中线处

D. 将近侧橡胶单和中单边缘塞于床垫下

E. 完成以上操作后移患者至近侧再准备更换对侧

14. 为周爷爷铺床后的处理,下列不正确的是   ( )

A. 移回床旁桌、椅   B. 污被单处理妥当,需要时记录

C. 针对病情进行健康教育   D. 将治疗车放于病房一角

E. 必要时开窗通风

15. 赵爷爷,髋骨骨折术后第 2 天,李护士为赵爷爷更换床单。下列有关操作前的准备,不恰当的是   ( )

A. 除患者病情外,需要评估患者的活动能力、配合度

B. 按季节调节病室温度

C. 邻床患者正在用餐,可继续操作

D. 护士操作前应洗手

E. 中单、枕套等用物按照使用顺序摆放

知识/能力拓展

参考答案

布朗氏架牵引时的床单更换法

下肢骨折患者做跟骨牵引、胫骨牵引或股骨髁上牵引时,需要通过将患肢放在布朗氏架上以维持牵引方向的正确。此时按侧卧位法更换床单不仅费时、费力,而且会给患者造成疼痛不适的体验。因此,为此类患者换单可按以下步骤进行:

两名操作者分别位于病床两侧,一名协助者位于患肢侧。

第 1 步:操作者松开大单,从床头卷污单塞于患者肩下。接着将干净大单由床尾向床头卷成筒状,置于床头,铺好床头大单,其余大单卷放于患者颈后。

第 2 步:患者头顶和双肘三点支撑,腾空肩、胸、腰部,操作者分别将污单、清洁大单卷放于患者腰下。

第3步：患者以双肩胛和健侧下肢支撑，抬起臀部，腾空腰、臀和大腿；协助者抬起患者臀下的架子；操作者分别将污单、清洁大单卷放于患者大腿中部。

第4步：协助者到床尾松开架子的固定带，抬高架尾15～20cm，操作者卷出污单，铺好干净大单(先床尾，再中间)；协助者再次固定好架子。

护理金点子

床单位是住院患者最基本的生活单位，床单位消毒不彻底会增加发生医院感染的风险，特别是传染性疾病患者用过的床单位。因此，落实好床单位的消毒对降低医院感染意义重大。

以下请同学们就"如何对传染病防治定点医院的床单位进行有效消毒？"这一问题提出"金点子"。(注：课外以小组为单位展开讨论，自由组合，每组6～7人。)

(陈丹丹　郑云慧　王艳萍)

任务二　运送患者

凡不能自行移动的患者，在入院、接受检查、治疗或出院时，护士需根据患者病情选用合适的运送工具，如轮椅、平车或担架等进行运送，以确保患者的安全与舒适。

学习目标

1. 知识与技能目标：能根据患者的病情、体重、躯体活动能力等选择合适的运送工具；能正确使用轮椅、平车或担架搬运不能自行移动的患者入院、出院、检查和治疗；在搬运患者时，能正确运用人体力学原理以减轻护患双方的疲劳，避免损伤发生。

2. 情感态度与价值观目标：从案例讨论中增强安全意识和责任意识；在转移和运送患者过程中，体现以患者为中心的人文情怀；通过以小组为单位共同探讨解决问题的对策，培养团队精神和创新意识。

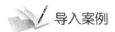 **导入案例**

案例2-2-1　小细节，大隐患

王奶奶，71岁，因"硬膜下出血，脑疝"须紧急行脑内血肿清除术。医生叮嘱护士小林做好术前护送准备。

小林携带了转运箱、转运吸引器、监护仪、简易呼吸囊等必要的抢救设备后，即刻用平车护送患者离开急诊室前往手术室。

至电梯时，由于等电梯的患者很多，过了5min才坐上电梯。

护送至手术室门口后，手术室护士说未接到王奶奶手术的通知，于是电话询问，原来神经外科医生仅向手术室护士长和主任作了交接,其他护士并不知情。

在手术室门口等待5min后,王奶奶终于进到了1号手术间。

同学们,生命面前无小事!在本案例中,小林护士将王奶奶由急诊室转运至手术室的过程中,存在哪些安全隐患?假如你是小林护士,会以怎样的方式将王奶奶安全、快速送至1号手术间?

案例 2-2-2　被忽视的主诉

王先生,58岁,装修工人。在工地干活时不慎从2m高处坠落,医嘱予CT、B超等检查。

陈护士为王先生安排了平车运送,同时在平车上放了硬质塑料板。大约30min后,王先生告诉陈护士:"我的尾骨有些酸疼酸疼的,不舒服。"

"王先生,您从高处掉下来,尾骨处也会有受伤,暂时先忍一下,等检查结束回病房,我再帮您局部处理下。"陈护士安抚道。

经过一段时间的等待、检查,很幸运,王先生被排除了脊椎和内脏受损的可能。

陈护士将王先生送回了病房。当她将王先生从平车安置到病床、检查骨隆突处时,发现其骶尾部的皮肤出现压之不褪色的红斑,猛然想起患者检查中说过"尾骨有些酸疼酸疼的不舒服",这才意识到患者的不舒服是由于骶尾部皮肤受压所致。

同学们,你对案例中陈护士的工作有何评价?

 主要知识点

1. 轮椅运送的目的

(1)护送不能行走但能坐起的患者入院、出院、检查、治疗或室外活动。

(2)帮助患者下床活动,促进血液循环和体力恢复。

2. 常用轮椅的种类

(1)手动轮椅:由乘坐者用手驱动、脚踏驱动或陪伴者推动。分标准型(成人型)和儿童型。该轮椅的脚踏板、扶手均可拆卸,以方便患者完成转移动作,适用于上肢功能较好的人群。

(2)电动轮椅:为电力驱动,重量是标准手动轮椅的2倍。适用于不能自行驱动轮椅的患者。

(3)轻型轮椅:样式与标准手动轮椅相同,但重量仅为标准手动轮椅的2/3,一般由铝合金、钛或复合材料制成。经常靠轮椅上、下汽车的患者可选择此类轮椅。

(4)躺式轮椅:分半躺式与全躺式。其中,半躺式轮椅可以向身后倾斜30°,适用于颈椎损伤、不能久坐的患者,有利于保持平衡和呼吸通畅。由于该轮椅体积较大,狭窄处不易操作。

3. 轮椅的尺寸要求

在为患者选择轮椅时,应考虑轮椅座位的高度、深度以及扶手、靠背及脚踏板的高度,因为这些会影响到使用者的舒适度。

(1)座位高度:坐位时,测量腘窝至地面的距离,一般为45～50cm。

（2）座位深度：坐位时,测量臀部向后最突出处至小腿腓肠肌间的水平距离,再将该距离减去 5cm 即为合适的座位深度,一般为 41～43cm。

（3）扶手高度：在上臂自然下垂、肘关节屈曲 90°时,测量肘下缘至椅面的距离再加 2.5cm 即为合适的扶手高度,一般为 22.5～25.0cm。

（4）靠背高度：轮椅靠背上缘与胸腔下缘相平或与肩胛下角相平,即为合适的靠背高度。

（5）脚踏板高度：一般与地面至少保持 5cm 的距离。

4. 轮椅运送注意事项

（1）根据患者情况选择合适的轮椅,并确保轮椅性能良好。

（2）运送过程中确保患者的安全与舒适：①嘱患者抓紧扶手,且头、背向后靠;②下坡时应减速;③过门槛时,翘起前轮,避免过大震动;④运送过程中询问患者有无眩晕等不适感觉,注意观察患者的病情变化。

（3）寒冷季节注意保暖。

5. 平车运送的目的

运送不能起床的患者入院、做各种特殊检查、治疗、手术或转运。

6. 平车搬运方法

（1）挪动法：适用于病情允许且能在床上配合的患者。

方法：平车与床平行,且紧靠床缘。上车时,协助患者将上半身、臀部、下肢依次向平车挪动,头部卧于大轮端;离开平车回床时,协助患者先移动下肢,再移动上半身。

（2）一人搬运法：适用于上肢活动自如、体重较轻者。

方法：平车头端与床尾呈钝角。护士一臂自患者腋下伸入至对侧肩部,另一臂伸入患者大腿下,患者双臂交叉于护士颈后,然后抱起患者,移步轻轻放在平车上。

（3）二人搬运法：适用于不能自行活动、体重较重者。

方法：平车头端与床尾呈钝角。甲一手托住患者头、颈、肩部,一手托住腰部;乙一手托住患者臀部,另一手托住患者膝部;二人同时抬起,嘱患者身体稍向护士倾斜,移步放患者于平车上。

（4）三人搬运法：适用于不能活动、体重超重者。

方法：平车头端与床尾呈钝角。甲一手托住患者头、颈、肩部,一手托住胸部;乙一手托住患者背、腰部,一手托住臀部;丙一手托住患者膝部,另一手托住双足;三人同时抬起,嘱患者身体稍向护士倾斜,移步放患者于平车上。

（5）四人搬运法（帆布兜法）：适用于颈椎、腰椎骨折和病情较重的患者。

方法：平车与床平行,且紧靠床缘。在患者腰、臀下铺帆布兜或中单（其质量能承受住患者的体重）。甲、乙分别站于病床的首、尾端,分别托住患者的头、颈、肩及双足;丙、丁分别站于病床及平车侧,紧紧抓住帆布兜或中单四角;四人同时抬起,将患者轻放于平车中央。

7. 平车运送注意事项

（1）评估室内外温度,寒冷季节注意保暖。

（2）评估平车的性能是否完好。

（3）根据患者的病情、体重及躯体活动能力确定搬运方法。多人搬运时,注意动作轻稳、协调、节力。个儿高的护士托住患者上半身,使患者头部处于较高位置,以减轻不适。身上有导管的患者,搬运时避免导管脱落、受压或液体逆流。

(4)运送过程中确保患者的安全、舒适:①骨折患者:垫木板于平车上,并固定好骨折部位;②运送时,小轮在前;③推车速度不可过快,进出门避免碰撞;④上下坡时,患者头部应在高处一端,以减轻不适;⑤搬运及运送过程中注意观察患者的病情变化;⑥保证患者的持续性治疗不受影响。

8. 人体力学在搬运患者中的应用

(1)扩大支撑面,降低重心:搬动患者前,护士两脚前后或左右分开站立,身体呈下蹲姿势,重力线在支撑面内。

(2)减少身体重力线的偏移:抱起或抬起患者移动时,应将患者靠近自己的身体,以使重力线在支撑面内。

(3)利用杠杆作用:护士两手臂托患者身体时,两肘紧靠身体两侧,上臂下垂,前臂和患者身体靠近护士身体。利用阻力臂缩短的原理,达到省力的目的。

(4)尽量使用大肌肉或多肌群:抬起患者移动时,能使用整只手时避免只用手指,能使用躯干部和下肢肌肉的力量时,尽量避免使用上肢的力量。

(5)使用最小肌力做功:多名护士移动患者时,应注意平稳、有节律,并计划好移动位置和方向,同时听取患者建议,以减少做功,促进舒适。

9. 担架转运

在急救转运时,担架是运送不能起床患者最基本、最常用的工具。其特点是折叠后体积轻巧,不受地形、道路等条件限制,运送患者时平稳舒适,上下楼梯或交通工具也方便。常用的担架有以下几种:

(1)篮式担架:也叫船型担架,将患者放入担架后扣紧安全带即可转移。适用于废墟、高空救援时转运伤员。因其体积较大,不适合在狭小空间使用。

(2)铲式担架:可在原地固定患者,在不移动患者的情况下,迅速将患者铲入或从患者身下抽出担架,减少对患者的二次伤害。主要适用于医院、救援场地,尤其是骨折及重伤员的转运。

(3)脊柱固定板:采用一体式无缝连接,并配备头部固定装置,能更好地保护受伤人员的背部。专用于转运脊椎受伤人员。

(4)卷式担架:体积小,重量轻,携带方便,适用于有限或狭小空间、高空作业及其他复杂环境。由于卷式担架可以拖拽,因而能实现单人转运伤员,但运送过程中不便于对伤员进行监测和治疗。

学而思

杨先生,48岁,从高处坠落致腰椎骨折而急诊入院手术。

请思考:①为杨先生选择何种转运设备? 搬运前应做哪些准备? ②将杨先生移至该设备时,采取何种搬运方法? ③搬运时该转运工具如何放置? 搬运时如何正确运用人体力学原理? ④运送过程中,如何确保杨先生的安全与舒适? ⑤将杨先生转运至手术室后,转运人员和手术室人员应该做哪些交接? ⑥患者出手术室的转运任务由谁担任? 转运至病房后,转运人员与病房医生、护士应做哪些交接?

实训指导

临床情境：钱女士，42 岁，75kg。呕血、黑便 3 天，加重 1 天，以"上消化道出血"入院。医嘱：紧急送内镜中心行胃镜下止血。

实训任务：请评估钱女士病情，并选择正确的转运工具将钱女士护送至内镜中心。

1. 实训用物

（1）转运车上层：监护仪、内镜治疗单、病情交接单。

（2）转运车下层：转运箱、简易呼吸囊、吸引器、黄色垃圾袋。

2. 操作流程与语言沟通

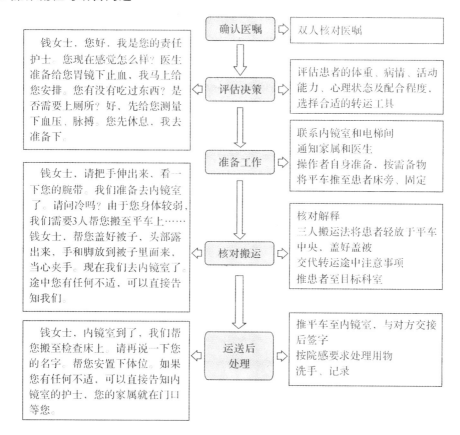

3. 操作评分标准——平车三人搬运法

	自评得分	互评得分

操作项目	操作标准	分值	扣分说明	扣分
礼仪要求（4分）	工作衣帽鞋穿戴整齐，符合规范；指甲修剪	2	一项不符扣1分	
	仪表整洁，举止大方；礼貌称呼，自我介绍	2	一项不符扣1分	

续表

操作项目	操作标准	分值	扣分说明	扣分
评估决策 （6分）	结合案例评估患者病情、体重、活动能力、体重等	3	评估未结合案例酌情扣2~3分	
	根据评估结果,选择合适的运送工具、用物和运送方法	3	决策与评估结果不符扣2~3分	
准备 （15分）	环境符合要求,规范洗手,戴好口罩	6	一项不符扣2分	
	根据病情准备平车、盖被、枕头、急救物品;用物齐全,符合要求,放置合理	9	物品准备不当、缺项扣2分/项;放置不合理扣1分	
操作过程 （50分）	联系目标科室和电梯间,确认可以转运	3	未确认扣3分	
	填写并打印危重患者交接单	5	根据填写情况酌情扣分	
	检查平车性能,将平车推至床边,头端与床尾呈钝角,提起对侧护栏,固定平车※	5	一项不符扣1分	
	核对患者信息,向患者说明转运目的	3	酌情扣分	
	身上有导管者,检查并固定好导管※,协助穿衣裤 准备暂空床	3 2	一项不符扣1分	
	采用三人搬运法: 甲一手托住患者的头、颈、肩部,另一手臂托住背部;乙一手托住患者的背、腰部,另一手臂托住臀部;丙一手托住患者膝部,另一手臂托住小腿,三人同时抬起,嘱患者身体稍向护士倾斜,移步	13	酌情扣分	
	将患者轻放于平车中央,躺卧舒适 头部卧于大轮一端	2 2	一项不符扣2分	
	再次确认导管固定情况,确认在位且通畅※	2	一项不符扣2分	
	盖好盖被:先足部,再两侧,头端盖被两角向外翻折,露出头部 向患者和家属交代转运途中的注意事项	5	酌情扣分	
	松开平车制动闸,推患者至目标科室;运送过程中注意观察病情※	5	未松制动闸扣2分,未观察扣3分	
操作后处理 （10分）	运达目标科室后,与对方进行病情交接,并在危重患者交接单上签名	5	一项不符扣1分	
	用物规范处理,洗手,需要时做好记录	5	一项不符扣1分	

续表

操作项目		操作标准	分值	扣分说明	扣分
综合评价 （15分）		临床思维：具有安全意识，能结合案例评估，并根据评估结果适当改进操作过程，操作中能灵活处理有关情况	4	酌情扣分	
		体现人文关怀：具有同理心，尊重患者感受，适时与患者/家属沟通，及时满足其需要	4	酌情扣分	
		健康教育：内容有针对性，语言通俗易懂	3	酌情扣分	
		操作规范※，注意节力；操作动作轻稳、熟练、有序	4	未注意节力扣1分	
标有※为关键指标	出现下列任一条判定不及格：				
	①搬运过程中造成患者跌倒、导管滑脱等意外				
	②三人搬运手法错误				
	③操作程序混乱				
总分		100		得分	
监考老师（签名）：				监考时间：	

同学们，在平车运送的实操环节，采用多人搬运时，一定要注意动作的轻稳、协调和节力，以确保护患双方的安全。另外，颈椎损伤患者的搬运手法也要多多练习，因为若搬运不当会对此类患者造成二次伤害。

学而习

临床情境：董爷爷，61岁，因"脑梗死"入院治疗。目前病情稳定，左侧肢体肌力二级，拟到社区医院进一步康复治疗。

实训任务：请选择合适的转运工具护送董爷爷出院。

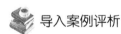 导入案例评析

案例 2-2-1： 案例中的王奶奶是一位急危重拟手术的患者，转运过程要求分秒必争。可遗憾的是，由于值班医护人员转运前的准备工作不充分，导致运送中浪费了10min的时间（等电梯及手术室门口的沟通各5min）。

该案例的结局我们不得而知，但此事提醒我们：日常转运中的一些小细节可能关乎患者的生命安全，切不可忽视！尤其在涉及时间就是生命的情形下。如本案例中，如果小林护士转运患者前能有预判思维，提前和手术室、电梯管理人员做好沟通，也就不会浪费转运途中等待的时间。

在日常工作与生活中，我们更多地会重视"大"的事情，而忽略那些"小"的细节。但对护理工作而言，可能正是由于那些"小"细节的忽略，直接影响到了患者的生命安危，也因此影响了护士自身职业进阶的走向。

宁为细节费于心,不为隐患留一线,是每一个护理人都应该重视和遵守的。希望同学们在未来的护理工作中,能够重视与患者生命息息相关的每一个细节,从细节入手去发现并解决问题。

案例 2-2-2: 在本案例中,在尚未排除患者脊椎受损的前提下,陈护士按常规为患者在平车上放置了硬质塑料板,这是正确的决策。但当检查期间患者告知陈护士"尾骨有些酸疼酸疼的不舒服"时,陈护士只是想当然地说了句安抚的话,并未有其他行动,显然是不合适的,结果因忽视患者的主观感觉造成了患者骶尾部皮肤压力性损伤(Ⅰ期)的发生。幸好,陈护士在患者回病床后及时发现了该问题。相信经过合适的处置,患者骶尾部的皮肤损伤会很快恢复。

此事件提醒我们:临床工作中万万不可轻视患者的主诉!因为患者的感受是最为直接的。患者的每项诉求、每个要求、每种感受都应被重视。唯有如此,才可能为患者提供优质的护理,也才能确保我们的执业安全,有效防范医疗纠纷的发生。

同学们,我们的责任是帮助患者减轻痛苦,恢复健康!因此,给予患者的一定是我们做的最好的!

形成性评价

(1~9 题共用题干)李大伯,60 岁,因慢性阻塞性肺疾病(COPD)入院,护士用平车护送患者入病区。(注:该患者正在进行静脉输液和吸氧治疗。)

1. 用平车运送该患者时,应 （ ）

A. 暂停输液,继续吸氧　　　B. 继续吸氧、输液　　　C. 保留导管,暂停吸氧

D. 拔管,停止输液及吸氧　　　E. 暂停吸氧,继续输液

2. 若采用挪动法搬运该患者,以下做法不妥的是 （ ）

A. 使患者躺卧在平车中间　　　　　B. 冬季注意为患者保暖

C. 进门时不可用车撞门　　　　　　D. 患者向平车挪动时,护士应该抵住病床

E. 注意观察患者生命体征

3. 护士将患者头部卧于平车大轮端是因为 （ ）

A. 大轮转动方向性好　　　B. 大轮平稳　　　　　C. 大轮直径长,易滑动

D. 大轮摩擦力小　　　　　E. 大轮转弯灵活

4. 推平车上下坡时,应注意 （ ）

A. 患者头向前　　　　　B. 患者头向后　　　　　C. 患者头在高处一端

D. 患者头在低处一端　　　E. 患者头在有枕头的一端

5. (续 4)平车上下坡,头部采用上述位置的主要目的是 （ ）

A. 以免血压下降　　　　B. 以免呼吸不畅　　　　C. 以免头部充血不适

D. 以防坠车　　　　　　E. 有利于与患者交谈

6. 若采用三人搬运法,平车正确的放置位置是 （ ）

A. 头端与床尾相接　　　B. 与床平齐　　　　　　C. 头端与床头呈钝角

D. 头端与床尾呈锐角　　　E. 头端与床尾呈钝角

7. 三人搬运患者上下平车的方法错误的是　　　　　　　　　　　　（　　）

A. 推平车至患者床旁,小轮端靠近床尾

B. 搬运者甲双手托住患者头、颈、肩及胸部

C. 搬运者乙双手托住患者背、腰、臀部

D. 搬运者丙双手托住患者膝部及双足

E. 三人同时抬起患者稳步向平车处移动,将患者放于平车中央

8. 若采用两人搬运法,正确方法是　　　　　　　　　　　　　　　（　　）

A. 甲托头肩部,乙托臀部　　　　　　　B. 甲托颈、腰部,乙托大腿和小腿

C. 甲托背部,乙托臀、膝部　　　　　　D. 甲托头、背部,乙托臀和小腿

E. 甲托头颈肩、腰部,乙托臀、腘窝

9. 若采用两人搬运法,搬运者在移动患者时正确的做法是　　　　（　　）

A. 两人弯腰抱住患者后移动

B. 两人在同侧托抱起患者,尽量靠近自己的身体后移动

C. 两人双腿并拢用力抬起患者逐渐移动

D. 两人手臂伸直托住患者移动

E. 两人一人托起头部,一人托起脚部移动

(10~12 题共用题干)张先生,45 岁,因车祸致第 4、5 腰椎骨折收入骨科准备手术治疗。患者神志清楚,生命体征平稳。

10. 该患者应采用何种搬运方法　　　　　　　　　　　　　　　　（　　）

A. 平车四人搬运法　　　B. 平车三人搬运法　　　C. 平车一人搬运法

D. 轮椅运送法　　　　　E. 平车两人搬运法

11. 到达病房后,运送工具正确的放置位置是　　　　　　　　　　（　　）

A. 平车头端与床尾相接　B. 平车与床平齐　　　　C. 平车头端与床头呈钝角

D. 椅背与床尾平齐　　　E. 平车头端与床尾呈钝角

12. 搬运该患者时,护士甲应该托住患者的　　　　　　　　　　　（　　）

A. 头部　　　　　　　　B. 头、颈、肩部　　　　C. 腰部

D. 双腿　　　　　　　　E. 双脚

(13~15 题共用题干)王先生,可自由活动,护士准备用平车将其运送至手术室。

13. 若采用挪动法,平车正确的放置位置是　　　　　　　　　　　（　　）

A. 头端与床尾相接　　　B. 与床平齐　　　　　　C. 头端与床头呈钝角

D. 头端与床尾呈锐角　　E. 头端与床尾呈钝角

14. (续 13)护士协助患者由病床向平车挪动的顺序为　　　　　　（　　）

A. 下肢、臀部、上身　　B. 上身、下肢、臀部　　C. 上身、臀部、下肢

D. 臀部、上身、下肢　　E. 臀部、下肢、上身

15. (续 13)协助患者由平车向病床挪动的顺序是　　　　　　　（　　）

A. 上身、臀部、下肢　　　B. 上身、下肢、臀部　　C. 下肢、臀部、上身

D. 臀部、下肢、上身　　　E. 臀部、上身、下肢

参考答案

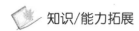 知识/能力拓展

患者转运前后的核查

转运核查是确保患者安全转运的关键。

1.危重患者转运前后的核查 可参考如下 ABCDEF 法。

A(Airways):检查通气设备是否完善、有无故障、连接是否正常、气管导管位置是否恰当、有无氧源。

B(Breath):双肺听诊,观察 SpO_2 和 ETCO_2 情况。

C(Circulation):观察心电监护和血压值,妥善安置动、静脉管路。

D(Disconnect):将气源和电源接头从移动或固定接口断开,转换至固定或移动接口。

E(Eyes):确认转运人员可以看到监护仪显示情况。

F(Fulcrum):确认有无应急预案。

2.非危重患者转运前后的核查

主要包括如下几项:①检查患者的基本信息和设备配置情况,如患者的腕带信息、转运设备、给药设备、通气设备、便携监测设备、氧源、电源等;②检查静脉通路及其他管路是否在位、通畅以及放置是否妥当;③转运人员是否有资质,对患者情况是否熟悉;④转运过程的组织,如转运时间和转运路线是否明确、转入部门是否已做必要准备;⑤观察患者病情,包括呼吸、循环、意识、当前用药、制动情况及特殊体位等。

护理金点子

轮椅是医院内日常转运患者的重要工具,因而保证其性能处于完好备用状态非常重要。但临床工作中,患者检查途中轮椅突然损坏,导致患者从轮椅上摔下的不良事件依然偶有发生,有的还引发了较为激烈的护患冲突。

为了确保患者转运的安全,那该如何安全管理轮椅呢?请同学们课后以小组为单位(自由组合,每组 6～7 人)展开讨论,并提出合理化建议。

（金　腾　郑云慧　王艳萍）

任务三　患者的入院护理

患者从办理入院手续至入病区后的初步护理为入院护理。为新患者实施优质的入院护理,有助于其较快了解和熟悉医院环境,消除陌生感和紧张、焦虑的不良情绪,使患者尽快适应医院的生活。同时,优质的入院护理,有助于患者对医院和医护人员产生良好的第一印象,从而调动起患者配合治疗、护理的积极性,更好发挥其主观能动性。

学习目标

1.知识与技能目标:能正确理解患者入院护理的目的,掌握入院护理程序;能根据患者

病情和需求提供合适的入院护理措施。

2.情感态度与价值观目标:从故事场景、角色扮演中体会沟通、共情于护士工作的重要性;从案例讨论中增强责任意识;通过小组学习,培养沟通、团队协作意识和人文关怀能力。

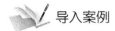 导入案例

案例 2-3-1　谁之责?

外科病区门口,来了一位穿着拖鞋的老人。他手提六七个很沉的包裹,看上去有些气喘。

实习生小沈见状,赶紧上前去帮老人提东西:"大爷,您怎么带这么多东西呀?"小沈好奇地问。

"我来住院。"接着老人又补充道:"孩子们都在外地打工,老伴身体不好。不想麻烦他们,所以就自己一个人来了。这些东西日常都需要的。"

小沈带着老人来到护士站,并对着墙边的座椅对老人说道:"您先坐会儿。前面那位叔叔很快就能办好入科手续,一会儿就轮到您了。病区阿姨刚拖过地,您穿着拖鞋,小心地滑。"交代完,小沈就去隔壁病房为张奶奶量血压了。

小沈刚为张奶奶缠好袖带,只听有个声音从护士站传来:"护士,你怎么手续办一半就跑了?"原来,主班护士跑向了刚才带着大包小包的那位老人,因为他跌倒了!

老人显得有些不好意思:"人老了,做事不利索了。刚才站起来没站稳,脚下一滑便跌倒了。没摔伤,身上也不疼。"

主班护士检查完老人身体,发现没大碍,便将他扶了起来。宽慰几句后嘱咐他要穿防滑的鞋子,并通知了值班医生。

同学们,是什么原因导致这位新入院的老人发生了跌倒事件?这个案例警示了什么?

案例 2-3-2　模棱两可,两不可!

张大伯,86 岁,因反复咳嗽、咳痰 16 年,加重伴活动后胸闷、气急 6 年,再发 1 周伴呼吸困难 1 小时,以"慢性阻塞性肺疾病急性加重、Ⅱ 型呼吸衰竭"收入科。由于气急明显,张大伯很快被安排到病床上,并吸上了氧气。

在病史询问环节,由于张大伯和老伴都不会说普通话,他们的儿子又正好下楼去买日常用品,儿媳主动回答起了刘护士的询问。

"老爷子有过敏的药吗?""应该没有吧。"儿媳答道。

刘护士又问:"有做过手术吗?""好像左边的腿做过髋关节置换。"

机灵的刘护士没有再问下去。待张大伯儿子回来,刘护士赶忙复核病史。原来张大伯青霉素过敏,做过手术的髋关节不在左边,而是右边。

刘护士立即完善了患者信息,并通知医生,同时在张大伯的床头卡上标注"青霉素过敏"。

这则案例对同学们有何启示?

主要知识点

1. 入院程序

入院程序是指门诊或急诊患者根据医生签发的住院证,从办理住院手续至进入病区的过程。具体步骤如下:

(1)办理住院手续:患者/家属持医生签发的住院证到住院处办理填表、缴费、登记等手续。急诊手术者可先手术,后办理住院手续。

(2)通知病房:住院处工作人员根据患者病情、病区收治病种情况安排床位,并电话通知病区。病区无床位时,门诊患者可办理待床手续。

(3)卫生处置:根据医院条件、患者病情及自理能力酌情卫生处置。确诊或疑似传染病患者送隔离室进行卫生处置。

(4)护送患者入病区:根据病情选用步行护送、轮椅或平车推送患者入病区。护送过程中必要的治疗(如输液、吸氧等)不可中断。入病区后,向病区值班护士就患者病情、物品等进行交接。

2. 门诊患者入病区后的初步护理

(1)准备床单位:病区值班护士接到住院处通知后,立即将备用床改为暂空床,并根据患者病情准备中单以及日常所需用物。

(2)迎接新患者:以热情的态度迎接新患者,协助患者佩戴腕带标识、测体重、身高(需要时)后带患者至指定的病床,妥善安置患者。接着作自我介绍,说明自己的工作职责及将为患者提供的服务;向患者及其家属介绍邻床病友、病区环境、有关规章制度、床单位相关设备的使用方法等,以消除患者的不安情绪和增强对护士的信任感。

(3)填写住院相关资料:准备住院病历,填写患者入院登记本、一览表卡、床头卡等。

(4)通知负责医生诊查患者,必要时协助医生体检。

(5)测量并记录生命体征:为患者测体温、脉搏、呼吸、血压,绘制体温单。

(6)执行入院医嘱,通知配膳室为患者准备膳食。

(7)进行入院护理评估:耐心听取并解答患者的咨询,根据住院患者首次护理评估单收集并记录患者的健康资料,为后续制订护理计划提供依据。

3. 急诊患者入病区后的初步护理

(1)准备床单位、急救药物和急救设备:病区值班护士接到住院处电话通知后,立即安排病床、通知医生,并备好急救车、氧气、吸引器、输液器具等。

(2)安置患者,暂留陪送人员:将患者安置在危重病室或抢救室,为患者佩戴腕带标识。对于不能正确叙述病情和需求的患者(如语言障碍、听力障碍、意识不清、婴幼儿等),需暂留陪送人员,以便询问患者病史。

(3)配合救治:密切观察患者病情变化,积极配合医生救治,同时做好护理记录。

(4)填写相关护理表格:抢救结束,填写/完善相关护理表格。

(5)进行入院护理评估与指导:待患者病情稳定后进行入院评估、指导等。

4. 住院病历排列顺序

患者住院期间的病历排列顺序从前往后依次为体温单、医嘱单、入院记录、病史和体格检查单、病程记录、会诊记录、各种检验和检查报告单、护理记录单、长期医嘱执行单、住院病历首页、门诊或急诊病历。

5. 入院医嘱及处理

医嘱是医生根据患者病情需要，为达到诊治目的而拟定的书面嘱咐。入院医嘱一般包括疾病护理常规、护理级别、饮食、卧位（必要时）、药物（注明剂量、用法、时间等）、相关治疗与检查等。医嘱须经医生签名后方有效。

护士在处理医嘱时，首先检查医嘱是否完整、正确，同时判断患者病情的轻重缓急。执行医嘱时，遵循先急后缓的原则，即先执行临时医嘱，再执行长期医嘱，执行后签全名及执行时间。对有疑问的医嘱，必须核对清楚后方可执行。

6. 抢救过程中的口头医嘱及处理

口头医嘱为非书面记载，因缺少必要的载体而易产生纠纷。因此，口头医嘱只有在抢救或手术中不方便开具书面医嘱时使用，一般情况下不得执行口头医嘱。

医生在抢救过程中下达口头医嘱时，护士须复诵一遍，待双方确认无误后方能执行，同时保留用过的空药瓶。抢救结束，医生应立即补开医嘱，空药瓶经两名护士核对后方可弃去，同时签署所有执行过的医嘱。

7. 分级护理

新患者入院后，医护人员会根据患者病情的轻、重、缓、急以及自理能力给予不同级别的护理，具体包括特级护理、一级护理、二级护理、三级护理，其中，特级护理、一级护理用红色标识，二级护理采用黄色标识，三级护理用绿色或无标识。

护理级别的适用对象及观察时间

护理级别	适用对象	观察时间
特级护理	病情危重，需严密监测生命体征的患者	专人24h护理
一级护理	病情趋向稳定的重症、需严格卧床的患者	每隔1h巡视一次
二级护理	病情稳定，但生活不能完全自理的患者	每隔2h巡视一次
三级护理	生活完全自理且病情稳定的患者	每隔3h巡视一次

8. 新患者书面交班报告

新患者交班报告，日间由责任护士用蓝（黑）色水笔书写，夜间由值班护士用红色水笔书写。书写时，先写床号、姓名、住院号、诊断，并在诊断下方用红笔注明"新"；再写具体内容，包括入科时间、生命体征、主诉、发病经过和重要体征、既往重要病史（包括过敏史）以及入院后给予的治疗、护理措施及效果、存在的主要护理问题、需下一班观察和注意的事项等。做到字迹清楚、真实、简要、重点突出。书写毕，签全名。

学而思

周大伯，63岁，患慢性阻塞性肺疾病6年。近日因天气骤冷，突发呼吸困难就医。急诊科医生诊查后为其开具了住院证。入科时患者口唇发绀明显，动脉血气分析报告显示：PaO_2 50mmHg，$PaCO_2$ 80mmHg。

请思考：①假如你是呼吸科的护士，当接到住院处电话通知周大伯住院时，你将如何准备床单位？②从急诊室到病区，为周大伯选择哪种运送工具比较合适？③入科后如何护理周大伯？④周大伯应采取何种卧位？采取该卧位的目的是什么？该卧位如何安置？⑤根据周大伯的病情，应给予几级护理？该级别的护理要点有哪些？

👤 **实训指导**

临床情境:张女士,50 岁,因多饮、多食、多尿,拟"糖尿病"收住入科。

实训任务:请为张女士办理入院手续,并完成患者入病区后的初步护理。

1. 实训用物

病历夹、医嘱、医嘱执行单、电子血压计、耳温仪、氧饱和度仪、电子秤、腕带、清洁衣裤、电脑、手消毒剂等。

2. 操作流程与语言沟通

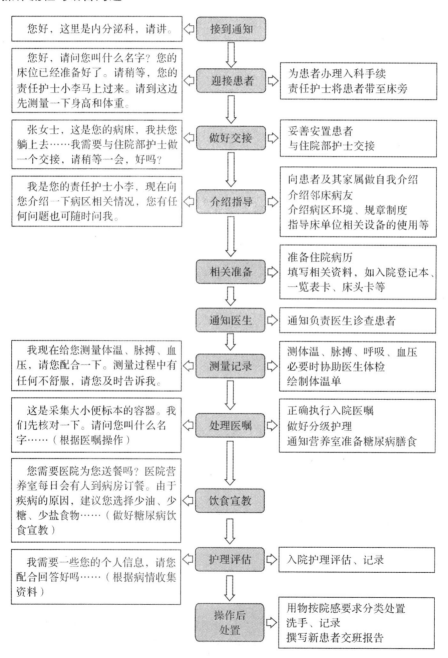

语言沟通	流程	操作内容
您好,这里是内分泌科,请讲。	接到通知	
您好,请问您叫什么名字?您的床位已经准备好了。请稍等,您的责任护士小李马上过来。请到这边先测量一下身高和体重。	迎接患者	为患者办理入科手续 责任护士将患者带至床旁
张女士,这是您的病床,我扶您躺上去……我需要与住院部护士做一个交接,请稍等一会,好吗?	做好交接	妥善安置患者 与住院部护士交接
我是您的责任护士小李,现在向您介绍一下病区相关情况,您有任何问题也可随时问我。	介绍指导	向患者及其家属做自我介绍 介绍邻床病友 介绍病区环境、规章制度 指导床单位相关设备的使用等
	相关准备	准备住院病历 填写相关资料,如入院登记本、一览表卡、床头卡等
	通知医生	通知负责医生诊查患者
我现在给您测量体温、脉搏、血压,请您配合一下。测量过程中有任何不舒服,请您及时告诉我。	测量记录	测体温、脉搏、呼吸、血压 必要时协助医生体检 绘制体温单
这是采集大小便标本的容器。我们先核对一下。请问您叫什么名字……(根据医嘱操作)	处理医嘱	正确执行入院医嘱 做好分级护理 通知营养室准备糖尿病膳食
您需要医院为您送餐吗?医院营养室每日会有人到病房订餐。由于疾病的原因,建议您选择少油、少糖、少盐食物……(做好糖尿病饮食宣教)	饮食宣教	
我需要一些您的个人信息,请您配合回答好吗……(根据病情收集资料)	护理评估	入院护理评估、记录
	操作后处置	用物按院感要求分类处置 洗手、记录 撰写新患者交班报告

3. 操作评分标准——门诊患者入病区后的初步护理

	自评得分	互评得分

操作项目	操作标准	分值	扣分说明	扣分
礼仪要求 （4分）	工作衣帽鞋穿戴整齐，符合规范，指甲修剪	2	一项不符扣1分	
	仪表整洁，举止大方；礼貌称呼，自我介绍	2	一项不符扣1分	
评估 （6分）	结合案例评估患者性别、年龄、病情等，并确认医嘱有效	3	评估未结合案例酌情扣2~3分	
	根据评估结果，制订正确的新患者入病区后的初步护理方案	3	决策与评估结果不符扣2~3分	
准备 （10分）	环境符合要求，规范洗手，戴好口罩	3	一项不符扣1分	
	根据患者情况准备用物，用物齐全，放置合理	7	缺用物扣1分/项，放置不合理扣1分	
操作过程 （55分）	准备床单位： 接到住院处通知后，将备用床改暂空床，根据患者病情准备中单以及日常所需用物	5	未结合案例准备床单位扣2分	
	迎接新患者※： 热情接待新患者，协助患者佩戴腕带标识，测体重、身高（需要时）后带患者至指定病床，妥善安置患者 与住院处护士就患者病情、物品进行交接 向患者及其家属做自我介绍，介绍邻床病友，介绍病区环境、规章制度、床单位相关设备的使用方法等	7 2 8	交接评估不全扣1分 未自我介绍扣3分，余告知不全酌情扣分	
	（护士乙）准备住院病历（按顺序排列），填写有关资料 通知负责医生诊查	3 2 2	顺序排列有误扣2分，填写缺项扣0.5分/项 通知不及时扣1分	
	（护士甲）测生命体征并记录： 测体温、脉搏、呼吸、血压※，必要时协助医生体检 绘制体温单	10 5	测量前未评估影响因素扣2分，测量方法有误扣2分/项	
	（护士甲、乙）正确执行医嘱※ （护士乙）通知配膳室为患者准备膳食	5 1	未双人核对医嘱扣2分	
	（护士甲）入院护理评估与记录	5	一项不符扣1分	

续表

操作项目	操作标准	分值	扣分说明	扣分
操作后处理（10分）	用物按院感要求分类处置	2	一项不符扣1分	
	洗手、记录，撰写新患者交班报告	8	交班报告未按要求记录扣3分，记录不全扣3分	
综合评价（15分）	临床思维：具有安全意识，能结合案例评估，并根据评估结果适当改进操作过程，操作中能灵活处理有关情况	4	酌情扣分	
	体现人文关怀：具有同理心，尊重患者感受，适时与患者/家属沟通，及时满足需要	4	酌情扣分	
	健康教育：内容有针对性，语言通俗易懂	3	酌情扣分	
	操作规范※，动作轻稳、熟练、有序	4	酌情扣分	
标有※为关键指标	出现下列任一条判定不及格：			
	①造成患者身体伤害			
	②造成患者心理伤害			
	③生命体征测量数值误差过大			
	④操作程序混乱			
总分	100		得分	
监考老师（签名）：			监考时间：	

同学们，确保患者安全永远是护理工作的核心。我们在接待、安置新患者的过程中，应加强病情观察，重视与患者的沟通，杜绝因工作责任心不强给患者带来的身心伤害。

学而习

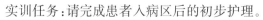

临床情境：钱先生，44 岁，间歇发作上腹痛 1 月余，加重 1 周。胃镜检查报告：十二指肠球部溃疡伴穿孔。上午 9 时入院，患者情绪紧张。

实训任务：请完成患者入病区后的初步护理。

危急重患者入院
护理流程（病区）

 导入案例评析

案例 2-3-1：确保患者的安全是每一位护士的责任。在本案例中，我们看到了一起大家都不希望发生的事件：新入院老人在准备办理入科手续时不慎跌倒了。

跌倒为医院常见护理不良事件。反观本案例，导致患者跌倒的直接原因有三：①患者是老年人，无人陪伴，独自来科室住院；②老人穿着拖鞋，且随身携带多个包裹；③病区地面刚进行过湿式清扫。

从迎接患者到安排落座后的提醒，实习生小沈已经关注到了以上 3 个可能发生跌倒的原因，也提供了相应的帮助。那为什么还是发生了老人跌倒的事件呢？显然，我们的主班护士在办理新入院患者入科手续中存在服务缺陷。对于这样一位手提包裹、穿着拖鞋、独自住院的老人,如果我们的主班护士在为他人办理入科手续时,能及时关注到老人的情况并交代实习生小沈先将老人带至病房,待所有用物放置妥当后,再办理相关入科手续是否会更好些呢? 由此提醒,该科室的入院护理流程有待进一步优化,主班护士的服务意识需要增强。

而作为老年人,不服老、不愿麻烦他人的心态也会危及其自身的安全。对此,我们需要给予他们有效的健康指导,帮助他们正确了解并承认自身的健康状况和能力,对有可能出现的危险因素要多加提醒并提供力所能及的帮助。同时,我们也希望天下的儿女们,能给家中的老人多一些行动上的关爱!

案例 2-3-2: 采集新入院患者的病史是临床护士的一项日常工作。及时、准确、全面的病史采集可为临床诊断、治疗、护理、预防并发症的发生提供必要的依据。

患者是病史资料的主要来源。因为患病者本人最清楚自己对健康的认识与需求、患病后的异常感受和情绪体验、求医的目的与要求以及对治疗、护理的期望等。另外,患者的亲属或其他与之关系密切者所提供的有关患者既往生活习惯、工作与生活环境、身心健康状况等资料也具有重要的参考价值。

在本案例中,由于张大伯和老伴都不会说普通话,导致护患语言沟通障碍,于是刘护士选择从患者的儿媳和儿子处获取相关信息。但请注意,当我们从他人处获取患者相关资料时,务必确保所获资料的准确性,对问诊过程中出现的含糊不清、有疑问或矛盾的陈述内容务必进行核实。

刘护士是一位经验丰富的护士,当发现张大伯儿媳对问题的回答出现"应该""好像"时,保持了应有的警醒和质疑态度,在大伯儿子回病房后又做了复核,从而确保了资料的真实、准确。

同学们试想下,假如刘护士是一位工作马马虎虎的护士,医生又为张大伯开了青霉素皮试,后果会如何?

护士工作与人的生命息息相关,全心全意为人民的身心健康服务是护士工作的出发点和归宿。因此,希望同学们能在未来的护理工作中,时刻牢记"以患者为中心"的服务理念,养成求真务实的工作作风。

形成性评价

(1~6题共用题干)刘阿姨,42岁,因月经量明显增多半年,伴头晕、乏力、活动后心悸半月余来医院门诊检查,拟以"多发性子宫肌瘤,中度贫血"收住入科。

1. 以下不属于门诊预检分诊内容的是　　　　　　　　　　　　　　　(　　)
A. 询问病史　B. 观察病情　C. 初步诊断　D. 科普宣教　E. 分诊指导
2. 门诊候诊室护士的工作哪项不妥　　　　　　　　　　　　　　　(　　)
A. 按挂号顺序叫号就诊　　　　B. 了解患者最近就诊情况
C. 随时观察候诊者的病情变化　　D. 候诊者多时与医生一起诊治
E. 遇急症者让其提前就诊
3. 对前来门诊就诊的刘阿姨,护士首先应　　　　　　　　　　　　(　　)
A. 查阅病案　　　　　　　B. 安排候诊与就诊
C. 预检分诊　　　　　　　D. 健康教育

E. 帮助挂号

4. 向刘阿姨宣传有关贫血的知识属于门诊工作的哪一项 （　　）

A. 管理工作　　B. 健康教育　　C. 治疗工作　　D. 保健门诊　　E. 社区服务

5. 住院处为刘阿姨所提供的服务内容不包括 （　　）

A. 预先通知有关病区以便准备接收患者　　B. 办理入院手续

C. 对一般患者进行卫生处置　　D. 根据病情采用适当方法送患者入病区

E. 向患者介绍病区环境、规章制度等情况

6. 病区护士接到住院处通知刘阿姨住院的信息时，首先应 （　　）

A. 到门口迎接新患者　　B. 安排床位，将备用床改为暂空床

C. 向患者作入院指导　　D. 填写有关表格

E. 收集病史及护理体检

（7~10 题共用题干）李大爷,71 岁,因上消化道出血入院。患者烦躁不安,面色苍白,四肢厥冷。

7. 住院处护士首先应 （　　）

A. 填写有关表格　　B. 进行卫生处置

C. 护送患者入病区　　D. 了解患病过程

E. 介绍住院规章制度

8. 该患者入病室后,护士应采取的卧位是 （　　）

A. 仰卧位　　B. 俯卧位　　C. 中凹卧位　　D. 头高足低位　　E. 侧卧位

9. 该患者入病室后护士首先应 （　　）

A. 问病史　　B. 填写各种护理记录单

C. 介绍有关规章制度　　D. 与营养室联系膳食

E. 立即通知医生,测量生命体征,配合抢救

10. 此患者应给予几级护理 （　　）

A. 特级护理　　B. 一级护理　　C. 二级护理

D. 三级护理　　E. 监护

知识/能力拓展

参考答案

AIDET 沟通模式

入院护理是患者进入病区后与护士的首次接触,也是护患建立信任关系的重要时刻。良好的护患沟通是做好入院护理工作的基础。

在与患者初次接触时,AIDET 模式是一种有效的沟通模式。该模式由问候(Acknowledge)、介绍(Introduction)、过程(Duration)、解释(Explanation)、致谢(Thank you)五个环节组成。

1. 问候环节(A):患者入院时,责任护士应亲切接待,积极主动问候,使患者充分感受到医护人员的亲切感,减轻其进入陌生环境后的不安、紧张情绪。护理在询问患者的一般资料(如姓名、年龄、病程、感受、目前服药情况等)时,应尽量采用尊称,并注意保持态度的温和。

2.介绍环节(I):通过向患者及其家属介绍病房环境,主治医师、责任护士及病区负责人信息,病房设施使用方法等,以进一步缓解患者不安的情绪。

3.过程环节(D):包括让患者了解医护服务的过程及持续时间;向患者讲解各种检查的目的、方法及可能出现的不良反应,并协助患者完成各项检查;指导患者制订健康合理的饮食方案和运动方案等。

4.解释环节(E):在实施各项操作时,向患者解释操作的必要性、配合要点及注意事项,有利于患者更好地配合。

5.致谢环节(T):在各项护理操作完成后,以积极的态度对患者的配合表示感谢,从而激发起患者的主观能动性;同时,也可让患者感受到护士的热情和真诚,增强对护士的信任感。

护理小剧场

为了能更好提升入院护理质量,请同学们课外以小组为单位(自由组合,每组3~5人),分别扮演护士、医生、患者、家属等角色。通过入院情景剧表演的形式将护士与患者/家属沟通环节中最普遍存在、最容易发生冲突的问题呈现出来,并从患者称谓、说话语调、语气、说话方式等方面展现护患有效沟通的技巧与方法。

(盛　晗　郑云慧　王艳萍)

项目三　患者卧位的舒适与安全

在临床工作中,对因疾病或治疗原因需长期卧床的患者,护士应经常协助变换卧位,以促进其卧位的舒适。对意识模糊、躁动、行动不便等具有潜在安全隐患的患者,护士应综合考虑其本人及家属的需求采取必要的防护措施,如通过使用保护具,防止患者坠床、撞伤等意外的发生和保障治疗、护理措施的顺利执行。

任务一　变换卧位

由于疾病或治疗的限制,患者容易因活动受限出现精神萎靡、消化不良、便秘、肌肉萎缩、压力性损伤、坠积性肺炎等并发症。因此,对于这类患者,护士应定时为其变换体位,以保持卧位的舒适和预防并发症的发生。

学习目标

1. 知识与技能目标:能正确理解变换卧位的目的;能按正确的方法协助患者变换卧位;在帮助患者变换卧位时,能正确运用人体力学原理减轻护患双方的疲劳以及避免损伤的发生。

2. 情感态度与价值观目标:从优秀护士的故事中体会护者仁心;从案例讨论中增强科学施救的意识;通过真人实训,真实体验患者角色,从患者因翻身不当、卧位不适带来的负性体验中学习共情;通过小组学习,培养团队合作精神和创新能力。

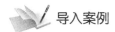 **导入案例**

案例 3-1-1　放"髋"心,稳步走

那是一个炎热的夏日。85 岁的张阿婆出门散步时不小心跌倒,髋部疼痛无法站立。家人急忙将其送往医院,诊断"右股骨颈骨折"。经详细周密的术前准备后,医院为张阿婆实施了"人工髋关节置换术"。

手术后,张阿婆因害怕疼痛不敢翻身。家人因担心其活动不当导致人工髋关节脱位,也嘱其尽量少动。

责任护士小李在获悉以上情况后,就髋关节术后早期活动的必要性向张阿婆及家属进行了详尽的解释,并且还耐心地讲解并示范了人工髋关节置换术后的翻身方法和注意事项。

术后次日,李护士为张阿婆做晨间护理时,发现她闷闷不乐。经询问得知张阿婆是因为

担心自己以后不能正常走路而不高兴呢。

李护士立即取来了助行器,并和家属一起协助张阿婆下床活动。"阿婆,放'髋'心,稳步走。"

"没想到这么短的时间就可以下床行走了。"张阿婆脸上的阴霾一扫而散,露出了开心的笑容。

在整个住院过程中,张阿婆所在科室的护士们从康复锻炼、饮食、心理疏导等各方面都对她进行了精心护理。渐渐地,张阿婆可以独自扶着助行器下地站立、行走,还时常和同病室的病友交流康复锻炼的经验呢。

术后第七天,张阿婆顺利出院了。阿婆家人送来了一面熠熠生辉的锦旗表达谢意:"太感谢你们了! 如果没有医生医术上的一丝不苟和护士们术后暖心的服务,我妈不会好得这么快。"

读完这则案例,同学们有何感想?

案例 3-1-2　救人有方,遇事莫慌

临近晚上 6 点,室外温度降到了零下,路上的积水已结成了冰。王护士长和实习护士小袁一起走出医院大门。没想刚出医院大门,王护士长不小心踩上了结冰的路面,双脚一滑摔倒在地,顿觉腰椎处剧烈疼痛,无法移动。

小袁下意识走上前去扶王护士长,被护士长拒绝了。她告诉小袁,自己可能腰椎骨折了,暂时不能动。由于王护士长摔倒的地方离医院急诊室很近,她便让小袁到急诊室推平车,请来医护人员帮忙。随后,医生、护士们采用轴线翻身及四人搬运法将王护士长抬到了放有木板的平车上。

经过一系列检查,王护士长被确诊为腰椎骨折,骨折部位无移位。看到此结果,小袁长长地舒了口气,庆幸自己听了护士长的话没有随意搬动。

读完上面这则案例,同学们是否有新的启示?

 主要知识点

1. 变换卧位的目的

(1)协助不能起床的患者变换卧位,使其感觉舒适。

(2)预防皮肤压力性损伤(皮肤)、坠积性肺炎等并发症的发生。

(3)满足检查、治疗、护理的需要。

2. 协助患者翻身侧卧的方法

方法	适用对象	操作要点
1人协助翻身侧卧	体重较轻者	①将患者双下肢移向护士侧床沿,再将患者肩、腰、臀部向护士侧移动 ②一手托肩,一手托膝部,轻轻将患者推向对侧,背向护士
2人协助翻身侧卧	体重较重或病情较重的患者	①两名护士站在病床同侧,一人托住患者颈肩部和腰部,另一人托住臀部和腘窝部,同时将患者抬起移向近侧 ②两人分别托扶患者的肩、腰部和臀、膝部,轻推,使患者转向对侧

续表

方法	适用对象	操作要点
2人协助轴线翻身	脊椎受损或脊椎手术后患者	①两名护士站在病床同侧,小心地将大单置于患者身下,分别抓紧靠近患者肩、腰背、髋部、大腿等处的大单,将患者拉至近侧,拉起床档 ②护士绕至对侧,将患者近侧手臂置于头侧,远侧手臂置于胸前,两膝间放一软枕。两护士双手分别抓紧患者肩、腰背、髋部、大腿等处的远侧大单,其中一名护士发口令,两人动作一致地将患者整个身体以圆滚轴式翻转至侧卧位
3人协助轴线翻身	颈椎损伤的患者	①由三名护士完成。第一名护士站在患者头侧,固定患者头部,沿纵轴向上略加牵引,使头、颈部随躯干一起慢慢移动;第二名护士双手分别置于患者肩、背部;第三名护士双手分别置于患者腰、臀部。使患者头、颈、腰、髋保持在同一水平线上,移至近侧 ②翻转至侧卧位,翻转角度不超过60°

3. 翻身注意事项

(1)保护患者隐私,做好保暖,防止坠床。

(2)遵守节力原则:翻身时,让患者尽量靠近护士,使重力线通过支撑面来保持平衡,缩短重力臂而省力。多人移动患者时应动作轻稳,协调一致,不可拖拉。翻身后,用软枕垫好肢体。

(3)根据患者病情及皮肤受压情况,合理安排翻身的频率。如发现皮肤发红或破损应及时处理,酌情增加翻身次数,同时记录于翻身卡上,并做好交接班。

(4)为有特殊治疗的患者翻身事项:①颈椎或颅骨牵引者,翻身时不可放松牵引,并使头、颈、躯干保持在同一水平位翻动。翻身后注意牵引方向、位置以及牵引力是否正确。②轴线翻身法翻转时,应维持躯干的正常生理弯曲,避免脊柱错位而损伤脊髓。③对于颅脑手术者,取健侧卧位或平卧位,帮其翻身时注意头部不可剧烈转动,以防脑疝。④为手术患者翻身前,应先检查切口敷料是否潮湿或脱落,如已脱落或被分泌物浸湿,应先更换敷料并固定妥当后再行翻身,翻身后注意切口不可受压。⑤患者身上若有各种导管或输液装置时,应先将导管安置妥当,翻身后仔细检查导管是否脱落、移位、扭曲、受压,注意保持导管通畅。⑥石膏固定者,注意翻身后患处位置及局部肢体的血运情况,防止受压。

学而思

王先生,身高180cm,体重80kg,因胃癌在全麻下行胃大部切除术,术后用平车送患者回病室。

请思考:①王先生回病室后,护士应帮助其取何种卧位?为什么?②回病室1h后,王先生诉说该卧位有些难受。护士该如何解释?如何帮助患者缓解此种不适?③术后,护士每隔2h为王先生变换一次卧位。该操作的目的是什么?如何变换卧位?变换卧位时如何保证患者的安全、舒适?侧卧时,为促进王先生的舒适,枕头常垫于哪些位置?④回病室6h后,王先生生命体征平稳,责任护士为其安置半坐卧位。请问:安置此卧位的目的是什么?如何达到该卧位的稳定和舒适?

实训指导

临床情境:李奶奶,73岁,因外伤入院。诊断:颈椎骨折。入院2h后,王护士准备将患者由仰卧位改侧卧位。

实训任务:请评估李奶奶的病情,并选择正确的方法协助患者翻身侧卧。

1. 实训用物

软枕、床档、手消毒剂等。

2. 操作流程与语言沟通

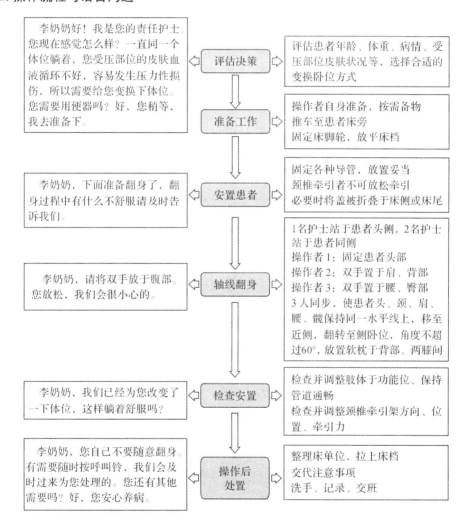

3. 操作评分标准——三人协助患者轴线翻身侧卧

		自评得分	互评得分

操作项目	操作标准	分值	扣分说明	扣分
礼仪要求 （4分）	工作衣帽鞋穿戴整齐,符合规范;指甲修剪	2	一项不符扣1分	
	仪表整洁,举止大方;礼貌称呼,自我介绍	2	一项不符扣1分	
评估决策 （6分）	结合案例评估患者年龄、体重、病情、受压部位皮肤状况等	3	评估未结合案例酌情扣2～3分	
	根据评估结果,选择合适的变换卧位方式	3	决策与评估结果不符扣2～3分	
准备 （15分）	环境符合要求,规范洗手,戴好口罩	6	一项不符扣2分	
	根据体重、病情确定翻身所需人员 准备好软枕等物品,用物齐全,符合要求	9	人员安排不妥扣3分,物品准备不当扣2分	
操作过程 （45分）	携用物至床旁,核对患者信息,解释说明	6	核对不全扣3分	
	固定床脚轮,放平床档	2	一项不符扣1分	
	将各种导管置放妥当,不可放松牵引* 必要时将盖被折叠于床侧或床尾	4 2	一项不符扣2分	
	三人协助患者轴线翻身侧卧*： 1名护士站于患者头侧,2名护士站于患者同侧	3	操作者手法不当扣3分/项	
	操作者1：固定患者头部,沿纵轴向上略加牵引,使头、颈随躯干一起缓慢移动	3		
	操作者2：将双手分别置于肩、背部	3		
	操作者3：将双手分别置于腰部、臀部	3		
	3人同步,使患者头、颈、肩、腰、髋保持在同一水平线上,移至近侧	7		
	翻转至侧卧位,翻转角度不超过60°	5		
	观察受压部位皮肤,拍背	2	一项不符扣1分	
	将一软枕放于患者背部支撑身体,另一软枕置于两膝间	5	软枕放置不妥扣3分	
操作后处理 （15分）	检查并调整患者肢体于功能位	2	未检查扣2分	
	检查各管道保持通畅* 检查并调整颈椎牵引方向、位置、牵引力*	2 3	未检查扣2分/项 缺项扣1分/项	
	整理床单位,拉上床档*,交代注意事项	3	一项不符扣2分	
	洗手,记录,交班	5	一项不符扣2分	

续表

操作项目	操作标准	分值	扣分说明	扣分
综合评价 （15分）	临床思维：具有安全意识，能结合案例评估，并根据评估结果适当改进操作过程，操作中能灵活处理有关情况	4	酌情扣分	
	体现人文关怀：具有同理心，尊重患者感受，适时与患者/家属沟通，及时满足其需要	4	酌情扣分	
	健康教育：内容有针对性，语言通俗易懂	3	酌情扣分	
	操作规范※，遵循节力原则；操作动作轻巧、稳重、熟练有序	4	未遵循节力原则扣1分	
标有※为 关键指标	出现下列任一条判定不及格：			
	①因变换卧位造成患者坠床、导管脱出、颈椎二次伤害			
	②操作程序混乱			
总分	100		得分	
监考老师（签名）：			监考时间：	

同学们，我们在实施任何一项操作时，确保患者的安全是前提。如在实施本项操作前，首先应评估患者的病情，根据病情决定是否翻身侧卧以及如何翻身侧卧；翻身过程中注意防止管道滑脱、坠床等意外的发生；翻身后应再次评估病情、管路、牵引装置等。

学而习

临床情境：李先生，56岁，因高处坠落以"创伤性脾破裂"收入院，紧急行剖腹探查＋脾切除术，术后带回胃管、尿管、腹腔负压球各一个。术后2h，患者生命体征平稳，责任护士拟采取2人翻身法为李先生翻身侧卧。

实训任务：请备好用物，采用2人法为李先生变换卧位。

 导入案例评析

案例3-1-1：髋部是人体上半身的"承重墙"。髋部一旦骨折，个体便无法站立和行走，甚至坐起来、翻身都很困难。

过去，髋部骨折多采用内固定术。由于术后长期卧床给患者带来了许多并发症，如皮肤压力性损伤、坠积性肺炎、泌尿系感染、深静脉血栓等。这些并发症中的任何一个都可能导致老年人病情的加剧，甚至生命的终结。因此，老年髋部骨折曾被称为"人生最后一次骨折"。

而今，随着新技术的不断涌现，在患者身体条件允许的情况下，人工髋关节置换术已替代了内固定术，成为髋部骨折治疗的首选。该手术通过植入人工假体来恢复髋关节的正常解剖关系，不存在骨折愈合，因而患者早期即可下床负重行走，最大限度地恢复了患者的生活自主能力，提升老年人的生活质量。

本案例中的张阿婆是一位高龄老人。张阿婆术后的康复速度让我们深切感受到了现代科技进步给老年人带来的福祉。同时,从本案例中我们也感受到了浓浓的护患情。护士的一句"放'髋'心,稳步走",让患者获得勇气、希望;患者的一句"没想到这么短的时间就可以下床行走了",带给护士们满满的价值感;一面熠熠生辉的锦旗,一句"如果没有医生医术上的一丝不苟和护士们术后暖心的服务,我妈不会好得这么快",更是道出了患者家属满心的感动和对医护人员仁心仁术的肯定。

愿我们年轻一代的护士们能够秉承初心,持仁心仁术,护百姓健康。

案例 3-1-2:人体中枢神经(脊髓和马尾神经)沿着脊椎后方的椎管由上而下贯穿脊柱全程。当脊柱骨折和脱位时,如处置不当,常可造成脊髓损伤,严重者可导致截瘫甚至死亡。

在本例中,实习生小袁作为目击者,发现身旁的护士长摔倒了,她的第一反应就是上前搀扶。毫无疑问,小袁的出发点值得肯定,但试想一下,如果此时的患者是一位非专业人士,结果会如何? 显然,良好的动机未必产生好的结果。

此事件提醒我们,如果身边有人意外受伤,千万莫慌,科学施救是关键,即首先判断患者有无生命危险。无生命危险时,只要有一丝怀疑有脊柱损伤,千万不可随意搬动患者,以防对患者脊髓造成二次损伤。

救人于危难,助人于急需,这是中华民族的传统美德,但由于缺乏急救知识,有时好心未必办了好事。因此,走进社区,传播急救知识与技能,帮助公众掌握科学施救方法,也是我们护理人的使命。

同学们,你们准备好了吗?

形成性评价

(1~6 题共用题干)王先生,身高 180cm,体重 90kg。因急性阑尾炎穿孔急诊,在硬膜外麻醉下行阑尾切除术,术后安返病室。

1. 患者回病室后应取何种体位 （　）

A. 屈膝仰卧位 4h　　B. 去枕仰卧位 6h　　C. 中凹卧位 6h

D. 侧卧位 4h　　E. 俯卧位

2. 术后 2h,责任护士为患者翻身。下列操作不正确的是 （　）

A. 将输液导管安置妥当　　B. 先检查伤口敷料

C. 翻身时让患者尽量靠近护士　　D. 移动患者时可轻轻拖拉以节力

E. 变换卧位后,注意保持肢体功能位

3. 术后第二天晨起,患者体温 38℃,脉搏 88 次/min,血压 110/80mmHg,诉伤口疼痛。护士应帮助其取何种卧位 （　）

A. 仰卧屈膝位　　B. 头高脚低位　　C. 右侧卧位

D. 半坐卧位　　E. 中凹卧位

4. (续 3)如何确保该体位的稳定和舒适 （　）

A. 抬起床头 30°~50°,膝下支架抬起 15°　　B. 背部放软枕,防后倾

C. 抬起床头 80°~90°,膝下支架抬起 15°　　D. 足下置软枕,防止身体下滑

E. 抬高床头 20°~30°

5.(续3)1h后,患者提出不适应该体位,要求取仰卧位。护士该如何解释 （ ）

A. 此体位可减少局部出血,有利于愈合

B. 此体位可减轻疼痛,并防止炎症扩散和毒素吸收

C. 此体位有利于减少回心血量,促进血液循环

D. 此体位有利于气体交换

E. 此体位有利于减少腹压,利于伤口愈合

6.巡视病房时,护士发现患者滑向床尾。若二人扶助患者移向床头,下列操作不正确的是 （ ）

A. 视病情放平床头支架　　　　B. 取下枕头置床尾

C. 患者仰卧屈膝　　　　D. 护士、患者协作配合,同时上移

E. 动作应轻稳

(7～11题共用题干)高先生,因脑外伤行颅脑手术,术后仍处于昏迷状态。

7.患者因昏迷所处的卧位属于 （ ）

A. 被动卧位　　　B. 被迫卧位　　　C. 治疗卧位

D. 专业卧位　　　E. 主动卧位

8.协助该患者更换卧位的间隔时间应根据 （ ）

A. 医生的要求　　　B. 家属的意见　　　C. 护士安排决定

D. 患者的病情及局部皮肤受压情况　　　E. 皮肤疾患的程度

9.2人法为患者翻身时,移动患者的正确手法是 （ ）

A. 一人托患者的颈部和背部,另一人托住患者的臀部和腘窝

B. 一人托患者的颈肩部和腰部,另一人托住患者的臀部和腘窝

C. 一人托患者的颈肩部,另一人托住患者的臀部和腘窝

D. 一人托患者的颈肩部和腰部,另一人托住患者的臀部

E. 一人托患者的肩部和背部,另一人托住患者的腰部和腘窝

10.若2名护士为该患者由仰卧变换为侧卧,不正确的操作是 （ ）

A. 先检查伤口敷料　　　　B.2名护士站在床的同一侧

C.2人同时将患者抬起移向近侧　　　D. 两人动作轻稳、协调一致

E. 将患者卧于患侧

11.为该患者翻身,若翻转过剧可引起 （ ）

A. 脑出血　　　B. 脑栓塞　　　C. 脑疝

D. 脑干损伤　　　E. 剧烈头痛

(12～14题共用题干)李先生,45岁,因车祸急诊入院。CT检查示颈椎骨折,行颅骨牵引术。

12.为该患者翻身时,应采取哪种翻身方法 （ ）

A.1人翻身法　　　B.2人翻身法　　　C.1人轴线翻身法

D.2人轴线翻身法　　　E.3人轴线翻身法

13.为该患者翻身时,以下哪种方法是正确的 （ ）

A. 先放松牵引后翻身　　　　B. 翻身后放松牵引

C. 头侧向一边后再翻身　　　　D. 翻身后头侧向一边

E. 翻身时,患者的头、颈、躯干保持在同一水平位翻动

14. 为该患者翻身侧卧时,翻转角度不超过 （　　）

A. 30°　　　　　B. 40°　　　　　C. 45°　　　　　D. 60°　　　　　E. 90°

15. 刘阿姨,61 岁,因头昏摔倒致腰椎骨折而急诊入院。经积极治疗,现病情稳定。护士协助患者改变体位的方法正确的是 （　　）

A. 一人协助取半坐卧位法　　　　　B. 两人协助取半坐卧位法

C. 一人协助取端坐位法　　　　　　D. 一人协助轴线翻身法

E. 两人协助轴线翻身法

参考答案

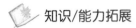 知识/能力拓展

偏瘫患者自行翻身方法

1. 向患侧翻身:患者仰卧位,双手叉握,健侧上肢带动患侧上肢向上伸展,健侧下肢屈曲,双上肢先摆向健侧,再摆向患侧。可重复摆动,当摆向患侧时,顺势将身体翻向患侧。

2. 向健侧翻身:患者仰卧位,用健侧腿插入患侧腿下方,双手叉握,健侧上肢带动患侧上肢向上伸展,左右摆动,幅度稍大。当摆至健侧时,顺势将身体翻向健侧,同时以健侧腿带动患侧腿,翻向健侧。

护理金点子

皮肤压力性损伤一直是困扰长期卧床患者的难题,而翻身被认为是最简单、有效的减压方式。因此,长期以来,临床上将每 2h 定时翻身作为压力性损伤高危患者的常规护理措施。但在实际工作中,我们会遇到这样的情况:有的癌症晚期患者,频繁翻身会增加不适,影响睡眠,降低其生活质量;有的患者病情严重,频繁翻身不仅给患者带来痛苦,甚至会引起病情变化;有的患者因疾病原因处于被迫卧位,拒绝频繁翻身……

面对以上情况,护士是否依然机械地执行每隔 2h 定时翻身的护理常规?请同学们课外以小组为单位(自由组合,每组 6~7 人)展开讨论,并制订一份科学、合理的翻身计划。

（朱志红　杨燕婷　郑云慧）

任务二　保护具的应用

保护具(protective device)是用来限制患者身体或身体某部位自由活动,以达到维护患者安全与治疗效果的各种器具。

学习目标

1. 知识与技能目标:能正确识别医院常见不安全因素并采取有效的防范措施;对于易发生坠床、撞伤、抓伤、意外拔管的患者,能根据其病情及治疗需要,正确选择和科学使用各种

保护具。

2.情感态度与价值观目标:通过案例学习,培养人文精神,树立依法施护的行为习惯;通过角色扮演,培养沟通、共情能力;通过小组学习,培养团队合作精神和创新能力。

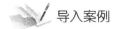 导入案例

案例 3-2-1 温暖的保护

在一次学习分享会上,护士长向年轻的护理实习生们讲述了这样一个故事。

田先生是一名身材魁梧的中年汉子,近一个月来异常兴奋,常常夜里失眠,白天大手大脚花钱。一日,因在公共场所与他人打架,被警察和家属强制送入精神科。医疗诊断:躁狂发作。由于其在院外有攻击行为,入院后经过风险评估,田先生被安排到监护室。

入院当日中午,田先生依然十分兴奋,不断地大声讲话,把正在午休的邻床老张吵醒了。于是二人起了争执并险些动手。谢护士发现后,第一时间进行了干预。在拉开二人后,谢护士首先对老张进行了情绪的安抚。

就在谢护士和老张说话的时候,田先生依然情绪很激动,他拿起水杯砸向老张。幸好老张未被砸到。为了避免危害行为的再次发生,医生给予田先生药物治疗,并开具了"保护性约束"。

田先生总算安静下来了。安抚好老张,谢护士来到了田先生床旁。

"小田,你好! 我是谢护士。我想和你聊聊,可以吗?"

"随便,反正你们都是一伙的。"

看着生气的田先生,谢护士倒了一杯温水,并放了一根吸管递到他手里。"小田,嘴巴干了吧? 喝口水。"

田先生一愣,吸了几口。看到田先生情绪稳定了些,谢护士接着说道:"现在能跟我聊聊吗?"

田先生点头表示:"可以。"

"如果用一个词描述你现在的状态,你想用哪个?"

"糟透了!"田先生道。

谢护士继续耐心地问:"能跟我说一下你为什么要拿水杯砸旁边的病友吗?"

"唉! 我媳妇和老妈都够笨的,警察说什么就信什么。无论我说什么,他们就是不听,还硬生生把我弄来了这里。我没有别的意思,就是想通过这种方式达到快速出院的目的。"

"你有孩子吗?"

一提孩子,田先生眼前一亮:"我有一个五岁的儿子。特别好看,眼睛像我,还特别乖巧……"说着说着,田先生哭了起来。

谢护士轻轻拍了拍田先生的肩膀:"听我说,小田,不要伤心。只要咱们好好配合治疗,很快就可以出院的。你一定要坚强,我们会尽最大的努力帮助你的。你现在主要的问题就是情绪容易激动,不稳定,等你情绪稳定了,很快就可以回家陪孩子了。"

田先生认真想了想说:"好,我听你的话,尽力配合。"

随后,谢护士将田先生的情况告诉了他的主管医生,主管医生重新评估后为他解除了

"保护性约束"。

入院第三天,田先生情绪稳定了很多,转到了普通病室。说来也巧,田先生去的病室,责任护士正好又是谢护士。经过前两天的接触,田先生对谢护士很是信任,还经常主动找谢护士聊天。有时还会拿孩子的照片给谢护士看。每次提起孩子,眼中都洋溢着自豪。

慢慢地,田先生把谢护士当成了好朋友,特别愿意和谢护士分享他所有快乐的事情。有一天,他们讨论起了那次"保护性约束"的事情。田先生说:"现在想想,我已经一点也不责怪你们了。当时你们约束我是对的。如果我把别人打了,或者我自己受伤了,我都会后悔的。感谢您在我被约束时还能陪我聊天,帮我倒水,还贴心地放了一根吸管,真的很感动。"

故事讲到这里,护士长给大家提了一个问题:同学们,医护人员的使命是什么?

案例 3-2-2　保护还是禁锢?

周大伯是一位因毒蛇咬伤入住 ICU 的患者,由于躁动不安被使用了约束带。其儿子探视时发现父亲双手、双膝被捆绑着,认为父亲被禁锢了,于是大吵大闹起来。

同学们,面对家属的大吵大闹,护士该怎么做?

 主要知识点

1. 临床常用的保护具

(1)床档(bedside rail restraint):主要用于预防患者坠床。

(2)约束带(restraint):主要用于保护躁动患者,限制其身体或肢体活动,防止患者自伤或坠床等意外。其中,肩部约束带用于限制患者坐起,膝部约束带用于限制患者下肢活动,尼龙搭扣约束带可用于固定手腕、上臂、踝部及膝部。

(3)支被架(overbed cradle):主要用于肢体瘫痪或极度虚弱者,防止盖被压迫肢体造成足下垂、皮肤压力性损伤,也可用于烧伤患者采取暴露疗法(需保暖时)。

此外,还有约束手套、约束衣等。在实际工作中,我们应根据患者病情及治疗需要正确选择并科学使用。

2. 保护具的适用范围

适用人群	使用目的	适宜的保护具
未满 6 岁儿童,麻醉后未清醒者,意识不清、躁动不安、痉挛者	防止因认知不足或认知、行为障碍发生坠床	床档
	防止导管等意外拔出	约束带、约束手套、约束衣
失明或年老体弱者	防止坠床发生	床档
精神病患者,如躁狂症患者	防止患者自我伤害或伤害他人	用约束带进行四肢约束
肢体瘫痪或极度虚弱者	防止盖被压迫肢体造成足下垂、皮肤压力性损伤	支被架
皮肤瘙痒者	防止因瘙痒难忍,出现抓伤等意外	约束手套

3. 制动性保护具的使用原则

（1）知情同意原则：使用保护具前向患者/家属解释使用的原因、种类及方法，取得患者/家属的同意与配合，并签署知情同意书。紧急情况下，可先实施约束，再行告知。

（2）最小约束化原则：使用保护具重在保护，非必需尽可能不用。当约束替代措施无效时实施约束。

（3）患者有利原则：保护患者隐私及安全，对患者提供心理支持。

（4）随时评价原则：约束过程中应动态评估，关注保护具的使用是否达到了维护患者安全、舒适及保证检查、治疗与护理措施顺利进行的目的。医护患三方应及时沟通，以便及时调整约束决策。

4. 制动性保护具使用不当的后果

（1）被约束部位疼痛：一般与约束带系得过紧或固定位置不正确有关。

（2）肢体局部血运受阻：因局部约束时间较长、过紧或患者不配合（如频繁扭动或撕扯），可致局部肢体出现肿胀、皮温、皮肤颜色异常，严重时出现缺血后组织坏死表现。

（3）关节脱位或骨折：使用约束带过程中，若患者配合度极差，出现极力挣脱约束的现象时，容易发生关节脱位或骨折，尤其是伴有骨质疏松症的患者。

（4）心理问题：制动性保护具的使用，可使患者自尊受挫，产生羞愧、焦虑、退缩或敌对心理。有些患者日后脑海里还会常常浮现出被约束时的情景，担心随时被约束，进而对医护人员产生抵触和怨恨心理。

5. 应用制动性保护具的注意事项

（1）保护患者自尊。严格把握制动性保护具应用指征，合理选择保护具。约束时进行身份识别。

（2）使用约束带时，首先应取得患者及家属的知情同意。使用时，约束带下放衬垫，松紧以能伸进 1～2 指为宜，并定时松解，每 2h 放松约束带一次。使用期间，保持患者肢体及关节处于功能位及一定的活动度。每 15min 观察一次约束松紧度以及局部皮肤颜色、温度、血运情况。必要时进行局部按摩，促进血液循环。

（3）约束用具应固定在患者不可及处，不应固定于可移动物体上。约束中宜使用床档，病床制动并降至最低位。

（4）确保患者能随时与医护人员取得联系，如呼叫器位置适宜或有陪护人员监测等。同时严格落实床旁交接班制度，以保障患者的安全。

（5）有下列情形之一，可解除约束：①患者意识清楚，情绪稳定，精神或定向力恢复正常，可配合治疗与护理，无攻击、拔管行为或倾向；②患者深度镇静状态、昏迷、肌无力；③支持生命的治疗/设备已终止；④可使用约束替代措施。

（6）记录使用保护具的原因、部位、用具、执行时间、观察结果及解除约束的时间等。

学而思

薛阿姨，60岁，胰腺癌晚期患者，因二次化疗入住肿瘤科。由于化疗带来了许多不适，她总想着去拔 PICC 管。经与医生、患者本人和家属沟通，决定暂时采用保护具以防导管意外拔出。

请思考：①案例中的薛阿姨可否使用制动性保护具？②如果使用约束带，应遵循哪些原则？③约束的部位选择哪儿？④使用约束带期间如何保证患者的安全、舒适？⑤如果病房里没有约束带，可用什么替代？如何操作？

 实训指导

临床情境：张大爷，88 岁，因车祸致"左侧气胸、肋骨骨折"行胸腔闭式引流。患者意识清，但时常会犯迷糊。有一次伸手去抚摸疼痛的左侧胸部时，差点将胸腔闭式引流管拔出，幸亏被责任护士小丽及时制止。事后，经与医生、患者本人和家属沟通，决定暂时采用保护具以确保患者治疗的安全。

实训任务：请根据张大爷的情况选择合适的保护具，并正确实施保护性约束。

1. 实训用物

约束手套、棉垫、手消毒剂、手持终端（PDA）。

2. 操作流程与语言沟通

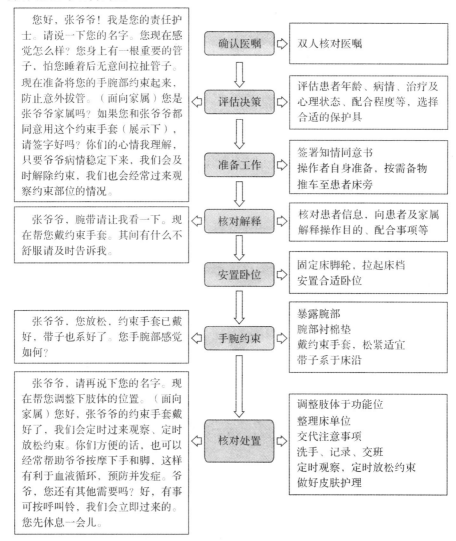

3. 操作评分标准——患者约束法

	自评得分	互评得分

操作项目	操作标准	分值	扣分说明	扣分
礼仪要求 （4分）	工作衣帽鞋穿戴整齐，符合规范；指甲修剪	2	一项不符扣1分	
	仪表整洁，举止大方；礼貌称呼，自我介绍	2	一项不符扣1分	
评估决策 （6分）	结合案例评估患者年龄、病情、治疗及心理状态、配合程度等	3	评估未结合案例酌情扣2～3分	
	根据评估结果，选择合适的保护具，并签署知情同意书※	3	决策与评估结果不符扣2～3分	
准备 （15分）	环境符合要求，规范洗手，戴好口罩	6	一项不符扣2分	
	备好用物，用物齐全，符合要求	9	物品准备不当扣3分	
操作过程 （42分）	携用物至床旁，核对患者信息，向患者解释说明	6	核对不全扣3分	
	固定床脚轮，拉起床档 安置合适卧位	1 1	缺项扣1分	
	肩部约束带使用： 暴露肩部 腋窝衬棉垫※ 将袖筒分别套于两侧肩部 两袖筒上的系带在胸前打结固定 约束带两长带系于床头 必要时将枕头横立于床头	2 2 2 2 2 2	一项不符扣2分	
	膝部约束带使用： 暴露膝部 膝部衬棉垫※ 将约束带横放于两膝上 两头小细带各缚住一侧膝关节 约束带松紧适宜※ 约束带两长带系于两侧床缘	2 2 2 2 2 2	一项不符扣2分	
	尼龙搭扣约束带/约束手套使用： 暴露腕部/踝部 腕部/踝部衬棉垫※ 对合约束带上尼龙搭扣/戴约束手套 约束带松紧适宜※ 带子系于床沿	2 2 2 2 2	一项不符扣2分	

续表

操作项目	操作标准	分值	扣分说明	扣分
操作后处理（18分）	调整肢体位置,保持各关节处于功能位	4	肢体放置不当扣1分/个	
	整理床单位,交代注意事项	3	酌情扣分	
	洗手、记录、交班	3	一项不符扣1分	
	每15min观察一次受约束部位末梢循环	4	观察不到位扣3分	
	每2h放松约束带一次,同时做好皮肤压力性损伤的预防	4	酌情扣分	
综合评价（15分）	临床思维:具有安全意识,能结合案例评估,并根据评估结果适当改进操作过程,操作中能灵活处理有关情况	4	酌情扣分	
	体现人文关怀:具有同理心,尊重患者感受,适时与患者/家属沟通,及时满足需要	4	酌情扣分	
	健康教育:内容有针对性,语言通俗易懂	3	酌情扣分	
	操作规范※,动作轻巧、稳重、熟练有序	4	酌情扣分	
标有※为关键指标	出现下列任一条判定不及格:			
	①保护具使用不当,造成患者坠床			
	②约束带使用不当,造成患者局部肢体损伤			
	③操作程序混乱			
总分	100		得分	

监考老师(签名): 　　　　　　　　　监考时间:

　　同学们,保护性约束是一种带有强制性的护理行为,有时会产生较大的误会,甚至产生医疗纠纷。因此,在可用可不用的情况下尽量不用。必须使用时,应科学合理选择保护性约束装置,并且实施前要向患者/家属做好解释工作,取得患者/家属的理解和配合;使用期间,应落实好护理人文服务,以优质护理赢得患者/家属的配合、理解与信任。

学而习

　　临床情境:刘先生,49岁,有肝硬化病史,此次因腹水收住入院。入院第三天,患者出现意识紊乱,行为异常,烦躁不安,欲把输液针头拔掉。经与医生、患者家属沟通,决定暂时采用约束带约束患者,以确保患者治疗的安全。

　　实训任务:请为刘先生实施保护性约束。

 导入案例评析

　　案例3-2-1:本案例中的谢护士是一名精神科护士,她用行动彰显了温暖的人文关怀。面对有伤人行为、被"约束"的躁狂发作患者,谢护士运用叙事护理技能,用自己的爱心、细心和责任心温暖患者心灵,化解护患间的猜疑,并由此建立起了和谐的护患关系。

这个故事告诉我们这样一个朴素的道理：在临床工作中，只要医护人员尊重、关心患者，定能取得患者的信任。亲爱的同学们，透过这个故事，你们对医护人员的使命是否有了更深的理解？

案例 3-2-2：约束带是临床上针对认知、行为有障碍，难以配合治疗，且存在坠床、撞伤、抓伤、导管意外拔出等风险的住院患者，不得已采取的身体约束工具。使用该项操作，难免有的患者或家属会产生抵触心理。因此，实施前做好解释工作，取得患者/家属的知情同意很重要。

本案例中的周大伯因躁动不安被使用了约束带。从确保患者安全、保障患者治疗工作顺利进行的角度看，为周大伯使用约束带是可行的。而周大伯的儿子看到父亲双手、双脚被捆绑着，出现抵触心理也是可以理解的。

从本案例呈现的信息中，我们无法获悉患者的其他家属（如妻子）是否知情且同意，但可以肯定的是，周大伯的儿子对此并不知情。对此，责任护士在稳定该家属情绪的同时，应耐心向其解释约束的原因、必要性及不这么做的风险，告知这是一种保护患者安全的装置，重在保护而非约束，适当时会给予解除。对此前是否与其他家属签署约束知情同意书，也可跟周大伯的儿子作一说明。另外，还可邀请周大伯的儿子一起观察患者被约束部位的皮肤、肢体血运和活动情况，使家属真正相信医护人员在使用约束带的同时是采取了保护性措施的，从而消除误解，有效化解冲突。

形成性评价

1.冬日的一天，李先生不慎被开水烫伤双腿，经诊断后行暴露疗法。该患者可选用的保护具是（　　）

A.支被架　　　　　　B.床档　　　　　　C.肩部约束带

D.腕部约束带　　　　E.踝部约束带

2.周大爷，体温 39.8℃，为防止患者发生意外，应（　　）

A.通知家属　　B.使用保护具　　C.特别护理　　D.增加陪护　　E.报告医生

（3～6 题共用题干）刘大妈，65 岁，患尿毒症。静脉输液时出现精神症状，时有躁动，暂时用约束带限制其活动。

3.该约束带主要用于固定（　　）

A.双肩　　　B.手腕　　　C.头部　　　D.膝部　　　E.腹部

4.以下关于该患者使用约束带的说法正确的是（　　）

A.符合使用指征即可使用　　　　B.使用前不必取得患者/家属同意

C.躁动时可拉紧，以防脱落　　　　D.保护性制动时间可随意延长

E.约束带下垫衬垫，松紧适度

5.使用约束带期间，应保持该患者肢体处于（　　）

A.患者感觉舒适的位置　　B.患者喜欢的位置　　C.接受治疗的强迫位置

D.容易变换的位置　　　　E.功能位

6.使用约束带期间，护士应重点观察（　　）

A.意识是否清楚　　　　B.被约束肢体末梢血液循环情况

C.体位是否舒适　　　　D.肢体能否活动

E. 衬垫是否合适

7. 李大爷,因呼吸困难、口唇发绀、烦躁不安,拟"风湿性心脏病合并心力衰竭"急诊入院。为防止患者坠床,应采取的保护措施是 （ ）

　　A. 使用宽绷带约束上下肢　　B. 使用肩部约束带　　　　C. 使用双侧床档

　　D. 使用膝部约束带　　　　　E. 使用支被架

（8～10 题共用题干）肖女士,38 岁,患躁狂型精神病,拟应用约束带。

8. 为该患者使用约束带的说法正确的是 （ ）

　　A. 该患者为精神病患者,故不必向其家人解释使用保护具的必要性

　　B. 伸直患者的上肢,系好尼龙搭扣约束带

　　C. 约束期间,每 4h 松解 1 次约束带

　　D. 记录保护具使用时间

　　E. 每小时观察局部皮肤颜色

9. 为限制该患者坐起,可使用 （ ）

　　A. 支被架　　　　　　　　　B. 双膝固定法　　　　　　C. 床档

　　D. 肩部固定法　　　　　　　E. 约束带腕部、踝部固定法

10. 护士为该患者使用了肩部约束带,其目的是限制患者 （ ）

　　A. 上肢活动　　　　　　　　B. 下肢活动　　　　　　　C. 躯干活动

　　D. 头颈部活动　　　　　　　E. 腰部活动

📖 **知识/能力拓展**

参考答案

透明约束手套妙哉!

　　李爷爷是位入住重症监护室(ICU)的患者,身上留置多种导管,有的导管一旦脱落还会威胁患者的生命安全。

　　为防导管被李爷爷意外拔出,经家属同意,护士给他使用了约束手套。但戴了约束手套的李爷爷总是把手指上的血氧饱和度夹子移除,以致护士需要反复来到李爷爷身边,为他重复着脱去约束手套→戴好血氧饱和度夹子→再戴上约束手套的动作。由于这样的患者不止李爷爷一个,明显影响到了护士工作效率。

　　张护士是 ICU 的小组长。为解决上述问题,她和团队成员一起研发了一款透明的、顶端可旋转下来的约束手套,即血氧饱和度夹子脱落时,只要打开手套顶部的旋盖就能重新戴上。此外,该手套顶端为圆形筒状设计,筒上还开有透气小孔,既保证了手部皮肤透气,增加患者舒适度,同时又方便患者手指在手套内自由抓握,且不会捏扁手套,有效防止了非计划性拔管事件的发生。由于该约束手套采用透明的软质聚乙烯材料,护士还能直接观察患者肢端末梢血液循环和手指运动情况呢。

　　自戴上透明约束手套后,李爷爷的配合度明显提升了。

　　护士们一个小小的发明,让工作利于患者的同时,自身也在工作中收获愉悦,岂不妙哉?

护理金点子

临床上,有的患者因疾病及治疗的原因需要使用约束带,但这很大程度上会降低患者的舒适度,以致有的家属乘着医护人员不注意时帮助患者去除约束带,给医疗和护理工作带来极大的安全隐患。

面对上述问题,医护人员该如何解决?请同学们课外以小组为单位(自由组合,每组6~7人)展开讨论,并提出科学、合理的解决方案。

(朱志红 杨燕婷 郑云慧)

项目四　患者的清洁护理

良好的清洁卫生是人类的基本需要之一。当个体因疾病等原因无法满足清洁卫生需要时，不良的卫生状况会对个体的生理和心理产生负面影响。因此，为使患者在住院期间身心处于最佳状态，护士应及时评估患者的卫生状况，并根据其病情及自理能力提供帮助，以确保患者的清洁和舒适，预防感染等并发症的发生。

任务一　口腔护理

口腔护理是临床护理工作中一项常见的操作。科学、规范的口腔护理可保持患者口腔清洁，预防感染，维持口腔正常功能。

学习目标

1.知识与技能目标：能正确进行口腔卫生状况的评估，并依据评估结果正确选择口腔护理溶液；能遵循操作规程正确、规范地实施口腔护理；能有效开展口腔卫生保健知识的健康教育。

2.情感态度与价值观目标：通过案例讨论体会人本位整体护理的内涵，培育人文精神和科学精神；通过真人实训，真实体验患者角色，感受口腔护理时擦拭方法不当（如棉球擦拭过轻、部位过深）给患者带来的负性体验，学会共情；通过小组学习，培养团队合作精神和创新能力。

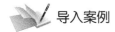 导入案例

案例 4-1-1　别样沟通别样情

孙大伯，72岁，因头晕、恶心、呕吐伴左下肢无力 2h 急诊入院。意识清，回答问题略显迟钝。头颅 CT 报告：右侧顶叶血肿破入脑室、脑水肿。入院后予禁食、降压、止血等治疗。2 天后，孙大伯陷入昏迷中。

带教老师陆护士与刚入科 2 天的实习护士丽丽来到孙大伯床前做口腔护理。陆护士一边握住大伯的右手，一边说："孙大伯，您好啊！昨晚睡得好吗?""早上了，又要给您清洁口腔了。来，调整下体位好不好……"虽然戴着口罩，陪护孙大伯的老伴依然能感受到陆护士盈盈的笑意和言语间的关切。不过此时的大妈情绪很低落："小陆啊，老头子已听不到你说话了。""孙大伯，您要坚持啊。等可以进食了，我再帮您把假牙戴上。"陆护士仍然一边熟练地为孙大伯清洁口腔，一边不停地与他交流。

站在一旁的实习护士丽丽很是纳闷：明明知道大伯处于昏迷状态，陆老师怎么还像他清

醒时一样问候并与他说话呢？而且还握着他的手,有这个必要吗？

同学们能否帮助丽丽解开心中的疑惑？

案例 4-1-2　多此一举吗？

沈大妈,68 岁,因反复中上腹疼痛 4 天、加重 3h,以"急性胰腺炎,胆囊结石"收治入院。急查血淀粉酶 3965IU/L。医嘱予禁食、补液、使用抗生素和生长抑素等治疗。

规培护士小王在评估患者后了解到,沈大妈 3 年前安装了全口活动性假牙,因来院时匆忙,把假牙忘在家里了。

晚间护理时,小王携口腔护理用物来到沈大妈床旁。正准备为其做口腔护理时,沈大妈的女儿从病房外走了进来:"护士,我妈已经没有牙齿了,医生也关照不能吃东西。还有必要做口腔护理吗？她现在肚子还很疼,能不能不做了呀？"小王护士听了家属的一席话,感觉有些道理,但不做又觉得不妥,于是请教了组里的张护士。

当小王再次返回病房后,首先与患者家属进行了有效沟通。在取得家属理解和同意后,熟练地为沈大妈实施了口腔护理。

同学们,为什么无牙老人不吃东西也需要做口腔护理？假如你是小王护士,会如何向家属解释？

 主要知识点

1. 口腔护理的意义

(1)保持口腔清洁、湿润,预防口腔感染等并发症。

(2)去除口腔异味,促进食欲,确保患者舒适。

(3)评估口腔状况(如黏膜、舌苔、牙龈、口腔气味等),及时向医生提供患者病情动态变化信息。

2. 口腔评估

为患者进行口腔护理前,护士应对患者的口腔卫生状况、自理能力及口腔卫生保健知识水平进行全面评估。

评估口腔卫生状况可采用改良 Beck 口腔评分表(见下表)。该表采用 Likert 4 级评分法,1 表示"好",4 表示"差",总分为各项目之和,分值范围为 5～20 分,分值越高,表示患者口腔卫生状况越差,越需加强口腔护理。

部位	分 值			
	1分	2分	3分	4分
口唇	湿润、粉红、平滑、完整	轻度干燥、发红	肿胀、干燥,有独立水疱	溃烂、水肿,并有分泌物
黏膜/牙龈	湿润、粉红、平滑、完整	干燥、苍白、独立性病变及白斑	红、肿,非常干燥或水肿,存在溃疡、感染	干燥或水肿,舌尖及舌乳头发红且破溃
舌面	湿润、粉红、平滑、完整	干燥,舌乳头突起	干燥或水肿,舌尖及舌乳头发红且破溃	舌苔厚重,非常干燥或水肿,溃疡、破裂出血

续表

部位	分 值			
	1分	2分	3分	4分
牙齿	干净	少量牙垢、牙菌斑、碎屑	中量牙垢、牙菌斑、碎屑	被牙垢、牙菌斑、碎屑覆盖
口腔唾液	丰富、稀薄、水状	水状,量增加	减少、黏液状	黏稠,丝状

3. 口腔卫生指导

经评估,对口腔卫生知识缺乏的患者,护士应有针对性地进行指导。

(1)正确选择和使用口腔清洁用具。①牙刷:刷头小且表面平滑,刷柄扁平而直,刷毛质地柔软且疏密适宜。日常保持牙刷的清洁和干燥,每3个月更换一次。②牙膏:选择含氟或药物牙膏等无腐蚀性的。

(2)采用正确的刷牙方法。①刷牙时间:晨起、餐后、就寝前。②刷牙方法:可采用颤动法、竖刷法,避免横刷法。刷完牙齿后,再由内向外刷洗舌面。每次刷牙时间不少于3min。③刷后漱口。

(3)正确使用牙线。建议每日餐后立即使用牙线剔牙。方法:拉动牙线向一侧,使其呈"C"形,向咬合面做拉锯样动作提拉牙线,清洁牙齿侧面;同法换另一侧,反复数次。操作中注意对牙齿侧面施加压力时,用力要轻柔,切忌将牙线猛力下压而损伤牙龈。使用牙线后需彻底漱口,以清除口腔内的碎屑。

(4)活动性义齿的清洁护理。①餐后:取下义齿,按刷牙法进行清洗后戴上。②夜间休息时:取下义齿并按摩牙龈。取下的义齿清洗后浸没于冷水杯中,每日换水。注意勿浸于热水或乙醇中,以免变色、变形及老化。③次日佩戴前:先行口腔清洁,并保持义齿湿润,以减少摩擦。

4. 常用口腔护理液、作用和使用范围

名称	作用和适用范围
0.9%氯化钠	清洁口腔,预防感染
0.02%氯己定溶液	清洁口腔,抗菌
0.02%呋喃西林溶液	清洁口腔,抗菌
1%～3%过氧化氢溶液	防腐、防臭,用于口腔感染有溃疡、坏死组织者
复方硼酸溶液(朵贝尔液)	轻度抑菌、除臭
0.08%甲硝唑溶液	用于厌氧菌感染
2%～3%硼酸溶液	酸性防腐液,有抑制细菌的作用
1%～4%碳酸氢钠溶液	碱性溶液,用于真菌感染
0.1%醋酸溶液	用于铜绿假单胞菌感染

5. 特殊口腔护理的注意事项

凡高热、禁食、鼻饲、气管插管、口腔疾患以及昏迷、危重、术后等生活不能自理的患者,护士应给予特殊口腔护理,一般每日2～3次。实施特殊口腔护理时应注意以下事项:

(1)长期应用抗生素和激素者:注意观察口腔黏膜有无真菌感染。

（2）有活动性义齿者：戴手套取下义齿，用冷水刷洗干净，待口腔护理完毕协助戴好。暂时不用时，浸没于冷水中，每日换水。

（3）擦洗时避免碰伤口腔黏膜及牙龈：动作轻巧、稳重，特别是凝血功能障碍者。

（4）昏迷患者口腔护理注意事项：①操作体位：患者侧卧或仰卧，头偏向一侧。②牙关紧闭者：将开口器从臼齿处放入，以协助张口。③擦洗时：棉球不可过湿，每次夹一个，注意夹紧棉球，防止棉球遗留于口腔。④口腔擦洗前后禁忌漱口。⑤有呼吸道分泌物时，及时吸引。

（5）为传染病患者进行口腔护理后，用物应严格按照隔离原则进行处理。

6. 特殊口腔护理的风险与防范

口腔护理时，若操作不当、用力过猛或责任心不强等，可引起患者口腔黏膜损伤、牙龈出血、恶心呕吐、误吸、呛咳等，甚至发生窒息。以下重点阐述窒息及其防范。

（1）窒息发生原因：①使用的棉球过湿，液体误入气管。②棉球遗留在口腔内。③活动性义齿未取出，不慎脱落。④操作过程中发生呕吐、呕血等。

（2）预防措施：①口腔护理前评估患者病情，根据病情安置合适的操作体位。如遇兴奋、躁动的患者，应待其安静下来，并取坐位施行口腔护理；吞咽功能障碍者，取侧卧位。②操作前检查患者的牙齿有无松动；有活动性义齿者，先取下再清洁口腔。③操作前后清点棉球数量。④每次用弯止血钳夹紧一个棉球进行擦洗，棉球不宜过湿，以不能挤出液体为宜。⑤每次含漱时，漱口水量不可过多。⑥昏迷患者或吞咽障碍者禁止漱口。

（3）处理：当出现窒息时，患者表现为紧张或惊恐，两手乱动或指喉头（示意空气吸不进来），继而出现发绀、呼吸音减弱、全身抽搐，甚至心跳、呼吸停止而死亡。因此，一旦发现窒息，应迅速有效清除吸入的异物，及时解除呼吸道梗阻。可采用手法取出口腔异物或吸引器吸引，必要时通过喉镜或气管镜、气管切开的方法取出深部异物；给予高浓度吸氧，并做好机械通气的准备。

学而思

肖奶奶，72岁，因反复咳嗽、咳痰伴胸闷、气急10年余，再发半月余，在当地医院静脉输注抗生素12天后转至本院，诊断"慢性阻塞性肺疾病急性加重、呼吸衰竭"。医嘱予激素、平喘、化痰、调整抗生素等治疗。李护士在为肖奶奶做口腔护理时，发现她的两侧颊部有约2cm×3cm、1cm×2cm大小不等的4个溃疡，舌苔白而厚，有活动性义齿（下半套）。肖奶奶主诉张口时明显疼痛，咳嗽频繁，咳痰无力。

请思考：①肖奶奶的口腔出现了什么问题？②导致上述问题的原因是什么？③护士为其实施口腔护理的目的是什么？④护士应为其选择何种口腔护理液？为什么？⑤护士为肖奶奶施行口腔护理时，如何保证其安全、舒适？⑥口腔护理时，为何要按一定的顺序擦洗？⑦口腔护理过程中，肖奶奶突然出现呼吸急促，面色发绀，氧饱和度进行性下降。首先考虑什么问题？导致此问题的原因是什么？如何处理？

 实训指导

临床情境：冯大伯，75岁。10h前出现呕血1次，量约50ml，呈暗红色。医疗诊断：上消化道出血,血吸虫性肝硬化。医嘱予一级护理、禁食、补液等治疗。由于冯大伯目前禁食,责任护士准备每日 3 次为其进行特殊口腔护理。

实训任务:请评估冯大伯病情及口腔卫生状况,并选择正确的口腔护理液为冯大伯实施特殊口腔护理。

1. 实训用物

(1)治疗车上层:治疗盘内备无菌治疗碗(内盛漱口溶液浸湿的无菌棉球、弯止血钳 1 把、镊子 1 把、压舌板 1 个)、水杯(内盛漱口液)、吸水管、棉签、纱布、治疗巾、手电筒,必要时备口腔外用药、开口器等。治疗盘外备手消毒剂、护理记录单。

(2)治疗车下层:黑色和黄色两种拉圾袋。

2. 操作流程与语言沟通

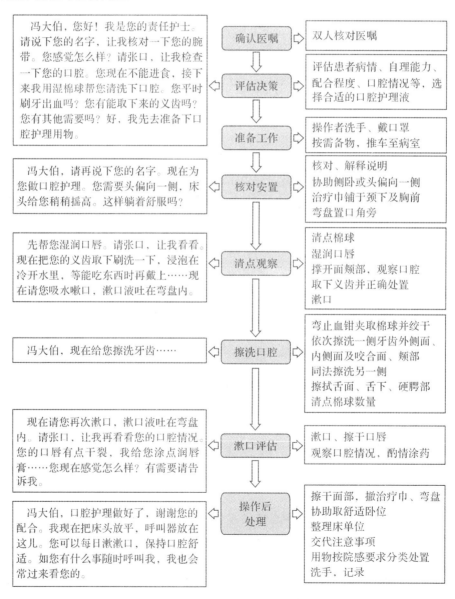

3. 操作评分标准——特殊口腔护理

	自评得分	互评得分

操作项目	操作标准	分值	扣分说明	扣分
礼仪要求 （4分）	工作衣帽鞋穿戴整齐、符合规范；指甲修剪	2	一项不符扣1分	
	仪表整洁，举止大方；礼貌称呼、自我介绍	2	一项不符扣1分	
评估决策 （6分）	根据案例评估患者病情、自理能力、口腔状况等	3	评估未结合案例酌情扣2～3分	
	根据评估结果，制订正确的口腔护理计划（如口腔护理液的选择、体位的安置等）	3	决策与评估结果不符扣2～3分	
准备 （10分）	环境符合要求，规范洗手、戴好口罩	3	一项不符扣1分	
	根据口腔状况准备漱口液、棉球、药物等，用物齐全，符合要求，放置合理	7	物品准备不当、缺项扣2分/项；放置不合理扣1分	
操作过程 （55分）	携用物至床旁，核对患者身份 向患者解释说明	3 3	核对不全扣2分 未解释说明扣3分	
	协助患者侧卧或头偏向一侧 铺巾于颈下、胸前，口角旁放弯盘	2 2	体位安置不当扣2分 未铺巾、放弯盘扣1分/项	
	清点棉球 湿润口唇 观察口腔黏膜等 纱布包裹取下活动性义齿并正确处置	2 2 2 2	一项不符扣2分	
	协助患者漱口（昏迷者禁止漱口）	3	未漱口扣3分	
	擦洗口腔： 用止血钳夹取并绞干棉球 依次擦洗牙齿左外侧面、左上内侧面及左上咬合面、左下内侧面及左下咬合面、左侧颊部 同法擦洗右侧 擦洗舌面、舌下、硬腭 擦洗毕清点棉球数量	3 8 8 3 3	夹取或拧干棉球方法不正确扣2分，使用压舌板方法不正确扣3分，擦拭顺序不正确扣3分，部位遗漏扣1分/个，棉球未清点扣3分	
	擦洗后再次漱口、擦干口唇	3	未漱口扣2分	
	再次观察口腔情况	3	有遗漏扣1分	
	正确处理口腔疾患	3	处理不当扣1～3分	
操作后 处理 （10分）	擦净患者面部	2	未擦拭扣2分	
	撤去治疗巾及弯盘，协助患者取舒适卧位	2	一项不符扣1分	
	整理床单位，交代注意事项	2	酌情扣分	
	正确处理污物	2	酌情扣分	
	洗手、记录	2	一项不符扣1分	

续表

操作项目	操作标准	分值	扣分说明	扣分
综合评价 （15分）	临床思维：具有安全意识，能结合案例评估，并根据评估结果适当改进操作过程，操作中能灵活处理有关情况	4	酌情扣分	
	体现人文关怀：具有同理心，尊重患者感受，适时与患者/家属沟通，及时满足需要	4	酌情扣分	
	健康教育：内容有针对性，语言通俗易懂	3	酌情扣分	
	操作规范※，动作轻巧、稳重、熟练有序；患者口腔清洁，感觉舒适	4	酌情扣分	
标有※为 关键指标	出现下列任一条判定不及格：			
	①使用过期物品、药品			
	②遗漏棉球在患者口腔			
	③昏迷患者漱口			
总分	100		得分	
监考老师（签名）：			监考时间：	

同学们，在口腔护理实操环节，除了掌握意识清楚、配合良好患者的操作方法外，还应重视病情危重、意识障碍患者口腔护理中与他人的配合和病情观察，以达到既保持口腔清洁，又确保患者安全的目的。

<h2 style="text-align:center">学而习</h2>

特殊口腔护理

临床情境：张先生，40岁，二尖瓣置换术后第二天。意识清醒，生命体征平稳，转出ICU入心血管内科病房。医嘱：口腔护理2次/日。

实训任务：请评估张先生病情及口腔卫生状况，并选择正确的口腔护理液为张先生实施特殊口腔护理。

 导入案例评析

案例4-1-1：在临床工作中，每做一项操作，对于护士而言可能很平常，但对患者来说都会有不同程度的紧张和担忧。

在接受操作的瞬间，是患者对自己和护士最关注的时刻，也是护士安抚担忧患者的好时机。因此，护士不仅要熟练完成相关的护理操作，而且在操作前、中、后也要与患者进行及时、有效的沟通，以达到缓解其紧张、焦虑的情绪，更好地配合操作的目的。这也就是在本案例中，为什么陆护士在为孙大伯做口腔护理时会热情地与之握手，还时不时地询问的原因。

但与其他患者不同的是，此时躺在病床上的孙大伯已不再清醒，而是陷入了昏迷状态，陆护士的暖心问候已不可能得到患者的回应。这是呆板吗？不！这恰恰体现了护理工作者"敬佑生命、救死扶伤、甘于奉献、大爱无疆"的职业精神，直观地向我们展现了何谓"人本位"

整体护理的内涵。

现代研究认为,通过与昏迷患者主动沟通可以调节脑损伤患者大脑、边缘系统和脑干网状结构的功能,使受损但可逆的神经细胞功能尽快恢复而达到苏醒的目的。呼唤护理要求把昏迷患者看作有意识、有思想、有感情活动的正常人。不论其清醒与否,无论何时何地进行操作、治疗,都要与其沟通,将呼唤贯穿于操作或治疗的全过程。除此之外,护士还应指导家属、陪护与患者聊天,如向患者诉说家中高兴的事情,在耳边轻轻呼唤患者的名字、称呼或昵称,讲一些鼓励性的语言等,通过亲情呼唤可更有效地去"唤醒"患者。

同学们,护理服务的对象是人,是有着不同生理、心理、社会文化需求的开放性有机整体。面对临床患病个体的多样性及健康问题的复杂性,我们需要结合患者的实际情况主动、科学地思考,这样才能将所掌握的知识、技术灵活地运用于不同的患者,更好地服务患者。

让我们一起为陆护士那样踏实工作、乐于奉献、具有强烈使命感和责任感的好护士点赞!

案例 4-1-2:在生活中,有许多人会持有如案例中沈大妈女儿一样的观点:患者不经口进食,口腔就是干净的。

其实这是一个错误的观念。当人们不从口腔摄取食物时,口腔内的唾液分泌量就会减少,口腔干燥,舌苔增厚,口腔的自我清洁能力就会下降。因此,禁食者比经口摄取食物者更需要科学、规范的口腔护理。

另外,口腔清洁也不仅仅是保持牙齿卫生。老年人由于吞咽反射和咳嗽反射功能下降,容易因误吸引起吸入性肺炎。口腔护理时,刺激牙龈、牙槽引起的兴奋传入中枢神经系统,可使中枢神经所支配的吞咽反射、咳嗽反射功能增强,这对预防呼吸道感染有十分重要的作用。因此,老年人即使牙齿已完全脱落,也应该刷洗牙龈、牙槽。

由此可见,规培护士小王为没有牙齿的禁食老人做口腔护理并非多此一举。

同学们,做好操作前的解释是不是很重要呀?

形成性评价

(1~14 题共用题干)姚大爷,73 岁,15 天前因"脑梗死,吸入性肺炎"收住 ICU。患者处于昏迷状态,予气管插管机械通气、抗感染、护胃、镇静、营养支持等治疗。经综合评估后,责任护士拟 1 次/8h 为姚大爷进行特殊口腔护理。

1. 该患者口腔护理的目的不包括　　　　　　　　　　　　　　　　　(　　)
　A. 保持口腔清洁　　　　　　B. 清除口腔内全部细菌　　　　C. 消除口臭、口垢
　D. 评估口腔变化　　　　　　E. 预防口腔感染

2. 当患者口腔 pH 低时易发生　　　　　　　　　　　　　　　　　　(　　)
　A. 溃疡　　　　　　　　　　B. 铜绿假单胞菌感染　　　　　　C. 病毒感染
　D. 出血　　　　　　　　　　E. 真菌感染

3. 当患者出现口臭时,应选用的漱口液是　　　　　　　　　　　　　(　　)
　A. 0.02%呋喃西林溶液　　　　　　　　B. 0.1%醋酸溶液
　C. 等渗盐水　　　　　　　　　　　　D. 复方硼酸溶液(朵贝尔溶液)
　E. 1%~4%碳酸氢钠溶液

4. 若为该患者选择具有抗菌作用的漱口液,可选用 ( )

A. 生理盐水　　　　　　B. 1%~4%碳酸氢钠溶液　　C. 朵贝尔溶液

D. 2%~3%硼酸溶液　　　E. 0.02%呋喃西林溶液

5. 为该患者进行口腔护理时,不需准备的用物是 ( )

A. 血管钳　　B. 手电筒　　C. 开口器　　D. 棉球　　E. 吸水管

6. 该患者用开口器时,应从 ( )

A. 门齿放入　　　　　　B. 舌下放入　　　　　　C. 尖牙处放入

D. 臼齿处放入　　　　　E. 以上都是

7. 该患者有活动性义齿,取下后应浸泡在以下哪种溶液中 ( )

A. 75%乙醇　　B. 生理盐水　　C. 碘伏　　D. 热开水　　E. 冷开水

8. 为该患者进行口腔护理,正确的操作是 ( )

A. 多蘸漱口水擦洗　　　B. 不必取下活动性义齿　　C. 患者取仰卧位

D. 擦洗后漱口　　　　　E. 用弯血管钳夹紧棉球擦拭

9. 由于该患者应用抗生素时间较长,观察口腔应特别注意 ( )

A. 有无牙结石　　　　　B. 牙龈有无出血　　　　　C. 口唇是否干裂

D. 有无口臭　　　　　　E. 有无真菌感染

10. 为该患者进行口腔护理操作,不正确的是 ( )

A. 评估患者的病情　　　B. 评估患者的口腔卫生状况　　C. 核对相应的医嘱

D. 不必核对患者的身份　　E. 评估周围环境

11. 为该患者进行口腔护理操作可能发生的风险,以下哪项不包括 ( )

A. 窒息　　B. 恶心呕吐　　C. 心悸　　D. 牙龈出血　　E. 口腔黏膜损伤

12. 如果口腔护理时发生窒息,处理不正确的是 ( )

A. 手法取出口腔异物　　B. 尽快把口腔护理操作完成　　C. 吸引器吸引

D. 喉镜下取出喉部异物　　E. 必要时气管镜或气管切开取出深部异物

13. 口腔护理时强调护士用血管钳夹紧棉球的目的是 ( )

A. 防止棉球遗留口腔导致窒息　　　　B. 护士操作方便

C. 避免损伤口腔黏膜　　　　　　　　D. 患者容易接受并配合

E. 便于护士操作时观察患者口腔情况

14. 该患者还佩戴了非活动性义齿,护理中不正确的是 ( )

A. 注意佩戴是否合适　　　　　　B. 观察义齿有无连接过紧

C. 注意义齿有无结石及食物残渣　　D. 注意义齿表面有无破损和裂痕

E. 义齿为私有物品,医务人员不需要观察

15. 曹大伯,62岁,因牙龈肿胀伴出血1周就诊,诊断"急性白血病"。医嘱:口腔护理
2次/日。为该患者进行口腔护理操作应特别注意 ( )

A. 动作轻稳,勿伤黏膜　　　　B. 棉球不可过湿

C. 口腔溃疡面涂甲紫　　　　　D. 擦拭时勿触及咽部

E. 擦洗后漱口

参考答案

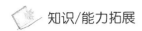 知识/能力拓展

气管插管患者的口腔护理

有创机械通气作为肺通气的重要支持手段,对改善患者氧合和维持呼吸功能具有重要的作用;但随着机械通气技术的广泛应用,呼吸机相关性肺炎(ventilatorassociated pneumonia,VAP)的发生率也随之上升。VAP一旦发生,不但增加治疗难度,延长住院时间,威胁患者的生命安全,还会造成巨大的社会经济负担。

研究发现,口咽部定植菌误吸是VAP发生的重要原因。因此,加强对机械通气患者的口腔护理对预防VAP有重要意义。

但临床在为气管插管机械通气患者实施口腔护理时,由于气管插管、牙垫等限制操作,难以彻底清洁口腔,且操作中还可能发生气管插管脱出、气管插管受损、误吸等风险。因此,为气管插管机械通气患者口腔护理应注意以下事项:

1. 口腔护理频次:每隔6~8h 1次。

2. 口腔护理方法:①对于无禁忌证患者,抬高床头30°~45°,头偏向一侧,以避免气管插管移位。②监测并维持气管插管气囊压力在25~30cmH₂O。③专人固定气管插管:以下颌为支点,用拇指和食指固定气管插管,保持气管插管末端至门齿的距离不变;操作者松开胶带,取出牙垫。④用注射器抽吸生理盐水,边冲洗边吸引,同时嘱咐清醒患者勿吞咽。⑤冲洗毕,按特殊口腔护理顺序擦拭,最后擦拭气管插管表面。⑥检查并确认气管插管在位后重新放置牙垫,固定好气管插管。⑦按需进行口鼻、气道、声门下吸引。

3. 操作中的重点:①双人合作。②操作中动作轻柔,避免触及咽喉。③冲洗时注液速度不宜过快,擦拭时棉球以不滴水为宜。④操作中随时评估患者的意识、生命体征、血氧饱和度、气管插管位置、呼吸机运行状况及患者对机械通气的反应等,注意吸引液的颜色、性质、量,有异常及时采取处理措施。

护理金点子

临床上为张口受限的患者(如口腔术后、颌面部外伤者)实施口腔护理时,常采用口腔冲洗法,即一边用注射器注射漱口液,一边持负压吸引管进行吸引。但该方法冲洗时可能出现液体喷溅的现象,增加了护士职业暴露的风险。

那如何规避上述风险,确保护士的职业安全?请同学们课外以小组为单位(自由组合,每组6~7人)展开讨论,并提出你的"金点子"。

(丁美华　郑云慧　王艳萍)

任务二　床上洗头

由于患病、身体衰弱等原因,卧床患者无法自行完成日常的头发清洁时,护士应协助其

进行头发护理。科学的洗发频率、正确的洗发方法,不仅可以促进患者的舒适,减少皮肤感染的机会,同时还维护了患者的自尊,有助于增强其自信,以积极心态去面对疾病。

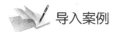 学习目标

1.知识与技能目标:能根据患者的头发卫生状况、病情、个人需求等安排床上洗头频次,并正确选择洗发液和洗发设备;能遵循操作规程为患者正确实施床上洗头操作;操作中能正确运用节力原则;能采用有效方法帮助家属掌握床上洗发的知识和技能。

2.情感态度与价值观目标:通过案例讨论,增强对患者就医细节的关注度,提升岗位责任感;从角色体验中感受暖心护理带给患者的良好就医体验,培养同理心;从护理操作带给患者形象、情绪、自信心的改善中,体验护士工作的价值。

导入案例

案例 4-2-1　美好心情从"头"开始

小美是一位女大学生,因车祸致脾破裂、右胫腓骨骨折入院,急诊全麻下成功实施了脾修补术、右下肢石膏固定术。由于术后卧床,小美由妈妈陪护。

术后第三天早上,责任护士卜老师带着实习生艳艳为小美做晨间护理时,发现小美因医院限制探视(注:新型冠状病毒疫情防控需要)显得情绪有些低落。

卜老师耐心地与小美沟通:"小美,感觉怎么样?恢复得不错!今天天气好,下午我和艳艳给你洗个头,再给你梳个漂亮的发型,然后你和寝室同学来个视频聊天。怎么样?"

一听护士要帮助自己洗头,小美瞬间来了精神,脸上露出了久违的笑容:"谢谢护士姐姐!我正在为油腻的长头发烦恼呢。没想到躺在病床上还能洗头呀。"

卜老师会心一笑:"生病卧床当然能洗头啦。美好心情从'头'开始嘛!"

案例 4-2-2　37℃的温暖

吴爷爷,82 岁,因新型冠状病毒抗原检测阳性、脉搏血氧饱和度低于 93% 入院。入院时主诉发热、咽痛、乏力、咳嗽、咳黄痰。入院后予抗病毒、退热等治疗。

住院第一天,吴爷爷最高体温达 40.2℃。经过治疗,入院第三天,吴爷爷的体温恢复至正常水平。第四天早晨,护理组长张燕带着实习护士小严来给吴爷爷做晨间护理。

张燕一边整理床单,一边问候:"吴爷爷,您好啊!今天看上去精神好多了。您的两个儿子轮流陪护您,您真是好福气呀!"

"两个儿子确实都很孝顺,可儿子就是没有女儿心细呀。你看我这头发,虽然剩下不多了,可前几天出汗多,头发臭了,儿子就不会想到给我洗个头。"吴爷爷道。

听到这,一旁的吴爷爷大儿子赶忙接过父亲的话:"爸,洗头我是想到了的。我看到视频里说,患新型冠状病毒不能洗头,所以就没给您洗。"

听了父子俩的对话,张燕老师顺便就"新型冠状病毒感染患者能不能洗头"这一问题给他俩做了个宣教,接着又补充道:"洗头后及时吹干头发是不会影响患者康复的。"

"就是啊,臭头发不洗才不好呢。"

"嗯嗯,吴爷爷说得对。您是头发少智慧多,一个聪明的爷爷。您放心,我们本来就打算今天下午给您洗头的。等您液体输完了,我们就过来。您头发不多,洗头后吹风机一吹,很快就干了。"

下午3点,输液结束。张护士带着实习生小严准时来到吴爷爷的病床边,并且很快为他洗好了头。吴爷爷激动地连连说道:"舒服,舒服。谢谢,太谢谢你们啦!"

同学们,以上两则都是关于护士为患者洗头的故事。请大家闭上眼睛想象以下场景:当人卧床不起,头发油腻腻,自己又不能洗头时,会是一种怎样的心情?作为未来的护士,你们是否愿意主动帮助患者解决从头到脚的卫生问题呢?

 主要知识点

1. 头发护理的目的

(1)除去污秽和脱落的头屑,使患者清洁、舒适,减少感染机会。

(2)按摩头皮,促进头部血液循环,促进头发生长代谢。

(3)维护患者自尊,增加患者自信,建立良好护患关系。

(4)对感染虱、蚋的患者,采取措施消灭虱、蚋,预防患者间传染和疾病传播。

2. 头发护理的方法

方法	注意事项
床上梳发	①梳发时,尽量使用圆钝齿的梳子,以防损伤头皮。发质较粗或卷发者,选用齿间较宽的梳子 ②为长发患者梳发时,应从发梢梳至发根。遇打结的头发,先用30%乙醇湿润,再慢慢梳理,避免过度牵拉。为长发者扎发辫时,不宜过紧,每天至少将发辫松开一次 ③头发梳理过程中,可用指腹按摩头皮,促进头皮血液循环
床上洗发	①洗发频率:以头发不油腻、不干燥为度,并以确保患者安全及不影响治疗为原则。一般长期卧床患者,每周洗发一次。对于出汗较多、皮脂分泌旺盛或头发上沾有污渍的患者,可酌情增加洗头次数。病情危重及极度衰弱者不宜洗发 ②洗发设备的选择:可根据医院条件选择马蹄形垫、扣杯法或洗头车等设备为患者进行床上洗发 ③洗发时注意调节水温和室温。水温以患者感觉舒适为宜,一般38~40℃ ④洗发过程中注意保持患者体位的舒适,保护好伤口及各种管路,并防止水流入耳和眼。洗发过程中随时观察患者病情变化,若面色、呼吸、脉搏有异常,立即停止操作 ⑤洗发时间不宜过久,避免引起患者头部充血或疲劳不适。洗发后及时擦干或吹干头发,防止患者着凉 ⑥整个洗发操作过程中,护士应正确运用人体力学原理,保持良好姿势,防止疲劳
灭头虱、蚋	①常用药液:30%含酸百部酊剂(30g 百部＋50%乙醇 100ml＋乙酸 1ml,浸泡48h)或30%含酸百部煎剂(30g 百部＋水 500ml,煮 30min,浓缩至 100ml,再加乙酸 1ml) ②操作者穿防护衣,做好个人防护。操作中反复揉搓头发10min,并防止药液溅入患者眼睛、面部;揉搓后戴帽子,包裹头发24h ③用药过程中注意观察患者局部及全身反应

学而思

凌奶奶,77岁,一周前因跌倒致股骨颈骨折入院。王护士在晨间护理时发现凌奶奶头发油腻、头屑多、有异味,决定为她行床上洗发。凌奶奶不同意洗发,原因是不想给护士添麻烦,后经耐心解释,凌奶奶终于同意了。

请思考:①当凌奶奶拒绝洗发的时候,护士该如何解释? ②给凌奶奶洗发前应做好哪些方面的评估? ③根据凌奶奶的情况,采取何种洗发设备比较合适? ④护士为凌奶奶洗发时,如何保证其安全、舒适?

 实训指导

临床情境:魏阿姨,56岁,因突发胸部闷痛1天,加重伴出汗6h,诊断"急性下壁心肌梗死",在导管室行PCI(经皮冠状动脉介入治疗)后转入心内科病房。入院第四天,魏阿姨病情稳定,她告诉责任护士想洗头。

实训任务:请评估魏阿姨病情及头发卫生状况,并选择合适的洗发设备为魏阿姨实施床上洗发操作。

1. 实训用物

(1)治疗车上层:一次性中单、浴巾、毛巾、眼罩、棉球(以不吸水棉球为宜)、洗发液、梳子、橡胶马蹄形垫、水壶(内盛热水,水温略高于体温,以不超过40℃为宜)、电吹风、手消毒剂。

(2)治疗车下层:黑色和黄色两种垃圾袋、污水桶。

2. 操作流程与语言沟通

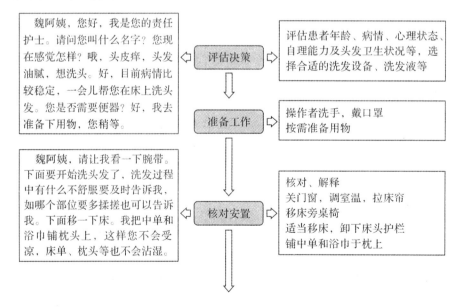

魏阿姨,您好,我是您的责任护士。请问您叫什么名字?您现在感觉怎样?哦,头皮痒、头发油腻,想洗头。好,目前病情比较稳定,一会儿帮您在床上洗头发。您是否需要便器?好,我去准备下用物,您稍等。

评估决策 → 评估患者年龄、病情、心理状态、自理能力及头发卫生状况等,选择合适的洗发设备、洗发液等

准备工作 → 操作者洗手,戴口罩 按需准备用物

魏阿姨,请让我看一下腕带。下面要开始洗头发了,洗发过程中有什么不舒服要及时告诉我,如哪个部位要多揉搓也可以告诉我。下面移一下床。我把中单和浴巾铺枕头上,这样您不会受凉,床单、枕头等也不会沾湿。

核对安置 → 核对、解释 关门窗,调室温,拉床帘 移床旁桌椅 适当移床,卸下床头护栏 铺中单和浴巾于枕上

魏阿姨，您就仰躺着，请往床的一边挪过来一些，再往床尾方向下去点。我们把衣领往内折，毛巾围起来，枕头垫您肩下。这个体位舒适吗？	调整体位	取仰卧位，松衣领并内折毛巾围颈部、固定、枕置肩下头部及后颈置于马蹄形垫内
现在用棉球把您两个耳朵塞起来，眼罩把两眼盖好，这样洗头的时候水不会流到眼睛和耳朵里。	保护眼耳	棉球塞双耳眼罩遮盖双眼
魏阿姨，我先把您的头发松开用温水冲一冲。这个水温合适吗？好的。我们抹上洗发露，好好把头发揉一揉搓一搓，再给您做个头皮按摩。您现在感觉怎样了？现在用温水冲洗干净。	洗发	松头发试水温、湿发洗发液均匀涂抹于头发由发际至脑后反复揉搓用指腹轻轻按摩头皮温水冲净
魏阿姨，我们把头发擦干，眼罩和耳朵内的棉球取下来。现在用毛巾把头发包好，把脸擦干。	擦干头发	解下颈部毛巾、擦干头发取下眼罩、耳内棉球干毛巾包裹头发擦干面部
魏阿姨，头发洗好了。您配合得很好。我们调整下体位，这样舒服吗？下面用电吹风吹干。好了，现在感觉舒服多了吧。我给您梳成原来的发型好吗？您现在看着真精神，帮您把被子整理下。您还有什么需要吗？我将呼叫器放在这儿，有事随时呼叫我们。我也会常过来看您的。	操作后处理	撤去洗发用物将枕移向床头，取舒适体位用电吹风吹发并梳理成型整理床单位，拉起床档床、床旁桌椅归位拉开床帘，开窗通风交代相关事项用物按院感要求分类处置洗手、记录

3. 操作评分标准——床上洗发(马蹄形垫)

自评得分	互评得分

操作项目	操作标准	分值	扣分说明	扣分
礼仪要求(4分)	工作衣帽鞋穿戴整齐,符合规范;指甲修剪	2	一项不符扣1分	
	仪表整洁,举止大方;礼貌称呼,自我介绍	2	一项不符扣1分	
评估决策(6分)	结合案例评估患者年龄、病情※、心理状态、自理能力及头发卫生状况等	3	评估未结合案例酌情扣2～3分	
	根据评估结果,制订正确的洗头计划(如洗发频次、设备、洗发液的选择等)	3	决策与评估结果不符扣2～3分	
准备(10分)	环境符合要求,规范洗手,戴好口罩	3	一项不符扣1分	
	根据患者情况及医院条件准备用物,做到用物齐全,放置合理	7	物品准备不当、缺项扣2分/项;放置不合理扣1分	

续表

操作项目	操作标准	分值	扣分说明	扣分
操作过程 （50分）	携用物至床旁，核对患者身份，向患者解释说明	6	核对不全扣3分，余酌情扣分	
	调节室温，酌情关窗，遮挡患者	3	一项不符扣1分	
	移床旁桌椅，适当移床，卸下床头活动性床档，铺一次性中单和浴巾于枕上	4	不符扣1分	
	协助患者取仰卧位，松衣领内折，毛巾围颈部固定，枕置肩下	4	一项不符扣1分	
	头部及后颈置于马蹄形垫内	2	方法不正确扣2分	
	用棉球塞好双耳，用眼罩遮盖双眼※	4	一项不符扣2分	
	洗发： 松开头发 试水温※，湿发 将洗发液均匀涂抹于头发 由发际至脑后反复揉搓，用指腹轻轻按摩头皮 用温水冲净	2 5 2 8 4	松开不充分扣1分 水温不适宜扣3分，头发浸湿不充分扣1分 揉搓不到位扣2分，按摩方法不正确扣2分 冲洗不干净扣3分	
	擦干头发： 解下颈部毛巾，擦去头发水分 取下眼罩，取下耳内棉球 用干毛巾包裹头发，擦干面部	2 2 2	一项不符扣1分 擦干不及时扣2分	
操作后处理 （15分）	撤去洗发用物	2	遗漏一项扣1分	
	将枕移向床头，协助患者取舒适体位	2	一项不符扣1分	
	用电吹风吹干头发并梳理成型	2	头发未干扣1分	
	整理床单位，拉起床档，将床、床旁桌、椅归位，拉开床帘，开窗通风	4	酌情扣分	
	整理用物，污物处理正确	3	酌情扣分	
	洗手、记录	2	一项不符扣1分	
综合评价 （15分）	临床思维：具有安全意识，能结合案例评估，并根据评估结果适当改进操作过程，操作中能灵活处理有关情况	4	酌情扣分	
	体现人文关怀：具有同理心，尊重患者感受，适时与患者/家属沟通，及时满足需要	4	酌情扣分	
	健康教育：内容有针对性，语言通俗易懂	3	酌情扣分	
	操作规范※，遵循节力原则；动作轻巧、稳重、熟练有序，时间适宜；患者头发清洁，感觉舒适	4	酌情扣分	

续表

操作项目	操作标准	分值	扣分说明	扣分
标有※为关键指标	出现下列任一条判定不及格：			
	①评估不到位,在病情尚不允许的情形下为患者洗发并出现严重不良反应			
	②水温过高致患者头皮烫伤			
	③洗发液原液误入患者眼睛致眼部刺激症状			
	④操作程序混乱			
总分	100		得分	
监考老师(签名)：			监考时间：	

同学们,床上洗发设备可根据医院实际情况选择。如果没有马蹄形垫、洗头车,可以考虑用脸盆+搪瓷杯制作简易洗头盆,同样可以进行床上洗发操作。

学而习

临床情境:陆大伯,56岁,因脑出血导致左侧肢体偏瘫。目前病情稳定,意识清楚,生命体征平稳,头发油腻并有异味。

实训任务:请评估陆大伯病情及头发卫生状况,并选择合适的洗发设备为陆大伯实施床上洗发操作。

 导入案例评析

晨间护理是责任护士一天工作的开始。该项护理并非简单的铺床、叠被,而是护士为患者提供舒适病房环境的开始,是发现患者病情变化、解决其健康问题的重要时刻,也是护士为患者/家属开展精准宣教的绝佳时机。

在案例4-2-1中,责任护士卜老师在晨间护理过程中,及时捕捉到女大学生小美情绪不佳的原因是爱与归属的需求得不到满足。于是通过几句贴己的话,有效缓解了小美焦虑的情绪;以一项简单的操作(床上洗发),精准地满足了花季少女对自我形象的维护和对美的需求,进而也满足了其爱与归属的需求。

在案例4-2-2中,护理组长张燕在为吴爷爷晨间护理的过程中,通过沟通了解到患者的大儿子由于偏信网络传言,对新型冠状病毒感染相关照护知识存在认识误区;因未能及时满足老人对头部清洁的需求,老人对儿子们的照护略有些不满意。张燕护士在了解这些情况后,一方面就"新型冠状病毒感染患者能不能洗头"这一问题给父子俩做宣教的同时,以一句"吴爷爷头发少智慧多",幽默地化解了吴爷爷与儿子间的思想摩擦;另一方面,张燕护士主动为吴爷爷进行床上洗发,既满足了患者头部清洁卫生的需求,又温暖了患者心灵。

以上两则案例中,两位护士同时又是带教老师。相信老师们的一言一行,定会带给她们的学生榜样的引领和激励作用。希望同学们在未来的护理工作中,都能从心出发,用生命的温度,让每一位患者感受到来自护士们的爱与温暖。

同学们,你们准备好了吗?

形成性评价

(1~2题共用题干)张女士,37岁,因双下肢骨折入院。

1.护士在为张女士梳发时,发现头发纠结成团。可帮助顺利梳发的合适溶液是 (   )

A.温开水   B.生理盐水   C.30％乙醇   D.75％乙醇   E.油剂

2.护士在为该患者洗发时,方法不当的是   (   )

A.洗发时水温调至32~34℃   B.随时观察面色、脉搏的变化   C.洗发时间不宜过长

D.洗后立即擦干,以防着凉   E.护士操作时注意节力

3.黄先生,26岁,因右股骨骨折行骨牵引。护士为其进行床上洗发过程中,患者突然出现心慌、气短、面色苍白、出冷汗,护士应立即   (   )

A.请患者深呼吸   B.鼓励患者再坚持片刻

C.加快操作速度尽快完成洗发   D.立即停止洗发,让患者平卧

E.边洗发边通知医生

(4~5题共用题干)张奶奶,80岁,因肺炎感染入院。入院时护士发现其感染头虱。

4.为张奶奶配制的灭头虱液成分、剂量正确的是   (   )

A.百部10g＋30％乙醇40ml＋纯乙酸1ml

B.百部20g＋40％乙醇50ml＋纯乙酸1ml

C.百部30g＋50％乙醇100ml＋纯乙酸1ml

D.百部40g＋75％乙醇120ml＋纯乙酸1ml

E.百部50g＋95％乙醇60ml＋纯乙酸1ml

5.关于灭头虱操作方法不当的是   (   )

A.备好30％含酸百部酊剂   B.用纱布蘸药液,按顺序擦遍头发

C.反复揉搓头发10min   D.戴帽子包住头发,24h后用篦子篦去死虱

E.梳子和篦子用刷子刷洗干净后消毒

 知识/能力拓展

参考答案

如何为婴儿洗发?

头发护理是个体日常卫生护理的重要内容之一。婴儿期的宝宝由于自主神经还未完全发育成熟,加之生长速度快、机体代谢率高的特点,临床经常可见宝宝们的头发被汗湿的现象。因此,给宝宝洗发是一项很常见的护理操作。但由于宝宝的头皮十分娇嫩,加之不配合,因此给宝宝洗发也非易事。以下给大家介绍婴儿洗发的注意事项:

1.洗发频次和时机:夏季每天洗一次,其他季节一般2~3次/周。不可在宝宝餐后洗发,以免引起呕吐。也不要在宝宝玩得正高兴或疲倦的时候洗发,以免宝宝烦躁、哭闹,不愿意配合。

2.洗发液的选择:由于宝宝出汗多,毛发多呈酸性,建议选择温和型、弱碱性的洗发液。另外,用洗发液洗发不超过3次/周,其余时间用清水清洗即可。

3.操作方法及注意事项

(1)试水温：一般宝宝洗发的水温控制在 37～40℃。由于婴儿的头部皮肤很敏感,洗前一定要试水温或用温度计测量,以免水温低引起感冒或水温太高烫伤头皮。天冷时,需对周围环境采取保温措施。

(2)保持正确姿势：操作者坐凳上,将宝宝臀部放操作者的双腿上,背部靠手臂上,操作者手掌托住宝宝的头颈部。

(3)洗发方法：操作者用托小脑袋手的大拇指和中指轻轻折叠耳垂以遮掩耳道,另一只手将毛巾浸入温水,从上而下润湿头发;接着将洗发液均匀涂抹在宝宝的头发上,用手指指腹轻轻按摩头部,注意耳后区域的清洁;最后用清水洗净,用柔软的干毛巾轻轻擦干头发。

(4)操作注意事项：①洗发时,让宝宝和操作者面对面,以便于观察和安抚。操作中注意和宝宝交流,以增加宝宝的安全感。②防止洗发液进入宝宝的眼睛和耳道。③操作动作轻柔,不能用指甲接触宝宝头皮,也不可过度用力洗发以免头发纠结。④若宝宝头皮上有头垢,可在洗发前用宝宝护肤油轻轻涂抹于头垢处,待头垢软化后再清洗。⑤洗发后不可用电吹风,以免温度过高烫伤宝宝头皮及吹风机发出的噪音影响宝宝听力。

护理金点子

在日常生活中,一般人们都是自行完成头发的清洁。但当个体患病、无法自行完成日常的头发清洁时,护士应帮助患者进行头发护理。

本次课后请同学们两人一组(自由组合,分别扮演护士和患者),分别体验仰卧位和坐位洗发,并比较两种方法的舒适度。接着,再以小组为单位(自由组合,每组 6～7 人),就"如何提高卧床患者床上洗发的舒适度"展开讨论,并提出"金点子"。

（刘学英　郑云慧　王艳萍）

任务三　皮肤的清洁护理

完整的皮肤具有保护机体、调节体温、吸收、分泌、排泄及感觉等功能,是人体抵御外界有害物质入侵的第一道屏障。由于皮肤的新陈代谢迅速,代谢产物(如汗液、皮脂、表皮碎屑等)与外界尘埃和细菌结合成污垢,黏附于皮肤表面,如不及时清洗,可降低皮肤抵抗力,破坏其屏障作用,成为病原微生物入侵的门户,以致各种感染的发生。因此,皮肤的清洁护理有助于维持患者皮肤的完整性,促进舒适,预防皮肤感染等并发症的发生,同时还可维护患者的自尊,促进康复。

学习目标

1. 知识与技能目标：能正确进行皮肤状况的评估,并依据患者的皮肤卫生状况、病情、个人需求等正确选择合适的洗浴用品和清洁方法;能遵循操作规程为患者正确实施床上擦浴;操作中能正确运用节力原则;能采取有效方法指导患者/家属掌握有关皮肤护理的知识和技能。

2.情感态度与价值观目标:从优秀护士的故事中体会护者仁心;从案例讨论中增强伦理和法律意识;从护理操作带给患者形象、情绪、自信心的改善中,体验护士工作的价值;通过小组学习,培养团队合作精神和创新意识。

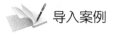 **导入案例**

案例 4-3-1　爱在左,同情在右

2022 年的第一天,血液科病房收治了一位 65 岁的白血病患者,名叫王老虎。

老王经济拮据,一生未娶妻生子。住院期间只有一个外甥时常过来探视。经过一段时间的化疗,老王出现了骨髓抑制反应,并且发生了肺部感染,体温升至 39℃。当晚年轻护士小萌值班,她遵医嘱为老王进行了降温、静脉输注抗生素等处理。一身大汗后,老王的体温降了下来。

"爷爷,您没有家里人陪吗?"

"家里忙,外甥没有空!"

"爷爷,哪块毛巾是您平时用来擦澡的? 我来帮您擦一擦。"在征得老王同意后,小萌拿起毛巾去水房接了热水,将老王的换洗衣服放进被窝暖和,接着又非常麻利地完成了床上擦浴,为老王换上了干净衣服。

老王虽然身体很虚弱,但还是连续说了好几个"谢谢",眼中满含着感动的泪花。

次日,老王精神好了很多,逢人便夸小萌。说小萌护士工作那么忙,还帮自己擦身、换衣服,亲生女儿都可能没那么好啊,他一边夸一边竖起了大拇指。

同学们,这是一个发生在我们身边的真实故事。如果你是当时的值班护士,会像小萌一样主动帮助患者进行床上擦浴吗?

案例 4-3-2　王阿姨的顾虑

这事发生在 10 年前。

王阿姨是一位卧床患者。晓峰是位勤勉热情、阳光帅气的实习男护士。王阿姨很信任这个大男孩儿,她日常的输液、打针会主动让晓峰来操作。

一日,晚班张护士带着晓峰去为王阿姨床上擦浴。很奇怪,这次王阿姨看到晓峰后,态度 180°大转变,并提出请晓峰出去(离开病房)。晓峰很纳闷,也很委屈。

张护士先请晓峰离开病房,然后温柔地问道:"王阿姨,是咱们晓峰做错什么事情了吗?"

王阿姨赶忙摇头:"不是的,不是的!"

张护士继续问:"那是为什么,小伙子有点伤心了呢!"

王阿姨不好意思地说:"虽然是老太太,但是一个大男孩儿在旁边看着擦浴,我肯定不乐意的。"

"哦哦,原来是这样! 对不起,王阿姨,这事是我考虑不周全。"

王阿姨此刻也意识到自己刚才对待晓峰的态度有点凶,连忙道:"张护士呀,阿姨拜托你了。一会儿你一定要和晓峰说清楚,他平时操作很好的,这次是阿姨不好意思呢。"

同学们对本案例中王阿姨的顾虑是否能理解?读完这则案例,大家有何感想?

 主要知识点

1. 皮肤清洁卫生指导

(1)洗浴频率:根据体力活动强度、是否出汗、个人习惯以及季节、环境温度调整洗浴频率。一般青壮年体力活动强度大、皮脂分泌旺盛,可适当增加洗浴频率。老年人代谢活动低下、皮肤干燥,洗浴不宜过频。皮肤干燥者,酌情减少洗浴次数。

(2)洗浴方式:取决于个体的年龄、活动能力、健康状况及习惯等。1岁以下婴幼儿宜采用盆浴,独自站立行走后可采用流动水淋浴。以放松或治疗为目的可先行淋浴再盆浴。妊娠7个月以上的孕妇、月经期、产褥期(产后6~8周)妇女禁用盆浴。若患者活动受限,可由他人协助床上擦浴。

(3)洗浴用品:根据个体皮肤状况、喜好及洗浴用品的性质选择。浴液适合中、干性皮肤,浴皂适合偏油性皮肤。在考虑患者喜好时,对于不宜使用的洗浴用品需向患者讲明原因,劝导其避免使用,同时取得患者的理解。

(4)洗浴时间:一般10min左右。空腹、饱食、酒后以及长时间体力或脑力活动后不宜马上洗浴,因为以上情形可造成脑供血不足,出现晕厥等意外。

(5)洗浴应遵循的原则:①保护隐私:提供私密空间。床上擦浴时,拉上床帘。擦洗时只暴露正在擦洗的部位,适时遮盖身体其他部位。②保证安全:防触电、防滑倒、防晕厥。③注意保暖:关闭门窗,调节室温,避免空气对流。洗浴中随时调节水温,床上擦浴时尽量减少患者身体的暴露。④提高患者自理能力:鼓励患者尽可能参与洗浴过程,根据需要给予协助。⑤预测患者需求:事先将换洗衣服和卫生用品置于患者床边或浴室内。

2. 床上擦浴的注意事项

床上擦浴用于病情危重、长期卧床、制动或活动受限(如使用石膏、牵引)、身体衰弱等无法自行洗浴的患者。除了遵循上述洗浴要求,床上擦浴还应注意以下事项:

(1)擦浴过程中遵循节力原则。

(2)擦洗动作轻柔,按摩力量适中,减少翻身及暴露次数,尽可能在15~30min内完成擦浴。

(3)注意擦洗顺序和穿脱衣方法。擦洗眼部时由内眦向外眦擦拭,防止眼部分泌物进入鼻泪管。为肢体有外伤或活动障碍的患者脱衣时,先脱健肢,后脱患肢;穿衣时,先穿患肢,后穿健肢。

(4)擦浴过程中,注意保护伤口和引流管,避免伤口污染及引流管滑脱、折叠、引流液倒流。

(5)擦浴过程中,随时观察患者病情变化,如果出现面色苍白、寒战、脉搏细速等情况,立即停止擦浴,并给予相应的处置。

学而思

张阿姨,67岁,因车祸致颈椎骨折行颅骨牵引已5天,生命体征平稳,左上肢有一5cm×4cm伤口尚未愈合。由于长期卧床,责任护士小李准备为张阿姨行床上擦浴。

请思考:①为张阿姨床上擦浴时,室温、水温调节至多少摄氏度合适?②床上擦浴对毛巾、脸盆有何要求?③为避免张阿姨颈椎二次损伤,擦浴时该如何调整体位?④为张阿姨穿脱衣服应注意什么?⑤擦浴过程中,张阿姨的静脉输液管不小心滑脱了,静脉血流了出来,站在一旁的张阿姨老伴发现后心急如焚,突然吼了起来。面对情绪激动的家属,护士该如何应对?

 实训指导

临床情境:王阿姨,70岁,因左侧肢体肌力减退3天,以"脑梗死"收治入院。查体:意识清楚,生命体征平稳,左上肢、左下肢肌力均为2级。因连续3天未洗澡,患者主诉皮肤瘙痒不适。

实训任务:请评估王阿姨病情及皮肤完整性和清洁度,并选择合适的洗浴用品为王阿姨床上擦浴。

1. 实训用物

(1)治疗车上层:毛巾2条、浴巾2条、浴毯、浴皂、按摩油、护肤用品、梳子、指甲钳。脸盆2个、清洁衣裤和被服、手消毒剂。

(2)治疗车下层:水桶2个(一个盛热水、一个盛污水)、便盆及便盆巾、黑色和黄色两种垃圾袋。

2. 操作流程与语言沟通

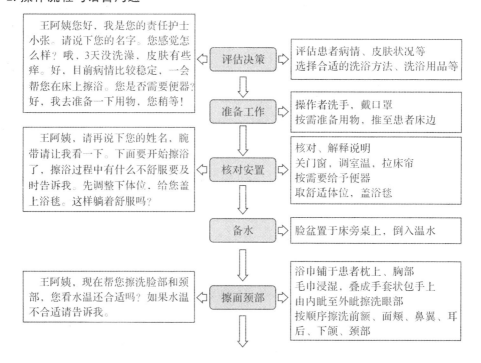

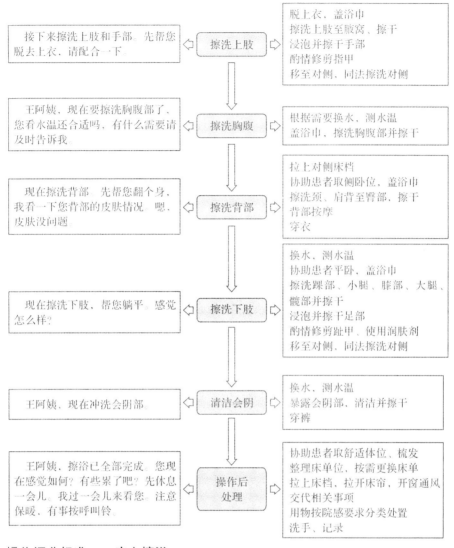

3. 操作评分标准——床上擦浴

	自评得分	互评得分

操作项目	操作标准	分值	扣分说明	扣分
礼仪要求 （4分）	工作衣帽穿戴整齐,符合规范;指甲修剪	3	一项不符扣1分	
	仪表整洁,举止大方;礼貌称呼,自我介绍	3	一项不符扣1分	
评估决策 （6分）	结合案例评估患者病情、皮肤状况(完整性、颜色、温度、感觉、清洁度)等	3	评估未结合案例酌情扣2~3分	
	根据评估结果,制订正确的皮肤护理计划(如洗浴方法、频次、洗浴用品等)	3	决策与评估结果不符扣2~3分	

续表

操作项目	操作标准	分值	扣分说明	扣分
准备 (10分)	关闭病室门窗,调节室温24℃以上	2	一项不符扣1分	
	规范洗手,戴好口罩	2	一项不符扣1分	
	备齐用物,符合要求,放置合理	6	物品准备不当、缺项扣2分; 放置不合理扣1分	
操作过程 (54分)	携用物至床旁,核对患者信息 向患者解释说明 拉床帘 按需要给予便器	3 1 1 1	核对不全扣2分,余酌情扣分	
	取舒适卧位,松盖被,用浴毯遮盖	2	一项不符扣1分	
	置盆备水,水量、水温适宜	2	一项不符扣1分	
	面颈部擦拭:依次擦洗眼部(内眦到外眦)、前额、面颊、鼻翼、人中、耳后、下颌至颈部,注意洗净皮肤皱褶处	3	缺项扣1分	
	擦洗上肢和手: 脱衣,遮盖 由远心端向近心端擦洗,先近侧再对侧 双手热水浸泡、洗净、擦干	2 3 2	脱衣顺序不正确扣1分 擦洗方法不正确扣2分 酌情扣分	
	擦洗胸腹部: 遮盖,根据需要换水,调水温 依次擦洗胸部、腹部	2 4	未换水扣2分 未擦净皮肤皱褶处扣2分	
	擦洗背部: 拉起对侧床档 协助患者翻身侧卧,遮盖 依次擦洗颈、肩背及臀部,擦干 背部按摩 穿清洁上衣,浴毯盖于胸腹部	1 3 3 3 2	翻身方法不正确扣2分 擦洗方法不正确扣2分 按摩手法不正确扣2分 穿衣顺序不正确扣1分	
	擦洗下肢、足部、会阴部: 协助患者平卧 脱裤,遮盖 依次擦洗踝部、小腿、膝部、大腿、髋部,擦干 双足用热水浸泡洗净、擦干 换盆、换水、换毛巾 清洁会阴部或行会阴冲洗 穿裤	1 2 3 3 2 2 2	脱裤顺序不正确扣1分 擦洗方法不正确扣2分 未换水扣1分 穿裤顺序不正确扣1分	
	协助患者取舒适体位	1	缺项扣1分	

续表

操作项目	操作标准	分值	扣分说明	扣分
操作后处理 （11分）	协助患者梳发 整理床单位，按需更换床单，拉上床档 拉开床帘，开窗通风 交代相关事项 正确处理污物 洗手、记录	1 3 1 2 2 2	酌情扣分	
综合评价 （15分）	临床思维：具有安全意识，能结合案例评估，并根据评估结果适当改进操作过程，操作中能灵活处理有关情况	4	酌情扣分	
	体现人文关怀：具有同理心，尊重患者感受，适时与患者/家属沟通，及时满足需要	1	酌情扣分	
	健康教育：内容有针对性，语言通俗易懂	3	酌情扣分	
	操作规范※，动作轻巧、稳重、准确、熟练有序，时间适宜，患者皮肤清洁，无皮肤受损	4	酌情扣分	
标有※为 关键指标	出现下列任一条判定不及格：			
	①无安全意识，造成患者坠床			
	②多次暴露患者，造成患者感冒			
	③操作程序混乱			
总分	100	得分		
监考老师(签名)：		监考时间：		

同学们，在给患者床上擦浴的过程中，请注意患者隐私的保护。擦作过程中减少暴露，并随时注意患者病情的变化，一旦发现异常情况应立即停止擦浴并作出相应处置。

<h1 style="text-align:center">学而习</h1>

临床情境：周老伯，87岁，诊断"重症肌无力"。住院8天，衣服因出汗有些潮湿，自觉皮肤瘙痒不适。

实训任务：请评估周老伯病情及皮肤状况，并选择合适的洗浴用品为周老伯床上擦浴。

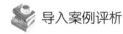 **导入案例评析**

案例 4-3-1：擦浴对于大多数人来说，是一件很简单的事，但对于一个身患白血病接受化疗药物，并且出现了并发症的老人来说，可不是一件容易的事。

在本案例中，面对这样一位没有家人陪伴、身上汗湿、身体虚弱的老者，小萌护士没有嫌弃，而是急患者之所急，想患者之所想，主动为老人擦浴、换衣。事情虽小，但温暖人心，让人感动。

众所周知，护士工作很平凡，但就是在这平凡中，很多像小萌一样的优秀护士用实际行动在帮助患者减轻身心痛苦,用人性的关爱和生命的温暖让患者重拾战胜病痛的信心。

"爱在左,同情在右,走在生命路的两旁,随时撒种,随时开花,将这一径长途,点缀得花香弥漫。"这不就是护士工作的真实写照吗?

案例 4-3-2:《中华人民共和国民法典》第一千零三十二条规定,自然人享有隐私权。

临床上为患者进行床上擦浴时,难免会暴露或接触到患者的隐私部位。因此,在实施此项操作前,应先拉上围帘,并征得患者同意后方可实施,即使是女护士为女患者擦浴也应如此。

在本案例中,张护士和晓峰都对患者隐私权的保护存在认识不足的问题,同时张护士还忽略了晓峰是个男孩儿,未能很好地站在患者角度思考问题,以致出现了晓峰委屈、王阿姨尴尬的情形。

随着时代的进步与发展,近年来很多男性也加入到了护士队伍。一些需要暴露男性患者隐私部位的操作,可由男护士去完成;暴露女性患者隐私部位的操作,可由女护士去完成,这样也可以避免很多不必要的尴尬。

形成性评价

(1~6 题共用题干)李爷爷,右上肢肱骨骨折术后第七天,护士为其床上擦浴。

1. 为该患者床上擦浴的目的除外哪一项　　　　　　　　　　　　　　　　(　　)

A. 增强皮肤排泄功能　　　　B. 预防过敏性皮炎　　　　C. 促进身心舒适

D. 观察病情　　　　　　　　E. 促进血液循环

2. 为该患者床上擦浴的适宜室温是　　　　　　　　　　　　　　　　　(　　)

A. 18℃以下　　　　　　　　B. 18℃以上　　　　　　　C. 20℃以下

D. 20℃以上　　　　　　　　E. 24℃以上

3. 为该患者床上擦浴方法不正确的是　　　　　　　　　　　　　　　　(　　)

A. 按需给予便器　　　　　　　　B. 使用碱性肥皂清洗皮肤

C. 根据患者皮肤情况确定清洗频率　D. 清洗后适量涂抹润肤剂

E. 洗浴时间控制在 10min 左右

4. 以下关于床上擦浴方法错误的是　　　　　　　　　　　　　　　　　(　　)

A. 关闭门窗,防止着凉　　　　　　B. 屏风遮挡,保护隐私

C. 擦洗眼部时,应从外眦洗向内眦　D. 注意控制室温和水温

E. 擦洗时,将毛巾叠成手套状包于护士手上

5. 为李爷爷脱、穿衣服的顺序是　　　　　　　　　　　　　　　　　　(　　)

A. 先脱右肢,先穿右肢　　　　　　B. 先脱左肢,先穿左肢

C. 先脱左肢,先穿右肢　　　　　　D. 先脱右肢,先穿左肢

E. 可随意穿脱

6. 护士在床上擦浴过程中,李爷爷突然感到寒战、心慌、出冷汗,护士应立即　(　　)

A. 请家属协助擦浴　　　　　　B. 立即停止操作为患者保暖

C. 加快速度,完成擦浴　　　　D. 鼓励患者做张口呼吸

E. 边擦洗边通知医生

7.刘叔叔,50岁,疾病恢复期。该患者自行沐浴时,下列哪项不妥　　　　　　　　（　　）

　　A.进食 1h 后方可洗浴　　　　　　B.浴室应闩门以保护隐私

　　C.水温不可过高　　　　　　　　　D.门外挂牌以示室内有人

　　E.不用湿手接触电源开关

8.张大妈,62岁,诊断胰腺癌。患者黄疸明显,皮肤瘙痒。护士在为其进行皮肤护理时错误的是　　　　　　　　　　　　　　　　　　　　　　　　　　　　　　　　（　　）

　　A.指导患者勤剪指甲,勿挠抓皮肤　　B.宜穿宽松纯棉衣服

　　C.保持皮肤清洁,温水擦浴　　　　　D.尽量选择碱性清洁剂

　　E.瘙痒剧烈时,给予炉甘石洗剂外用

9.李阿姨,50岁,因活动后气短、尿中泡沫增多 2 个月,以"系统性红斑狼疮"入院。为该患者进行皮肤护理的叙述哪项不正确　　　　　　　　　　　　　　　　　　　　（　　）

　　A.注意个人卫生,切忌挤压皮肤斑丘疹

　　B.避免日光照射和寒冷刺激

　　C.避免接触刺激性物品,如烫发/染发剂

　　D.避免使用诱发本病的药物,如普鲁卡因

　　E.面部皮肤瘙痒时,可用 75% 乙醇擦拭以减轻症状

10.患儿,5 月龄,颜面、胸腹部皮肤红斑,伴渗出、肿胀,诊断"婴儿湿疹"。为该患儿护理皮肤的措施不正确的是　　　　　　　　　　　　　　　　　　　　　　　　　（　　）

　　A.勿过度擦洗皮肤,避免过多肥皂刺激及搔抓

　　B.衣物轻、软、宽松

　　C.衣服、枕巾、尿布要勤洗勤换

　　D.室温应高一些,衣被要暖和

　　E.避免毛织品类衣物直接接触皮肤

 知识/能力拓展

参考答案

失禁相关性皮炎结构化皮肤护理方案

　　失禁相关性皮炎(incontinence-associated dermatitis,IAD)是一种以会阴部、臀部、腹股沟等部位皮肤出现红斑或破溃为表现的特殊类型的刺激性皮炎。其发生与皮肤长期接触尿液和(或)粪便有关。研究显示,IAD 能够增加患者发生尿路感染、压力性损伤的风险。为此,全球 IAD 专家小组提出了结构化皮肤护理方案,指出该方案是预防和管理 IAD 的关键。

　　1.局部皮肤的清洁:传统的皮肤清洁一般采用标准的肥皂、温水和毛巾进行,而肥皂pH 值为 9.5~11.0,溶于水与局部皮肤接触后,可改变皮肤的 pH 值,从而损伤角质细胞,加之普通毛巾的摩擦力可进一步破坏皮肤的屏障功能。因此,该方案不推荐使用肥皂进行皮肤清洁。推荐采用免冲洗或采用与皮肤 pH 值接近的柔和清洁剂或专为失禁患者设计的护理湿巾清洁皮肤,清洁过程中以最小的摩擦力或避免摩擦皮肤。失禁患者每天至少清洁

皮肤1次,而每次大便后都应清洁皮肤,清洁后使用柔和的方式使皮肤变干。

2.局部皮肤的保湿:多数学者认为,IAD是潮湿相关性皮炎的一种,保湿非必有步骤。因此,该方案指出,局部皮肤是否保湿可根据润肤剂性质、患者局部皮肤情况进行正确、科学选择。

3.局部皮肤的隔离与保护:研究认为,皮肤保护剂可以预防IAD,其作用原理是在皮肤角质层和排泄刺激物之间形成一层保护屏障。因此,专家共识强调对所有接触或可能接触刺激物的皮肤区域均需要涂抹皮肤保护剂。

护理金点子

随着我国人口老龄化、高龄化进程的加速,失能老年人持续增加。对于因失能长期卧床的患者,其皮肤清洁多以床上擦浴为主,但该项操作比较费时、费力,尤其是伴有大小便失禁的患者,床上擦浴的清洁效果并不理想。

针对上述问题,同学们有好的办法吗?请课外以小组为单位(自由组合,每组6~7人),就"如何既省时省力,又能提高卧床患者皮肤清洁度和舒适度"提出好建议。

(张丹英　郑云慧　王艳萍)

任务四　皮肤压力性损伤的预防

皮肤压力性损伤(以下简称"压力性损伤")是指身体局部组织长时间受压,血液循环障碍,持续缺血、缺氧,营养缺乏,致使皮肤失去正常功能而引起的局限性组织损伤。

压力性损伤一旦发生,不仅给患者带来痛苦,加重病情,延长疾病康复时间,严重时还会因继发感染引发败血症而危及患者的生命。目前,全球已将压力性损伤的发生率作为监测医院护理质量的重要指标之一。

学习目标

1.知识与技能目标:能准确理解压力性损伤发生的原因;能正确评估压力性损伤高危人群;能遵循操作规程正确实施压力性损伤的预防措施;操作中能正确运用人体力学原理,做到省时节力,提高工作效率;能根据目标人群的文化程度等有效开展压力性损伤预防知识、技能的宣教。

2.情感态度与价值观目标:从优秀护士的故事中感悟"医者仁心"的责任与担当;从案例讨论中树立创新意识;通过进社区开展压力性损伤预防科普宣讲,增强公民责任意识和社会参与意识。

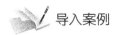导入案例

案例 4-4-1　最美战"疫"印记

2020 年 2 月 1 日,《人民日报》在其微信公众号发表了一篇题为《她们摘下口罩的样子,让人心疼》的文章。文中写道:

因长时间穿隔离服、戴防护口罩,陆军特色医学中心普外科护士长蒋小娟脸上留下了深深的压痕。"轻伤不下火线,就一点皮外伤,没那么娇气!"贴上创可贴再冲锋的她让人心疼。

陆军军医大学医疗队员刘丽日前随队支援武汉。几天后再见她时,口罩和护目镜在她脸上留下了深深的勒痕。

......

还有很多像她们一样的医生、护士,经过连续多日工作,摘下口罩后的面容都被印上了深深的痕迹。

读完以上这段文字,同学们是否感受到了医者仁心的责任与担当?

案例 4-4-2　一只医用手套的奇妙之旅

一日,重症监护室来了一位 25 岁脑瘫患者:强迫佝偻体位,四肢屈曲,极度消瘦(体重 36kg),双髋部有大面积陈旧性压力性损伤,已结痂。

医护人员在与家属的交流中得知,小伙已卧床 20 余年。考虑到患者长期卧床,身体的其他部位也极易发生压力性损伤,从患者一入重症监护室,护士们便思考起了一个问题:除了使用气垫床、勤翻身、勤观察、勤按摩、保持床单位整洁及皮肤的清洁、增加营养等常规预防措施外,患者的枕部、肘部、腕部、足跟部等骨骼隆突处该如何更好护理呢?

经过一番激烈的讨论,在护士长的指导下,护士们把医用手套自制成水囊袋,然后根据患者的体位将水囊袋分别置于枕部、肘部、腕部及足跟等部位。

经过一段时间的实践,手套制成的水囊袋在小伙身上发挥了很大的作用。整个住院期间,小伙身上没有再发生压力性损伤,效果很不错呢!

为了能帮到更多的卧床患者免受压力性损伤之苦,护士长把科里的这个小发明通过微信平台推了出去。

此后,重症监护室的护士们又将此创新方法相继应用于高热患者的局部降温、末梢循环不良者的局部保暖、水肿阴囊的托举、四肢肌力的主动锻炼,均收到了较好的效果。

读完以上这则故事,同学们对护士工作是否多了些不一样的思考?

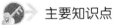主要知识点

1. 压力性损伤的分期

美国国家压力性损伤咨询委员会(National Pressure Injury Advisory Panel,NPIAP)/欧洲压力性损伤咨询委员会(European Pressure Ulcer Advisory Panel,EPUAP)压力性损伤分类系统将压力性损伤分为 1 期~4 期、深部组织损伤和不可分期。

1 期:出现指压不变白的红斑,皮肤完整。与周围组织比较,该区域可有疼痛、坚硬或松软,皮温升高或降低。

2 期:部分皮层缺损,表现为浅表开放性溃疡,创面呈粉红色、无腐肉;也可表现为完整或破损的浆液性水疱。

3 期:全层皮肤缺损,可见皮下脂肪,但无筋膜、肌腱/肌肉、韧带、软骨/骨骼暴露。可见腐肉和/或焦痂,但未掩盖组织缺失的深度;可有潜行或窦道。

4 期:全层皮肤和组织缺损,伴骨骼、肌腱或肌肉外露。创面基底部可有腐肉和焦痂覆盖,常伴有潜行或窦道。

深部组织损伤:皮肤完整或破损,局部出现持续的指压不变白,皮肤呈深红色、栗色或紫色,或表皮分离后出现暗红色伤口或充血性水疱。可伴疼痛、坚硬、糜烂、松软、潮湿、皮温升高或降低。

不可分期:全层皮肤和组织缺损,因创面基底部被腐肉和/或焦痂掩盖而无法确认组织缺失程度,需去除腐肉和/或焦痂后方可判断。

2. 压力性损伤发生的原因

(1)力学因素:①垂直压力:对局部组织的持续性垂直压力是引起压力性损伤的最重要原因。压力的强度和持续时间与压力性损伤的发生呈正相关。②摩擦力:由两层相互接触的表面发生相对移动而产生。当其作用于皮肤时,易损害皮肤的保护性角质层,破坏皮肤的屏障作用。③剪切力:由两层组织相邻表面间的滑行而产生的进行性相对移位所引起,由压力和摩擦力协同作用而成,与体位有密切关系。

(2)局部潮湿或排泄物刺激:因大小便、汗液等引起的潮湿刺激导致皮肤浸渍、松软,削弱其屏障作用,使皮肤易受剪切力和摩擦力等的损伤,尤其是粪、尿中化学物质的刺激使皮肤酸碱度发生改变,更增加了皮肤的易损性。

(3)营养状况:是影响压力性损伤形成的重要因素。营养障碍或过度肥胖均易导致压力性损伤的发生。

(4)年龄:因机体老化导致皮肤易损性增加。

(5)体温升高:体温升高时,机体新陈代谢率增高,组织细胞对氧的需求量增加,加之身体局部组织受压,可使已有的组织缺氧更加严重,从而增加发生压力性损伤的概率。

(6)机体活动和(或)感觉障碍:当个体自主活动能力减退或丧失时,容易导致局部组织长期受压,血液循环障碍;感觉受损可造成机体对伤害性刺激反应障碍,保护性反射迟钝,致使局部组织长时间受压,出现坏死。

(7)其他:某些原发病,如休克、COPD 等患者由于机体本身处于缺血、缺氧状况,局部组织受压后就更易发生压力性损伤。另外,医疗器械使用不当,如石膏或夹板固定的患者,如果衬垫放置不平整或固定过紧,可在局部产生压力或局部温、湿度改变,进而发生压力性损伤。

针对以上危险因素设计压力性损伤评估工具,可帮助人们提高压力性损伤预防工作的针对性和有效性。目前医院使用的压力性损伤风险评估工具有多种,可根据患者的具体情况选择。

3. 压力性损伤发生的高危人群

高危人群包括:①慢性神经系统疾病患者;②脊髓损伤患者;③老年人;④姑息治疗患

者；⑤肥胖患者；⑥转运途中患者；⑦新生儿、儿童；⑧糖尿病患者；⑨使用医疗器械患者；⑩长时间手术患者。

对上述人群需加强压力性的损伤的预防与管理。

4. 压力性损伤易患部位

压力性损伤好发于长期受压及缺乏脂肪组织保护、无肌肉包裹或肌层较薄的骨隆突处，与卧位有密切的关系。

卧位	好发部位
仰卧位	枕骨粗隆、肩胛骨、脊椎体隆突处、骶尾部、肘部、足跟部
侧卧位	耳廓、肩峰、肋骨、肘部、髋部、膝关节内外侧、内外踝
俯卧位	面颊、耳廓、肩部、女性乳房、男性生殖器、髂嵴、膝部、足尖
坐位	坐骨结节

此外，医疗器械与皮肤接触的相关部位也是压力性损伤的好发部位。

5. 压力性损伤的预防

预防压力性损伤的关键在于消除危险因素。为此，护士应做到"七勤"，即勤观察、勤翻身、勤擦洗、勤按摩、勤整理、勤更换、勤交班。

预防措施	具体内容	注意点
(1)高危因素和皮肤评估	①使用压力性损伤评估工具筛选出高危人群 ②检查皮肤颜色、温度和相对于周围组织硬度的改变以及有无红斑、水肿和疼痛	注意不可遗漏医疗器械与皮肤接触部位的评估
(2)采取预防性皮肤护理措施	①摆放体位时避免红斑区域受压 ②保持皮肤清洁干燥 ③为失禁患者制订并执行个体化失禁管理计划 ④使用皮肤保护用品	避免用力按摩或用力擦洗压力性损伤易患部位皮肤
(3)进行营养评估及营养治疗	①对筛查有营养不良风险者，进行全面营养评估并制订个体化营养治疗计划 ②在病情允许情况下，给予压力性损伤高危人群高热量、高蛋白及高维生素饮食	压力性损伤高危人群可适当补充维生素 C 和锌
(4)进行体位变换	①翻身：一般 2h 一次，必要时每 30min 一次 ②合理摆放体位。病情允许情况下床头抬高角度限制于 30°内，避免身体下滑而形成剪切力 ③合理选用体位装置进行局部减压 ④建立床头翻身记录卡	①变换体位时掌握翻身技巧或借助辅助装置 ②不选用环形或圈形器械作为减压器具
(5)选择使用合适的支撑面	可根据患者具体情况选择气垫床、泡沫床垫、减压坐垫等	选择时应考虑患者制动程度、体位、体重等

续表

预防措施	具体内容	注意点
(6)鼓励早期活动	在病情允许情况下,协助患者进行肢体功能锻炼,鼓励患者尽早离床活动	根据病情决定活动频率和强度
(7)预防医疗器械相关压力性损伤	①合理选择和正确使用医疗器械 ②定期评估皮肤,做好皮肤护理 ③采取压力再分布措施,如调整体位、交替使用医疗器械等 ④使用预防性敷料	①佩戴时松紧合适 ②皮肤评估:一般至少2次/日,水肿者增加皮肤评估次数
(8)健康教育	①帮助患者/家属了解其皮肤状态及压力性损伤的危害 ②帮助患者/家属掌握预防压力性损伤的知识和技能	根据患方的文化程度、病情等选择宣教方法

学而思

刘奶奶,75岁。10年前被诊断"轻度帕金森病";5年前症状逐渐加重;目前卧床,生活已基本不能自理。此次由于肺部感染住院,体温39.1℃。经综合评估,确认刘奶奶为压力性损伤的高危人群。

请思考:①何谓压力性损伤? ②支持对刘奶奶作出"压力性损伤高危人群"这一判断的依据是什么? ③刘奶奶身体的哪些部位特别容易发生压力性损伤? ④如何预防此并发症的发生? ⑤在选择减压器具时,能否使用环形或圈形器械? 为什么? ⑥你将采取哪些方法对刘奶奶及其家属开展有关压力性损伤预防的健康教育?

实训指导

临床情境:陈奶奶,78岁,因"脑梗死"收治入院。患者神志清楚,口角歪斜,言语含糊,左侧肌力正常,右侧上肢1级、下肢2级,无大小便失禁。

实训任务:请评估陈奶奶病情、皮肤状况等,做好高危压力性损伤防范护理。

1. 实训用物

清洁衣裤、浴巾、浴毯、毛巾(自备)、浴皂、脸盆(自备,内盛40~45℃温水)、50%酒精或按摩膏、护肤用品、床刷、气垫床、便盆、手消毒剂。

2. 操作流程与语言沟通

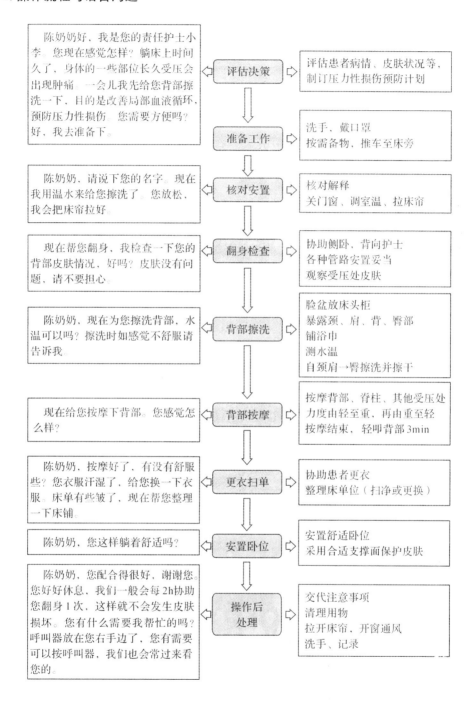

陈奶奶好，我是您的责任护士小李。您现在感觉怎样？躺床上时间久了，身体的一些部位长久受压会出现肿痛。一会儿我先给您背部擦洗一下，目的是改善局部血液循环，预防压力性损伤。您需要方便吗？好，我去准备下。

评估决策 —— 评估患者病情、皮肤状况等，制订压力性损伤预防计划

准备工作 —— 洗手、戴口罩
按需备物，推车至床旁

陈奶奶，请说下您的名字。现在我用温水来给您擦洗了。您放松，我会把床帘拉好。

核对安置 —— 核对解释
关门窗、调室温、拉床帘

现在帮您翻身，我检查一下您的背部皮肤情况，好吗？皮肤没有问题，请不要担心。

翻身检查 —— 协助侧卧、背向护士
各种管路安置妥当
观察受压处皮肤

陈奶奶，现在为您擦洗背部，水温可以吗？擦洗时如感觉不舒服请告诉我。

背部擦洗 —— 脸盆放床头柜
暴露颈、肩、背、臀部
铺浴巾
测水温
自颈肩→臀擦洗并擦干

现在给您按摩下背部。您感觉怎么样？

背部按摩 —— 按摩背部、脊柱、其他受压处
力度由轻至重，再由重至轻
按摩结束，轻叩背部3min

陈奶奶，按摩好了，有没有舒服些？您衣服汗湿了，给您换一下衣服。床单有些皱了，现在帮您整理一下床铺。

更衣扫单 —— 协助患者更衣
整理床单位（扫净或更换）

陈奶奶，您这样躺着舒适吗？

安置卧位 —— 安置舒适卧位
采用合适支撑面保护皮肤

陈奶奶，您配合得很好，谢谢您。您好好休息，我们一般会每2h协助您翻身1次，这样就不会发生皮肤损坏。您有什么需要我帮忙的吗？呼叫器放在您右手边了，您有需要可以按呼叫器，我们也会常过来看您的。

操作后处理 —— 交代注意事项
清理用物
拉开床帘，开窗通风
洗手、记录

3. 操作评分标准——压力性损伤的预防

自评得分	互评得分

操作项目	操作标准	分值	扣分说明	扣分
礼仪要求 （4分）	工作衣帽鞋穿戴整齐，符合规范；指甲修剪	2	一项不符扣1分	
	仪表整洁，举止大方；礼貌称呼，自我介绍	2	一项不符扣1分	
评估决策 （6分）	结合案例评估患者病情、皮肤状况等	3	评估未结合案例酌情扣2～3分	
	根据评估结果，制订正确的压力性损伤预防计划	3	决策与评估结果不符扣2～3分	
准备 （10分）	环境符合要求，规范洗手，戴好口罩	3	一项不符扣1分	
	根据患者情况准备衣裤、床刷等；用物齐全，符合要求，放置合理	7	物品准备不当、缺项扣2分/项；放置不合理扣1分	
操作过程 （55分）	携用物至床旁，核对患者信息，向患者解释说明	5	核对不全扣3分，余酌情扣分	
	使用气垫床（口述） 关好门窗，调节室温，拉上床帘	1 3	一项不符扣1分	
	协助患者使用便盆 协助侧卧，背向护士，各种管路安置妥当	1 4	翻身方法不当扣2分	
	观察患者受压处皮肤情况	3	未观察扣1分/处	
	擦洗※： 将盛温水的脸盆放床头柜或椅上 暴露颈、肩、背、臀部 将浴巾一半铺于患者身下，一半盖于背部 测水温 自颈肩→臀部擦洗并擦干，动作轻柔	1 3 2 2 6	放置不合理扣1分 暴露过多扣2分 水温不当扣1分 擦洗方法不当扣2分	
	背部按摩※： 两手掌大小鱼际蘸少许按摩膏从骶尾部开始，沿脊柱两旁向上按摩；至肩部时用力稍轻，环行按摩；再从背部两侧向下按摩至髂嵴部位。如此有节律地按摩数次 拇指指腹蘸按摩膏由骶尾部开始沿脊柱旁按摩至第7颈椎处，再向下按摩至骶尾部 两手掌大小鱼际蘸按摩膏向心方向按摩其他受压处，力度由轻至重，再由重至轻 按摩结束，轻叩背部3min	6 2 3 2	按摩手法、顺序不正确扣1分/项，按摩部位遗漏扣1分/处	
	操作中倾听患者的感受 撤去浴巾，协助患者更衣	2 2	缺项扣2分 衣服不平整扣1分	
	扫净床上渣屑，整理床单位，床单污染予更换	7	方法不正确、床面皱褶扣2分/项	

操作项目	操作标准	分值	扣分说明	扣分
操作后处理 (10分)	协助患者取舒适卧位	1	卧位不合适扣2分	
	根据患者情况选择合适支撑面以保护皮肤 交代注意事项	2 1	方法不正确扣2分	
	清理用物,污物处置正确	2	一项不符扣1分	
	拉开床帘,开窗通风	2	一项不符扣1分	
	洗手、记录	2	一项不符扣1分	
综合评价 (15分)	临床思维:具有安全意识,能结合案例评估,并根据评估结果适当改进操作过程,操作中能灵活处理有关情况	4	酌情扣分	
	体现人文关怀:具有同理心,尊重患者感受,适时与患者/家属沟通,及时满足需要	4	酌情扣分	
	健康教育:内容有针对性,语言通俗易懂	3	酌情扣分	
	操作规范※,遵循节力原则;动作轻巧、稳重、准确、熟练有序;患者皮肤清洁,感觉舒适	4	酌情扣分	
标有※为关键指标	出现下列任一条判定不及格:			
	①擦洗或按摩过程中造成患者皮肤损伤			
	②操作程序混乱			
总分	100		得分	
监考老师(签名):			监考时间:	

同学们,在实施本项操作过程中,请注意保暖和保护患者的隐私,减少不必要的暴露。操作时遵循人体力学原理,注意省时节力。同时,操作中随时监测患者病情变化,如有异常立即停止操作。

<h2 style="text-align:center">学而习</h2>

临床情境:张奶奶,84岁,患心脏疾病22年,全心衰已10年。本次因全身浮肿、明显胸闷、气急,以"慢性充血性心力衰竭"入院,予端坐卧位。医嘱:高危压力性损伤防范护理。

实训任务:请评估张奶奶病情、皮肤状况等,做好高危压力性损伤防范护理。

 导入案例评析

案例4-4-1:那场发生在2020年,并持续3年多的新型冠状病毒疫情,令身处其中的每个人终身难忘,期间有太多的人值得我们感谢、感激、感恩!

文中的蒋小娟、刘丽只是所有奋战在一线的医护工作者们的典型代表。在这场没有硝烟的战"疫"中,我们的医护人员纷纷选择了舍小家、顾大家,挺身而出,冲在了战"疫"最前线,用忠诚与担当、执着与坚守,筑起了保卫人民生命健康的钢铁长城,以实际行动诠释了何谓"医者仁心"。他们脸上的压痕是"勋章",是撼人心魄的责任与担当。

让我们一起致敬在战"疫"一线默默付出的医护工作者!

案例 4-4-2: 在知识化、网络化、专业化快速发展的今天,开拓护理创新思维、提升护理质量、改善患者就医体验,已然成为临床护理工作质量持续改进的目标。

本案例中,重症监护室的护士们在护士长带领下,利用医用手套自制水囊袋,帮助卧床患者免受压力性损伤之苦,以低廉的成本起到了预防压力性损伤的作用。此外,她们还将此方法应用于高热患者的局部降温、末梢循环不良患者的局部保暖、水肿阴囊的托举、四肢肌力的主动锻炼等,以创新完美地诠释了"常常去帮助"!

透过此案例我们发现,其实护理创新并非遥不可及。只要我们立足于患者的需求,从每一项护理操作的细节入手、从护理服务的每一步流程去推敲,多思、多想、多探索,相信同学们一定也能收获属于你们的创新成果。

同学们,我们当以赤子之情怀、医者之仁心,以患者为中心去不断创新。

创新的本质是突破,即突破旧的思维定势、旧的常规戒律。希望同学们养成经常查阅专利网的习惯,更好地启发自己的思维。

形成性评价

1. 洪爷爷是一名危重症患者。护士为其做晨间护理时应特别注意 （　　）
A. 全身皮肤清洁情况　　　　B. 头发清洁情况　　　　C. 局部皮肤受压情况
D. 体位是否舒适　　　　　　E. 床单位是否整齐

2. 李奶奶,晚期肺癌患者。其侧卧位时易发生压力性损伤的部位是 （　　）
A. 肩胛部　　B. 骶尾部　　C. 外踝　　　D. 坐骨结节　　E. 足跟

（3～9 题共用题干）周大伯因右下肢骨折入院。

3. 最易导致该患者发生压力性损伤的原因是 （　　）
A. 局部组织持续受压过久　　　　B. 病原微生物侵入肌肤
C. 机体营养不良　　　　　　　　D. 用夹板时衬垫不平
E. 皮肤受潮湿刺激

4. 护士为周大伯采取的压力性损伤预防措施中,能够有效避免局部组织长期受压的是
（　　）
A. 保持皮肤的清洁、干燥　　　　B. 定时按摩受压部位
C. 正确使用夹板和绷带,松紧适宜　D. 改善患者营养状况
E. 使用便器时,抬起患者腰骶部,避免强塞、硬拉

5. 为预防压力性损伤,护士使用 50% 乙醇按摩局部皮肤的主要作用是 （　　）
A. 皮肤清洁　　　　　　B. 降低体温　　　　　C. 促进血液循环
D. 预防皮肤破溃　　　　E. 消毒皮肤

6. 为防止压力性损伤,护士在其身体空隙处垫软枕的目的是 （　　）
A. 减轻压力,减小压强　　　　　B. 架空受压部位
C. 减少受力面积,减小压强　　　D. 减少对皮肤的摩擦刺激
E. 扩大受力面积,减小压强

7. 在病情许可的情况下,可给予周大伯的膳食是　　　　　　　　　　　（　　）

A. 高蛋白、高膳食纤维　　　　　　B. 高蛋白、低维生素

C. 高蛋白、高维生素　　　　　　　D. 低蛋白、高膳食纤维

E. 高蛋白、低膳食纤维

8. 护士为该患者采取的预防压力性损伤的措施不妥的是　　　　　　　　（　　）

A. 根据病情和局部皮肤情况及时调整翻身间隔时间

B. 建立床头翻身记录卡

C. 在身体空隙处垫软枕

D. 翻身时尽量避免拖、拉、推等动作

E. 让其直接卧于橡胶单上

9. 为预防周大伯发生压力性损伤,最好的护理方法是　　　　　　　　　（　　）

A. 每 2h 为他翻身一次,定时按摩　B. 每天请家属看他皮肤是否有破损

C. 给他用气圈　　　　　　　　　　D. 让其保持左侧卧位

E. 鼓励他做肢体功能锻炼

10. 高阿姨,67 岁,因髋骨骨折在家卧床。下列指导中不妥的是　　　　（　　）

A. 避免局部长期受压　　　　　　　B. 适当增加营养

C. 避免潮湿、摩擦的刺激　　　　　D. 增加翻身次数

E. 定期用 95% 乙醇按摩

(11～12 题共用题干)周先生,62 岁,因心力衰竭在家卧床已三周。近日骶尾部疼痛,家庭病床的护士仔细观察后认为是压力性损伤 2 期。

11. 支持该判断的典型表现是　　　　　　　　　　　　　　　　　　　（　　）

A. 患者主诉骶尾部疼痛、麻木感　　B. 局部皮肤发红、水肿

C. 骶尾部皮肤出现浆液性水疱　　　D. 创面湿润,有少量脓性分泌物

E. 伤口周围有坏死组织

12. 针对该患者的局部皮肤表现,护士制订了护理计划,下列哪项措施不妥（　　）

A. 定时协助翻身

B. 在无菌技术操作下,抽出水疱内的液体

C. 将水疱表皮轻轻剪去

D. 疮面涂消毒液,用无菌纱布包扎

E. 平卧时,可在身体空隙处垫海绵垫、软枕

(13～14 题共用题干)刘大伯,偏瘫卧床患者,髋部发生了压力性损伤。护士仔细观察后认为是压力性损伤 1 期。

13. 支持该判断的典型表现是　　　　　　　　　　　　　　　　　　　（　　）

A. 皮下产生硬结　　　　　　　　　B. 浅表组织有脓液流出

C. 局部组织坏死　　　　　　　　　D. 表皮有水疱形成

E. 局部皮肤出现指压不变白的红斑,皮肤完整

14. 针对该患者的局部皮肤表现,下列护理哪项不妥　　　　　　　　　（　　）

A. 保持床单平整无皱褶　　　　　　B. 适当增加营养

C. 避免潮湿、摩擦的刺激　　　　　D. 避免局部长期受压

E. 局部加强按摩

15. 肖先生,高位截瘫。骶尾部出现压力性损伤,脓性分泌物多,有臭味,并且有黑色的坏死组织。护理原则是　　　　　　　　　　　　　　　　　　　(　　)

A. 去除坏死组织,促进肉芽组织生长

B. 清洁疮面,促进愈合

C. 去除致病原因,防止压力性损伤继续发展

D. 保护皮肤,预防感染

E. 用鸡蛋内膜贴于疮面治疗

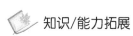 知识/能力拓展

参考答案

难免性压力性损伤的鉴定和申报要求

随着对压力性损伤研究的不断深入,大部分压力性损伤是可以通过积极有效的措施进行预防的,但并非所有压力性损伤都可预防。难免性压力性损伤是指尽管医护人员及时采取了恰当的诊疗措施后,患者依然发生了压力性损伤。

1. 难免性压力性损伤鉴定要求

对难免性压力性损伤鉴定时,一般应把握以下4个方面:①入院时完成收集病史、体格检查、皮肤评估及采用 Braden 量表评估压力性损伤风险;②基于患者需求、身体及营养状况、Braden 量表评分制定了适当数量的干预措施,并遵循最佳实践标准进行了护理干预;③通过评估皮肤情况来监测和评价干预措施的效果;④使用 Braden 量表评分,并根据患者实际情况已适当调整干预措施。

满足以上4个条件仍发生的压力性损伤可界定为难免性压力性损伤。如果发生了压力性损伤,但医疗机构不能提供资料或资料不完整,有一条措施没有做到或措施不恰当,都会被判定为可免性压力性损伤,相关机构或人员应为此负责。

2. 难免性压力性损伤申报条件

一般难免性压力性损伤申报条件包括:①血流动力学或脊柱不稳定使体位改变受限;②生命终末期不能耐受体位改变;③患者生理或心理上有能力但是拒绝评估、治疗或不遵守护理计划;④发生在医疗机构的急性事件导致的活动受限等。

经评估后,对于符合难免性压力性损伤上报条件的患者,应及时填写《难免性压力性损伤申报表》上报护理部。

目前国内各家医院申报表的内容描述会略有差异。

护理小课堂

压力性损伤的发生,不仅增加患者的痛苦和经济负担,还影响了患者的健康状况,甚至威胁其生命安全。因此,压力性损伤重在做好预防。

请同学们以小组为单位(自由组合,每组6~7人),查阅有关压力性损伤预防的文献,以"正确认识压力性损伤"为题制作精彩PPT,并利用课外时间到社区进行科普宣讲。

(费叶萍　郑云慧　王艳萍)

项目五　生命体征的评估与护理

生命体征(vital signs)是体温、脉搏、呼吸及血压的总称。生命体征的相对恒定是机体新陈代谢和生命活动正常进行的必要条件。掌握正确的生命体征测量技术以及生命体征异常时的护理技能是临床护理工作中极为重要的内容之一。

任务一　生命体征测量

生命体征受大脑皮质控制，是机体内在活动的一种客观反映，是衡量机体身心状况的可靠指标。

正常人体生命体征在一定范围内相对稳定，变化很小；但病理状态下，其变化却极其敏感。通过生命体征的观察可以了解患者疾病的发生、发展与转归，为预防、诊断、治疗与护理提供可靠依据。

学习目标

1.知识与技能目标：能正确测量和记录体温、脉搏、呼吸、血压；能正确识别异常体温、脉搏、呼吸、血压；能运用所学知识，为生命体征异常患者制定护理措施。

2.情感态度与价值观目标：从优秀护士的故事中体会护理人坚守仁爱之心、真诚呵护患者的大爱无疆精神；从案例讨论中增强法律意识和安全意识，培养依法施护的行为习惯和自我保护意识；通过小组学习，培养团队合作精神和创新意识。

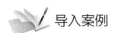导入案例

案例 5-1-1　护士站的小礼物

一个冬天的早晨，血液科夜班护士小金发现护理站办公桌上多了一个装苹果的塑料袋，马上意识到很可能是35床的患者送来的，于是拿起苹果走向35床所在病室······

不一会儿，刚进护士站的护士长听到病房传出有人略带哭腔的说话声，于是三步并作两步来到该房间，她的眼前出现了这样一幕：

35床的钱阿姨正将装苹果的袋子往小金手里塞，并且眼含热泪道："金护士，你都忙了一晚上了，又是给我测体温、量血压，又是喂水、换衣服的，比亲闺女还周到啊！几个苹果不值钱，这是阿姨的一份心意呀！收下吧······"

看到小金护士还在婉拒，没有想收下的意思。护士长连忙上前一步，接过钱阿姨手中的

苹果,然后放到床头柜上,并握住她的手温柔地说:"钱阿姨,您的心意我替小金收下了,只是我们小金给您做的这些都是我们应该做的呀,您不必放在心上。您先躺下,我拿条毛巾,您擦把脸。您身体还很虚呢,一定要好好休息。"说完,护士长拿起钱阿姨的洗脸毛巾放入温水中,拧干后递给了她……

同学们是否认同小金护士对待患者所送礼物的处理方式?大家如何看待护士收礼这件事?

案例 5-1-2 "潜伏"在病房的危险品

徐老伯,78岁,因右侧肌力下降、言语含糊1h,急诊行静脉溶栓治疗后收治入科。入科时神志清楚,回答切题,有轻微流涎现象。

晚上8时,护士小王拿着水银体温计来到徐老伯床旁准备为其测量体温。询问中发现家属刚给徐老伯喂了药、喝了水,便把体温计交给家属,关照其半小时后再为大伯测量体温,同时还告知了家属测量体温的操作要点及注意事项。交代完后,小王护士便给其他患者量体温了。

半小时后,小王护士再次来到徐老伯所在病室。刚进病室,就听到徐老伯家属在数落他:"你呀!真是越老越没用了,连个体温计也会咬断,你当冰棍啊……"原来,徐老伯把体温计咬断了!小王护士立即询问家属:"水银和玻璃有没有吐出来?"同时仔细查看了徐老伯的口腔情况。幸好徐老伯已将水银和碎玻璃全部吐了出来,口腔黏膜亦完好无损。离开病房后,小王护士将此事告知了值班医生。夜班护士对徐老伯的腹部情况亦进行了关注。

次日晨,夜班护士交班:徐老伯夜间生命体征平稳,睡眠良好。晨解大便一次,粪便颜色等未见异常。

读完这则案例,同学们是否认同小王护士的处置方法?病房里还有哪些物品对患者具有潜在危险?

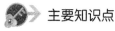 **主要知识点**

1. 有关体温的几个概念

(1)体表温度(shell temperature):指皮肤表面的温度。可受环境温度和衣着情况的影响。

(2)体核温度(core temperature):指机体深部组织(如胸腔、腹腔、盆腔)的温度,相对稳定且高于体表温度。

(3)基础体温(basal body temperature):指人体在(持续)较长时间(6~8h)的睡眠后醒来,尚未进行任何活动之前所测量到的体温。

2. 体温的形成与调节

体温由糖、脂肪、蛋白质三大营养物质氧化分解而产生。

人体以化学方式产热。主要的产热部位为肝脏和骨骼肌,产热方式分为战栗产热和代谢产热。

人体以物理方式散热。最主要的散热部位是皮肤,呼吸、排尿、排便也能散发部分热量。其散热方式有辐射、传导、对流和蒸发四种。当外界温度低于人体体表温度时,主要通过辐射、传导、对流等方式散热;当外界温度等于或高于人体体表温度时,蒸发就成为人体唯一的散热形式。

人体体温的相对恒定依赖于自主性(生理性)体温调节和行为性体温调节两种形式,以自主性体温调节为基础,行为性体温调节为补充。

3. 正常体温与生理变化

由于体核温度不易测试,临床上常以口腔、直肠、腋下等处的温度作为衡量体温的标准。成人体温正常值:直肠 36.5～37.7℃,口腔 36.3～37.2℃,腋下 36.0～37.0℃。

生理变化:体温可随年龄、性别、昼夜、活动、药物等出现生理性变化,但一般不超过0.5～1.0℃。

(1)年龄:新生儿体温调节功能尚未发育完善,其体温易受环境温度的影响;儿童、青少年代谢旺盛,体温略高于成人;老年人代谢低及活动少,体温略低于成年人。

(2)性别:成年女性因皮下脂肪层较厚,体温较男性高 0.3℃;女性在排卵前体温较低,排卵后体温可升高 0.3～0.6℃。

(3)昼夜:正常人体温在 24h 内呈周期性波动,清晨 2～6 时最低,午后 2～6 时最高。夜间工作者,可表现为倒置现象。

(4)活动:剧烈肌肉活动可使骨骼肌紧张并强烈收缩,产热增加,导致体温升高。

(5)药物:麻醉药物可抑制体温调节中枢或影响传入路径的活动,使血管扩张,增加散热。

此外,日常生活中沐浴、进食、情绪激动、精神紧张、环境温度的变化等均会对体温产生影响,在测量体温时应加以考虑。

4. 体温过高的评估及护理

机体体温升高超过正常范围称为体温过高。一般而言,当腋温超过 37℃ 或口温超过37.3℃,一昼夜体温波动在 1℃ 以上可称为发热。发热可分为感染性发热和非感染性发热两大类。

(1)体温过高的临床分级(以口温为例):①低热:37.3～38.0℃;②中等热:38.1～39.0℃;③高热:39.1～41.0℃;④超高热:41.0℃以上。

(2)发热过程及表现:①体温上升期:产热大于散热。主要表现为皮肤苍白、干燥无汗、畏寒、寒战、疲乏。②高热持续期:产热和散热在较高水平上趋于平衡。主要表现为皮肤潮红、灼热、口干、呼吸及脉搏加快、头痛、食欲不振、全身不适、软弱无力。③退热期:散热大于产热,体温恢复至正常水平。主要表现为大量出汗、皮肤潮湿。体温骤退者谨防虚脱或休克现象。

(3)常见热型:各种体温曲线的形态称为热型。某些发热性疾病独特的热型有助于疾病的诊断。但目前由于抗生素、解热药、肾上腺皮质激素的应用(包括不适当使用),一些疾病的热型已变得不典型。

临床常见热型有:①稽留热:体温持续在 39～40℃,达数天或数周,日差不超过 1℃。常见于伤寒、肺炎球菌性肺炎等。②弛张热:体温在 39℃ 以上,日差达 2℃ 以上,体温最低时仍高于正常水平。见于败血症、化脓性疾病等。③间歇热:体温骤升至 39℃ 以上,持续数小时,又迅速降至正常水平;经过一个间歇,体温又升高,反复发作,即高热期与无热期交替出现,常见于疟疾、急性肾盂肾炎等。④不规则热:发热无一定规律,且持续时间不定。常见于流行性感冒、癌性发热等。

(4)高热患者的护理:①降温处理:高热期可选用物理降温或药物降温,但年老体弱、心血管疾病患者使用药物降温时应注意药物剂量,以防虚脱或休克现象。实施降温措施30min后应测量体温,并做好记录和交班。②加强病情观察:体温39℃以上者测温1次/4h,39℃以下者一般 4 次/日,恢复正常 3 天改 1 次/日。观察体温的同时注意患者的呼吸、脉搏、血压、液体出入量、体重、意识、伴随症状以及发热原因、诱因是否消除,治疗效果等。③补充营养和水分:给予高热量、高蛋白、高维生素、易消化的流质或半流质饮食,少量多餐;饮水量每日 2500~3000ml。④促进患者舒适:高热者嘱卧床休息,同时为患者提供室温适宜、环境安静、空气流通的休息环境,并适时协助改变体位。晨起、餐后、睡前协助口腔护理。退热期做好皮肤护理,保持皮肤的清洁、干燥。⑤安全护理:防止高热者发生坠床、舌咬伤等意外伤害。⑥心理护理:耐心解答患者的各种问题,尽量满足患者的合理要求,消除紧张、恐惧心理。

5. 体温过低的评估及护理

由于产热减少(如重度营养不良、极度衰竭)或散热过多(如长时间暴露于低温环境)或体温调节中枢受损(如脑外伤、药物中毒)等原因,导致体温低于正常范围称为体温过低。

当体温低于35℃时,患者可出现发抖、皮肤苍白冰冷、心跳及呼吸减慢、血压降低、嗜睡,甚至昏迷。

体温过低患者的护理措施:①提供合适的环境温度:维持室温 22~24℃。②提高机体温度:如予毛毯、棉被、热水袋等保暖,给予热饮等。③加强监测:测生命体征 q1h。④病因治疗及健康教育。

6. 体温测量方法及注意事项(水银体温计)

(1)测温前避免影响体温测量值的各种因素,如刚进食、面颊部热敷、洗澡、坐浴、灌肠者,应间隔 30min 方可测量。

(2)根据病情选择测量部位:①口温:将体温计水银端斜放于患者舌下热窝,用手扶托,闭口勿咬,用鼻呼吸,时间 3min。婴幼儿、意识不清或不合作、口腔疾患、口鼻手术、张口呼吸者禁忌口腔测温。②腋温:擦干腋下,将体温计水银端放腋窝正中紧贴皮肤,屈臂过胸,夹紧,时间 10min。注意肩关节受伤或极度消瘦无法夹紧体温计者,腋下有创伤、手术、炎症或腋下出汗较多者不宜测腋温。③肛温:将肛表水银端涂润滑剂后,插入肛门 3~4cm(婴儿1.25cm,幼儿25cm),用手扶托,时间 3min。腹泻、直肠或肛门手术、心肌梗死患者禁忌测肛温。

(3)测口温时,若患者不慎咬破体温计,首先应及时清除玻璃碎片,再口服蛋清以延缓汞的吸收。若病情允许可食用粗纤维食物以加速汞的排泄。

(4)发现体温和病情不吻合时,应查找原因,并复测;确认体温异常时应及时通知医生。

7. 水银体温计的消毒与检查

(1)甩体温计时用腕部力量,不能触及他物,以防破碎。切忌把体温计放在热水中清洗,以防爆裂。

(2)消毒方法:将使用后的体温计浸泡于消毒液内(如 1%过氧乙酸),半小时后取出、清水冲净、擦干,然后放入盛放 75%乙醇的容器内浸泡,随用随拿。

(3)定期检查方法:将全部体温计的水银柱甩至 35℃以下,同一时间放入 40℃以下的水中,3min 后取出检视。若发现误差在 0.2℃以上、玻璃管有裂缝、水银柱自行下降,则不能使用。

8. 正常脉搏及生理性变化

(1)脉率:成人安静状态下脉率正常值为 60～100 次/min。脉率可随年龄、性别、昼夜、活动、饮食等出现生理性变化。①年龄:一般新生儿、幼儿的脉率较快;随年龄的增长,脉率逐渐减慢,老年时脉率轻度增加。②性别:女性比男性稍快,通常每分钟相差 5 次。③体型:体表面积越大,脉搏越慢。④活动、情绪:运动、兴奋、恐惧、愤怒、焦虑可使脉率增快;休息、睡眠时脉率减慢。⑤药物、饮食:进食、使用兴奋剂、喝浓茶或咖啡能使脉率增快;禁食、使用镇静剂及洋地黄类药物可使脉率减慢。

(2)脉律:正常脉律均匀规则,间隔时间相等。但部分人群可出现吸气时脉率增快,呼气时脉率减慢的现象,此为窦性心律不齐,一般无临床意义。

(3)脉搏的强弱:正常情况下每搏强弱相等。

(4)动脉管壁情况:正常动脉管壁光滑、柔软、富有弹性。

9. 异常脉搏的评估及护理

(1)脉率异常:①缓脉:成人安静状态下,脉率小于 60 次/min。多见于颅内压增高、甲状腺功能减退、房室传导阻滞、洋地黄中毒者。②速脉:成人安静状态下,脉率大于 100 次/min。常见于发热、甲亢、缺氧和血容量不足者。一般体温每升高 1℃,成人脉率约增加 10 次/min,儿童增加 15 次/min。

(2)节律异常:①间歇脉:在一系列正常规则的脉搏中,出现一次提前而较弱的脉搏,其后有一较正常延长的间歇。常见于各种器质性心脏病或洋地黄中毒患者。正常人在过度疲劳、精神兴奋、体位改变时偶尔也会出现间歇脉。②脉搏短绌:同一单位时间内脉率少于心率,简称绌脉,多见于心房纤颤患者。

(3)强弱异常:如洪脉、丝脉、交替脉、水冲脉、奇脉等。

(4)动脉壁异常:早期动脉硬化,表现为动脉壁变硬,失去弹性,呈条索状;严重时则动脉迂曲甚至有结节。

(5)异常脉搏的护理:①指导患者增加卧床休息的时间,以减少心肌耗氧量,必要时给予氧疗。②密切关注病情变化:观察脉率、脉律、强弱等,必要时心电监测;观察用药效果及不良反应。③准备好急救物品:如除颤器、抗心律失常药等。④稳定患者的情绪,根据病情有针对性地开展健康教育。

10. 脉搏测量方法及注意事项

(1)测量前避免影响脉率值的各种因素。如有剧烈运动、紧张、恐惧、哭闹等,应休息 20～30min 再测量。

(2)脉搏的测量部位:身体浅表、靠近骨骼的大动脉均可作为测量脉搏的部位。临床上最常选择的诊脉部位是桡动脉。测量时,以食指、中指、无名指的指端按压桡动脉,力度以能感觉到脉搏搏动为宜。测量脉率时,注意节律、强弱、动脉壁弹性,不可用拇指诊脉。

(3)正常脉搏测 30s,乘以 2;异常脉搏测 1min。脉搏细弱而触摸不清时,可用听诊器测心率 1min。脉搏短绌者应两人同时测量,一人听心率,一人测脉率,记录方式为心率/脉率。

(4)发现脉搏和病情不吻合时,应查找原因,并复测;确认脉搏异常时应及时通知医生。

11. 正常呼吸及生理性变化

成人安静状态下呼吸频率为 16～20 次/min,节律规则,呼吸运动均匀无声且不费力。

女性以胸式呼吸为主,儿童、男性、运动员或声乐家以腹式呼吸为主。呼吸与脉搏比例为1：4。

呼吸频率的生理性变化:①年龄:年龄越小,呼吸频率越快;随年龄的增长,呼吸频率逐渐减慢;老年时呼吸频率轻度增加。②性别:同年龄的女性呼吸比男性稍快。③活动:剧烈运动可使呼吸加深加快,休息和睡眠时呼吸减慢。④情绪:强烈的情绪变化,如紧张、恐惧、悲伤等可刺激呼吸中枢,导致屏气或呼吸加快。⑤血压:血压大幅变动时可反射性地影响呼吸,出现血压升高、呼吸减慢减弱的现象。⑥其他:如环境温度升高或海拔增加,可使呼吸加深加快。

12. 异常呼吸的评估及护理

(1)频率异常:①呼吸过速:也称气促,指呼吸频率超过 24 次/min。见于发热、疼痛、甲亢患者。②呼吸过缓:指呼吸频率低于 12 次/min。见于颅内压升高、巴比妥类药物中毒等。

(2)深度异常:①深度呼吸:指深而规律的大呼吸。见于糖尿病酮症酸中毒等。②浅快呼吸:指浅表而不规则的呼吸,有时呈叹息样。见于呼吸肌麻痹、濒死患者。

(3)节律异常:①潮式呼吸:呼吸由浅慢逐渐变为深快,然后由深快转为浅慢,再经一段呼吸暂停(5～20s)后,又开始以上过程的周期性变化,其形态如潮水起伏。多见于中枢神经系统疾病。②间断呼吸:表现为有规律的几次呼吸后,突然停止呼吸,间隔一个短时间后又开始呼吸,如此反复交替,即呼吸和呼吸暂停现象交替出现,常在临终前发生。

(4)声音异常:①蝉鸣样呼吸:表现为吸气时产生的一种高调似蝉鸣的音响。常见于喉头水肿、喉头异物。②鼾声呼吸:由于气管或支气管内有较多的分泌物,以致患者呼吸时发出一种粗大的鼾声。多见于昏迷患者。

(5)形态异常:表现为和日常不一样的呼吸形态。如日常以胸式呼吸为主者,由于身患肺、胸膜或胸壁疾病,出现了胸式呼吸减弱、腹式呼吸增强的现象;而日常以腹式呼吸为主者,因患腹膜炎、腹腔器官疾病,出现腹式呼吸减弱、胸式呼吸增强的现象。

(6)呼吸困难:患者主观上感到空气不足,客观上表现为呼吸费力,且呼吸频率、节律、深度均发生异常的现象。临床上可分为吸气性呼吸困难、呼气性呼吸困难和混合性呼吸困难。

(7)异常呼吸的护理:①保持呼吸道通畅,必要时给予氧疗。②提供舒适的休息环境:注意室内空气流通,温、湿度适宜。③密切观察病情变化:注意呼吸形态、频率、深度、节律、音响,有无咳嗽、咳痰、咯血、发绀、呼吸困难及胸痛表现,观察用药效果及不良反应。④准备好急救物品:如气管插管、人工呼吸机等。⑤提供营养和水分,避免过饱和产气食物。⑥稳定患者情绪,根据病情有针对性地开展健康教育。

13. 呼吸测量方法及注意事项

(1)操作前避免影响呼吸测量的各种因素。如有剧烈运动、紧张、恐惧等,应休息 20～30min 再测量。由于呼吸受意识控制,因此测量呼吸前不必解释,测量过程中不让患者察觉。

(2)操作方法:护士将手放在患者诊脉部位似诊脉状,眼睛观察患者胸部或腹部的起伏。观察呼吸形态、频率、深度、节律、音响及有无呼吸困难。正常呼吸测 30s,乘以 2;异常呼吸测 1min;呼吸细弱者,可用少许棉花置于患者鼻孔前,观察棉花被吹动的次数,计时 1min。

(3)发现呼吸和病情不吻合时,应查找原因,并复测;确认呼吸异常时应及时通知医生。

14. 正常血压及生理性变化

一般以肱动脉血压为标准。正常成人安静状态下的血压范围为收缩压 90～139mmHg,舒张压 60～89mmHg,脉压 30～40mmHg。

血压的生理性变化:①年龄:血压随年龄增长有逐渐增高的趋势,收缩压的升高比舒张压更明显。②性别:更年期前女性血压略低于男性,更年期后二者差别较小。③昼夜节律:血压呈明显的昼夜波动,一般凌晨 2～3 时最低,上午 6～10 时及下午 4～8 时各有一个高峰,晚 8 时后缓慢下降。过度劳累或睡眠不佳时,血压可稍有升高。④环境:寒冷环境下血压可略有升高;高温环境下血压可略下降。⑤体型:高大、肥胖者血压较高。⑥体位:立位高于坐位,坐位高于卧位。这与重力引起的代偿机制有关。⑦部位:一般右上肢高于左上肢10～20mmHg,下肢比上肢高 20～40mmHg。⑧其他:紧张、恐惧、兴奋的情绪、疼痛可致收缩压升高,舒张压一般无变化。运动、饮食、膀胱高度充盈、吸烟和饮酒等也可影响血压值。

15. 异常血压的评估及护理

(1)高血压:在未使用降压药的情况下,成人收缩压≥140mmHg 和(或)舒张压≥90mmHg为高血压。依据中国高血压分类标准,可分为轻、中、重度高血压和单纯收缩期高血压。

(2)低血压:一般收缩压<90mmHg,舒张压<60mmHg 为低血压,常见于急性心力衰竭、休克等。

(3)脉压异常:包括脉压增大、脉压减小。

(4)异常血压的护理:①安置合适的体位。②提供安静、整洁、舒适的休息环境。③加强血压监测和用药效果、不良反应观察。④稳定患者的情绪,根据病情有针对性地开展健康教育。

16. 血压测量方法及注意事项(间接测量法)

间接测量法是目前临床上广泛应用的血压测量方法。

(1)测压前排除影响血压值的各种因素。如有吸烟、运动、情绪变化等,应休息 15～30min 再测量。根据年龄、测量部位等选择合适的袖带,注意血压计的水银量是否充足,听诊器传导是否正常。需密切观察血压者,应做到"四定"(时间、部位、体位、血压计)。

(2)评估患者的肢体功能、皮肤和治疗情况,选择合适的测量部位。一般首诊时测量两上臂血压,以后测量较高读数侧。避免在有动静脉瘘或静脉输液的肢体测量血压,避免在行腋窝淋巴结清扫术的肢体测量血压。

(3)安置合适的体位:保持血压计"0"点、肱动脉、心脏同一水平。站立或坐位时,手臂平第 4 肋,卧位时平腋中线。

(4)缠袖带:下缘距肘窝 2～3cm,松紧以能插入一指为宜。

(5)充气:不可过猛、过快,充气至肱动脉搏动消失再升高 20～30mmHg。

(6)放气:速度以水银柱每秒下降 4mmHg 为宜。放气过程中注意水银柱刻度和肱动脉声音的变化。第一声搏动音出现时,水银柱所指刻度为收缩压;搏动音突然变弱或消失,水银柱所指刻度为舒张压。

(7)若发现血压听不清或异常,应重测。重测时,待水银柱降至"0"点,稍等片刻后再测量。确认血压异常时应及时通知医生。

17. 体温单上的体温、脉搏曲线绘制和呼吸、血压记录

(1)体温曲线的绘制:①体温符号:口温以蓝"●"表示,腋温以蓝"×"表示,直肠温度以蓝"○"表示。②绘制方法:将实际所测度数绘制于体温单 35～42℃ 的相应时间格内,相邻

温度用蓝线相连。③注意:物理降温 30min 后测量的体温以红"○"表示,划在物理降温前体温的同一纵格内,以红虚线与降温前体温相连,下次测得体温仍与降温前体温相连;体温低于 35℃时,用红笔将"不升"二字写在 35℃线以下相应时间纵格内,不再与相邻温度相连;若患者因拒测、外出诊疗等原因未能测量体温时,应用红笔在体温单 42～40℃之间相应时间栏内纵向填写"拒测"、"外出"等,并且相邻两次体温不连线。

(2)脉搏、心率曲线的绘制:①脉搏、心率符号:脉率以红"●"表示,心率用红"○"表示。②绘制方法:将每次测得的脉率值绘制于相应的坐标点上,相邻脉搏用红线相连。③注意:标记时要求点圆、线直。脉搏与体温绘制点重叠时,先绘制体温符号,再绘制脉搏。脉搏短绌患者,相邻脉率或心率用红线相连,脉率与心率之间再用红笔划线填满。

(3)呼吸的记录:①用蓝黑色水笔以阿拉伯数字表述每分钟呼吸次数。相邻的两次呼吸上下交错记录。②使用呼吸机的患者:在体温单相应时间内用蓝黑色水笔画○,圈内写上 R 表示呼吸。

(4)血压的记录:①血压以分数形式(收缩压/舒张压)用蓝黑色水笔记录在体温单底栏相应格内,单位为 mmHg。②注意:新入院患者应记录血压,此后根据患者病情及医嘱测量并记录;上午血压写在前半格,下午血压写在后半格;术前血压写在前半格,术后血压写在后半格;下肢血压应标注"下"。

学而思

王爷爷,72 岁,因"反复咳嗽、咳痰、气喘 20 余年,加重 1 天伴呼吸困难 1h"来院就诊,经检查后拟"慢性阻塞性肺疾病急性加重期、高血压病"收住入院。责任护士小周为其测量生命体征。

请思考:①影响体温、脉搏、呼吸、血压生理性波动的因素有哪些? ②如何为王爷爷测量体温? ③如何测量脉搏? ④如何测量呼吸? ⑤测量血压应注意哪些事项?测压时若袖带缠得过松、过紧,对血压有何影响?血压测量后如何记录? ⑤王爷爷入院后测体温 38.6℃,脉搏 100 次/min,呼吸 26 次/min,血压 160/100mmHg。如何判断其生命体征测量值? ⑥如何根据生命体征测量值对王爷爷进行宣教? ⑦王爷爷痰鸣音明显,可采取哪些措施帮助其去除分泌物?

 实训指导

临床情境:方女士,29 岁,因头晕待查入院。责任护士小张为其实施入院护理。

实训任务:请评估方女士的病情、治疗情况等,并选择合适的设备、部位为方女士测量生命体征。

1. 实训用物

(1)治疗车上层:手消毒剂、容器盒(盛放已消毒的体温计)、纱布、表(有秒针)、血压计、听诊器、记录本、笔。

(2)治疗车下层:容器盒(盛放测温后的体温计)、黑色和黄色两种垃圾袋。

2. 操作流程与语言沟通

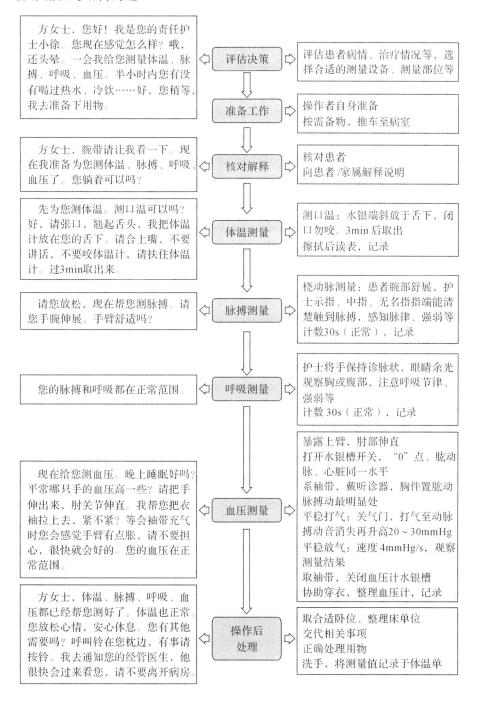

方女士，您好！我是您的责任护士小徐。您现在感觉怎么样？哦，还头晕。一会我给您测量体温、脉搏、呼吸、血压。半小时内您有没有喝过热水、冷饮……好，您稍等，我去准备下用物。 → **评估决策** ← 评估患者病情、治疗情况等，选择合适的测量设备、测量部位等

准备工作 ← 操作者自身准备
按需备物，推车至病室

方女士，腕带请让我看一下。现在我准备为您测体温、脉搏、呼吸、血压了。您躺着可以吗？ → **核对解释** ← 核对患者
向患者/家属解释说明

先为您测体温。测口温可以吗？好，请张口，翘起舌头，我把体温计放在您的舌下。请合上嘴，不要讲话，不要咬体温计，请扶住体温计。过3min取出来。 → **体温测量** ← 测口温：水银端斜放于舌下，闭口勿咬。3min后取出
擦拭后读表，记录

请您放松，现在帮您测脉搏。请您手腕伸展。手臂舒适吗？ → **脉搏测量** ← 桡动脉测量：患者腕部舒展，护士示指、中指、无名指指端能清楚触到脉搏，感知脉律、强弱等
计数30s（正常），记录

您的脉搏和呼吸都在正常范围。 → **呼吸测量** ← 护士将手保持诊脉状，眼睛余光观察胸或腹部，注意呼吸节律、强弱等
计数30s（正常），记录

现在给您测血压。晚上睡眠好吗？平常哪只手的血压高一些？请把手伸出来，肘关节伸直。我帮您把衣袖拉上去，紧不紧？等会袖带充气时您会感觉手臂有点胀，请不要担心，很快就会好的。您的血压在正常范围。 → **血压测量** ← 暴露上臂，肘部伸直
打开水银槽开关，"0"点、肱动脉、心脏同一水平
系袖带，戴听诊器，胸件置肱动脉搏动最明显处
平稳打气：关气门，打气至动脉搏动音消失再升高20～30mmHg
平稳放气：速度4mmHg/s，观察测量结果
取袖带，关闭血压计水银槽
协助穿衣，整理血压计，记录

方女士，体温、脉搏、呼吸、血压都已经帮您测好了。体温也正常。您放松心情，安心休息。您有其他需要吗？呼叫铃在您枕边，有事请按铃。我去通知您的经管医生，他很快会过来看您，请不要离开病房。 → **操作后处理** ← 取合适卧位、整理床单位
交代相关事项
正确处理用物
洗手，将测量值记录于体温单

3. 操作评分标准——生命体征测量

自评得分	互评得分

操作项目	操作标准	分值	扣分说明	扣分
礼仪要求 (4分)	工作衣帽鞋穿戴整齐,符合规范;指甲修剪	2	一项不符扣1分	
	仪表整洁,举止大方,礼貌称呼,自我介绍	2	一项不符扣1分	
评估决策 (6分)	结合案例评估患者病情、治疗情况等,排除影响生命体征测量值的因素	3	评估未结合案例酌情扣2～3分	
	根据评估结果,制订操作计划(如选择合适的测量设备、测量部位等)	3	决策与评估结果不符扣2～3分	
准备 (12分)	环境符合要求,规范洗手,戴好口罩	3	一项不符扣1分	
	用物:选择合适体温计、血压计袖带等,用物齐全,性能良好,放置合理	4	物品缺一项扣1分;放置不合理扣1分	
	核对、解释,协助患者取合适体位	5	核对不全扣2分	
操作过程(53) 体温测量	根据患者病情选择合适的测量方法、测量时间	6	测量方法、测量时间不正确扣3分/项 未擦拭读表扣1分 未记录扣1分	
	腋温:擦汗,腋表置腋窝,夹紧,10min 口温:口表斜放舌下,闭口,3min 肛温:润滑肛表,插入肛门3～4cm,扶托,3min			
	取出体温表,擦拭后读表	3		
	记录	1		
测脉搏	患者手臂置舒适位置,腕部舒展	1	测量位置或手法不正确、时间不足扣1分/项,测量误差>4次/min扣4分	
	根据病情选择正确的测量部位	2		
	护士的示指、中指、无名指的指端按在患者动脉表面,压力大小以能清楚触到脉搏为宜,计数30s(正常),注意脉律、强弱等	6		
测呼吸	根据病情选择正确的观察部位	1	测量方法不正确、时间不足扣2分/项	
	将手保持诊脉状,眼睛余光观察,测量方法正确,观察时间正确	6		
	记录脉搏和呼吸	2		
血压测量	选择合适体位和血压计放置位置:被测肢体、血压计零点与心脏同一水平	3	三点不在同一水平扣2分	
	暴露上臂,肘部伸直,衣服松紧合适	2	衣袖过紧扣2分	
	打开血压计水银槽开关	1	袖带位置不当扣2分	
	驱尽袖带内空气,袖带平整缠于上臂中部,下缘距肘窝2～3cm,松紧以插入一指为宜	3	胸件放置位置不当扣2分	
	戴听诊器,方法正确	3	打气压力不够扣2分	
	关闭气门,平稳注气至动脉搏动音消失再升高20～30mmHg	2	放气过快或过慢扣1分,测量误差>4mmHg扣4分,一次测量不成功或收缩压、舒张压误差5～10mmHg扣3分	
	平稳放气,速度4mmHg/s,注意动脉搏动音出现与弯弱或消失时汞柱所指的刻度	6		
	取下袖带,血压计盒右倾45°关闭水银槽	2		
	协助穿衣	1		
	整理血压计	1		
	记录	1		

续表

操作项目	操作标准	分值	扣分说明	扣分
操作后处理（10分）	协助患者取合适卧位,整理床单位 交代相关事项 正确处理用物(如体温计清点、消毒) 洗手 将测量值正确记录于体温单	2 1 2 1 4	缺一项扣1分 未进行健康教育扣1分 处置不正确扣1分/项 记录不正确扣1分/项	
综合评价（15分）	临床思维:具有安全意识,能结合案例评估,并根据评估结果适当改进操作过程,操作中能灵活处理有关情况	4	酌情扣分	
	体现人文关怀:具有同理心,尊重患者感受,适时与患者/家属沟通,及时满足其需要	4	酌情扣分	
	健康教育:内容有针对性,语言通俗易懂	3	酌情扣分	
	操作规范※,动作熟练、轻柔、稳重	4	酌情扣分	
标有※为关键指标	出现下列任一条判定不及格:			
	①因测量生命体征造成患者损伤			
	②测量数值误差过大			
	③操作程序混乱			
总分	100	得分		
监考老师(签名):		监考时间:		

同学们,为确保生命体征测量值的准确,操作前应注意排除影响体温、脉搏、呼吸、血压测量的各种因素,测量中注意方法的正确,测量后注意核实所测值与病情是否吻合。同时,我们要牢记生命体征的正常值和危急值,以便快速发现危险信号,及时处置。

学而习

临床情境:王先生,32岁,因咳嗽、咳痰、发热3天,拟"支气管肺炎"收入院。入院后,责任护士为其测量生命体征。

实训任务:请为王先生测量体温、脉搏、呼吸及血压。

生命体征测量

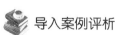 导入案例评析

案例 5-1-1: 在本案例中,夜班护士小金耐心、周到的服务令患血液病的钱阿姨心生感动,她以朴实的小礼物(苹果)表达对金护士的感谢。

小金护士该不该收下这份"礼"呢? 显然,医院有明文规定:医护人员不能收受患者的红包等礼物。小金护士拒收了,但患者伤心了。面对此情此景,护士长的做法则让人感到温暖许多。

送礼是国人传递心意、表达感情的一种方式。《礼记》说:"礼尚往来,往而不来,非礼也;

来而不往,亦非礼也"。即接受别人的好意,必须报以同样的礼敬。在临床工作中,我们常常会发现,有的患者如案例中的钱阿姨一样,觉得护士照顾自己如亲人,甚至比亲人还周到时,内心总觉得应该"回赠"点什么,不然心里过意不去。出于感谢的目的,她们会送护士们一些礼物。

那护士该不该收下这份表达心意的礼物呢? 笔者以为,对于患者所送的礼物,自然不可收受,但应注意拒绝的方式、方法。如果患者送礼表达的是发自内心的感谢,但不接收又会导致患者情绪的剧烈波动而影响其康复时,我们不妨暂时先收下,然后找合适的时机归还或者交给护士长处理。如此,既不会显得护士没有人情味,也不影响患者的情绪。

对于"护士该不该收患者的礼物"这件事,同学们怎么看?

案例 5-1-2:体温是影响脑卒中患者预后的重要因素之一。因此,卒中后需密切监测患者的体温变化。另外,脑卒中患者常常存在一侧口面部肌力下降的现象,所以其体温测量应避开口腔,首选腋下测温。

水银体温计以其测温准确、易清洗、消毒,被临床广泛使用。但该体温计的缺点也是不可忽视的:玻璃材质,易碎,碎后漏出的水银对健康非常不利。

口腔测温时,患者若不小心咬破体温计,玻璃碎片进入体内可导致口腔、咽喉部、胃部等黏膜受损,甚至造成消化道穿孔;若患者胃肠道黏膜还伴有溃疡,水银误吞后会很快进入人体血液,从而引起汞中毒。

若水银掉落地上,暴露在空气中的水银极易挥发形成汞蒸汽,经呼吸道吸入引起汞中毒,比误入消化道的水银更危险。

在本案例中,78 岁的徐老伯是一位脑卒中后遗症患者,神志清楚,但存在言语含糊、轻微流涎的现象。提示该患者存在一侧口面部肌力下降的问题,此时用水银体温计测量口温显然是不合适的。是护士小王没交代清楚,还是家属擅自给患者进行口腔测温? 我们不得而知,但当患者咬破体温计的不良事件发生后,小王护士在应对上还应注意以下几点:①及时了解患者咬破体温计后吐出来的水银去往何处。如果患者将水银吐在地上,应立即开窗通风,戴上手套将纸片卷成筒状把洒落在地上的水银收集起来,然后放入盛有少量自来水的密封小瓶中,注明"废弃水银"字样放至有害垃圾存放点。对于散落在地缝内的汞滴,应取适量硫磺粉覆盖,保留 3h,使硫和汞生成不易溶于水的硫化汞以消除汞的危害。②若高度怀疑患者误吞了水银,不妨让患者口服蛋清或食用粗纤维食物(病情允许时),以延缓汞的吸收和促进汞的排泄。③事后,主动将此事件汇报给护士长。同时护士长应组织科室护士对此事件开展讨论,以防范此类不良事件的再次发生。

除了水银体温计,病房里还有一些物品对患者具有潜在的危险,同学们能找出来吗?

形成性评价

(1~5 题共用题干)张同学,18 岁,淋雨后出现寒战、高热,体温持续在 39~40℃,咳铁锈色痰,诊断"肺炎球菌肺炎"。

1.该疾病的热型一般呈 ( )

A.波状热 B.弛张热 C.间歇热 D.回归热 E.稽留热

2. 入院后,护士遵医嘱为该患者进行降温处理。为观察降温效果,复测体温的时间是 （ ）

A. 降温后 15min   B. 降温后 30min   C. 降温后 45min

D. 降温后 60min   E. 降温后 4h

3. 为该患者测量呼吸时,护士的手不离开诊脉部位是为了 （ ）

A. 保持患者体位不变   B. 不被察觉,以免患者紧张影响呼吸

C. 易于计时   D. 将呼吸与脉搏频率作对比

E. 观察患者面色

4. 针对该患者"体温过高"的问题,下列护理措施哪项不妥 （ ）

A. 密切观察病情变化   B. 测体温每天 2 次   C. 冰袋冷敷头部

D. 口腔护理   E. 鼓励多饮水

5. 某日,该患者测口温时不慎将体温计咬碎,护士应立即采取的措施为 （ ）

A. 催吐   B. 口服蛋清液   C. 服缓泻剂

D. 洗胃   E. 清除口腔内玻璃碎屑

（6～8 题共用题干）张大伯,心率 120 次/min,心音强弱不等,心律不规则,脉搏 65 次/min,脉细强弱不等,快慢不均。

6. 该患者的脉搏为 （ ）

A. 绌脉   B. 交替脉   C. 间歇脉   D. 水冲脉   E. 奇脉

7. 出现上述现象,常见于 （ ）

A. 心房颤动患者   B. 伤寒患者   C. 发热患者

D. 甲亢患者   E. 失血性休克患者

8. 为该患者测量脉搏时,方法不正确的是 （ ）

A. 以食指、中指、无名指指端置桡动脉表面

B. 患者情绪激动时,应先休息 30min 再测

C. 不可用拇指诊脉

D. 计时 30s,将所测得数值乘以 2

E. 两名护士同时测量,一人听心率,另一人测脉率

9. 刘阿姨,64 岁,诊断"慢性支气管炎急性发作、肺心病、肺性脑病"。查体见患者呼吸由浅慢逐渐加快,达高潮后又逐渐变浅变慢,暂停数秒后又重复上述过程,有明显周期性。该患者的呼吸称为 （ ）

A. 深大呼吸   B. 潮式呼吸   C. 毕奥呼吸

D. 鼾声呼吸   E. 蝉鸣样呼吸

10. 许女士,52 岁,安眠药中毒。患者意识模糊不清,呼吸微弱,不易观察,护士测量呼吸方法正确的是 （ ）

A. 以 1/4 的脉率计数   B. 测脉率后观察胸部起伏次数

C. 听呼吸音响计数   D. 用手感觉呼吸气流计数

E. 用少许棉花置患者鼻孔前,观察棉花飘动次数计数

（11～15 题共用题干）万先生,34 岁,因外伤入院。医嘱:测血压 1 次/30min。

11. 影响患者血压测量值准确性的因素不包括 （ ）

A. 血压计　　　B. 时间　　　　　C. 部位　　　D. 体位　　　　E. 听诊器

12. 护士为该患者测量血压,方法不妥的是 （ ）

A. 放气速度以每秒下降 4mmHg 为宜　　B. 测量需在患者安静状态下进行

C. 测量时肱动脉、心脏处于同一水平　　D. 袖带松紧以一指为宜

E. 打气到 240mmHg

13. 测血压时,关紧气门充气,发现汞柱不能上升,可能原因为 （ ）

A. 袖带太松　　B. 袖带太紧　　C. 袖带太宽　　D. 袖带太窄　　E. 漏气

14. 当从听诊器中听到第一声搏动时,袖带内压力 （ ）

A. 等于心脏收缩压　　　　B. 大于心脏收缩压　　　　C. 小于心脏收缩压

D. 等于心脏舒张压　　　　E. 小于心脏舒张压

15. 万先生血压值为 130/82mmHg,属于 （ ）

A. 收缩压偏高,舒张压偏低　　　　B. 收缩压偏低,舒张压偏高

C. 理想血压　　　　　　　　　　　D. 正常血压

E. 正常高值

参考答案

知识/能力拓展

智能生命体征信息系统

随着信息技术的快速发展,计算机管理系统已成为医院现代化管理的基础。近年来,智能生命体征信息系统的使用,改变了传统的生命体征监测及数据管理模式,有效提升了护理质量及效率。

1. 传统的手工生命体征信息采集与记录中存在的问题

(1)生命体征的采集、记录、输入分离。

(2)存在漏记、漏测的现象。

(3)手工录入数据易出错,数据存在不真实的问题。

(4)手工测量、记录生命体征数据效率低,护士工作负荷重。

(5)生命体征无法闭环管理。

2. 智能生命体征信息系统的优点

智能生命体征信息系统是运用互联网、物联网和移动通信等信息技术,将住院患者身份和科室、护士信息进行智能识别及绑定,自动采集患者生命体征信息。生命体征数据自动、同步导入体温单及护理记录单,确保了真实性、即时性。在减轻护士工作负荷、提高护理服务效率和质量的同时,实现了生命体征全流程数据跟踪与闭环管理,并且减少了医护语言沟通中的信息传递失误,有助于医生实时掌握患者的病情。另外,智能生命体征信息系统还可提供实时异常体征报警功能,一旦患者的生命体征测量值超过正常范围,系统会自动发出报警声,以提醒医护人员及时作出应对策略。

护理金点子

由于水银体温计为玻璃材质,易碎且碎后漏出的水银可危及人体健康,因此目前很多病房已用耳温枪测量鼓膜温度来替代传统的水银体温计测温。

基于院感防控的要求及测量的需要,有的病房护士会给住院患者每人发放一个耳温套。但耳温套小而透明,患者经常会找不到,从而增加了医院的耗材。

为了降低耳温套的损耗,提高使用的方便度,请同学们以小组为单位(自由组合,每组6～7人)设计一份病房耳温套管理方案。

(徐海珍　郑云慧　王艳萍)

任务二　冷疗的应用

冷疗(cold therapy)是临床中常用的物理治疗方法,它是利用低于人体温度的物质作用于体表皮肤,通过神经传导引起皮肤和内脏器官血管的收缩,从而改变机体各系统体液循环和新陈代谢,达到局部或全身效果的一种治疗方法。

学习目标

1.知识与技能目标:能正确理解冷疗的目的、禁忌及影响冷疗效果的因素;能根据患者年龄、病情、皮肤状况等正确选择冷疗方法;能遵循操作规程正确、熟练地完成乙醇拭浴操作;操作中能正确运用人体力学原理减轻护患双方的疲劳。

2.情感态度与价值观目标:从优秀护士的故事中体会护者仁心;在实训中培养"人本、专注"的职业精神;从案例讨论中明了健康教育的重要性,增强责任意识和服务意识;通过以问题为中心的小组学习,培养团队精神和创新意识。

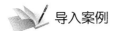 **导入案例**

案例5-2-1　"疫"重情深

2022年"5.12"护士节那天,隔离病房的护士们收到了一束鲜花,娇艳欲滴的花朵中还夹着一封粉红色的感谢信。信中写道:

亲爱的白衣天使们,衷心祝愿你们节日快乐!

我已出院一月有余,今日提笔,依旧心怀感动。

两个月前我从外地旅游回家,不幸检测出新型冠状病毒核酸阳性。当被通知到医院隔离治疗时,我感觉天都要塌了! 这是打我记事起的首次住院。面对疾病的不确定性和陌生的隔离环境,我感到特别无助,内心很茫然。

幸运的是,我遇到了你们。当天接诊我的是王护士和李护士,她俩态度和蔼,视我如家人。在她们耐心的疏导、鼓励下,我恐惧的心渐渐平静了下来。

可是很糟糕,第二天晚上我出现了高热,全身乏力、酸痛。虽然服了退烧药,体温仍高达40℃。我的情绪又剧烈波动起来,并开始痛哭。记得当晚值班的是周护士,她一边温柔、细致地为我进行酒精擦浴,一边安慰我、给予我情感的支持。终于,体温降下来了,我的心情也平复了很多……

这次住院,让我近距离地了解了护士职业,也越来越清晰地感到护士工作的重要性。"有时是治愈,常常是帮助,总是去安慰",这正是对你们日常工作的高度概括。如果没有护士们给予我热情周到的生活照护和莫大的心理安慰与支持。我不会康复得这么快。谢谢你们!你们的这份爱、这份情,我记住了!

向最可爱的人致敬!祝你们万事如意,一生平安!

读完这封感谢信,同学们有何感想?

案例 5-2-2 不能触的雷——双硫仑样反应

一个初冬的傍晚,急诊室来了一位中年女性患者。她面部潮红,大汗淋漓,呼吸急促(32次/min),脉搏很快(136次/min),血压下降(72/50mmHg),呼之反应迟钝。

陪同的家属告诉医生:妻子晨起因发热、咳嗽、咳痰去当地卫生院就诊,医生诊断"呼吸道感染"予静脉输注头孢(头孢曲松钠针2.0g),下午4点液体输完返回家中。回家后自测体温38.8℃,仍感到发热、难受。听人说酒精擦浴效果好,妻子便买来消毒用酒精(75%)擦拭四肢皮肤,没想到擦完半个多小时,妻子说头痛、头晕、视物模糊……

听完家属的叙述,值班医生马上意识到患者可能发生了双硫仑样反应,立即予紧急抢救。很幸运,约30min后,患者症状明显改善,测呼吸22次/min,脉搏96次/min,血压92/61mmHg。

同学们听说过双硫仑样反应吗?这个案例带给你哪些启示?

 主要知识点

1. 冷疗的生理效应与目的

冷疗的生理效应	目的	适用范围举例
降低毛细血管通透性	减轻局部肿胀	软组织损伤初期
血流减慢,血液黏稠度增加	止血	扁桃体摘除术后、鼻出血
抑制细胞活动,减慢神经冲动传导,降低神经末梢敏感性	减轻疼痛	牙痛
因血管收缩,血流减少,细胞新陈代谢和细菌活力降低	控制炎症扩散	炎症早期
冷物质直接与皮肤接触,通过传导与蒸发使体温下降	降低体温	高热、中暑

2. 冷疗禁忌

冷疗禁忌	机　制
血液循环障碍	冷疗可使血管收缩,进一步加重血液循环障碍,导致局部组织缺血缺氧而变性坏死
慢性炎症或深部化脓病灶	冷疗可使局部血流减少,妨碍炎症的吸收
组织损伤	冷疗可降低血液循环,影响组织修复
对冷过敏者	用冷可出现红斑、荨麻疹、关节疼痛、肌肉痉挛等过敏症状
冷疗禁忌部位	枕后、耳廓、阴囊处:用冷易引起冻伤 心前区:用冷可导致反射性心率减慢、心房或心室纤颤及房室传导阻滞 腹部:用冷易引起腹泻 足底:用冷可导致反射性末梢血管收缩影响散热或致一过性冠状动脉收缩

3. 影响冷疗效果的因素

影响因素	冷疗效果
用冷方式	同样温度条件下,湿冷效果优于干冷
应用面积	①面积越大,效果越强 ②随着使用面积的增大,患者耐受性降低,可引起全身反应,如血压升高等
应用时间	①在一定时间内,冷效应是随着时间的增加而增强 ②时间过长,则会产生继发效应而抵消治疗效应,甚至引起不良反应,如疼痛、冻伤 ③一般以 20～30min 为宜,如需反复使用,中间必须给予 1h 的休息时间
冷疗温度	①冷疗的温度与体表温度的差值越大,机体反应越强 ②在干燥冷环境中用冷,散热会增加,冷效应会增强
用冷部位	①皮肤较薄的区域,对冷敏感性强,冷疗效果好 ②浅层皮肤对冷较敏感,冷疗效果好 ③血液循环良好的部位,冷疗效果好
个体差异	①年龄:婴幼儿由于神经系统发育尚未成熟,对冷刺激的耐受性较低;老年人由于感觉功能减退,对冷刺激的敏感性降低 ②身体状况:昏迷、感觉迟钝、血液循环障碍等患者,对冷的敏感性降低,应谨防冻伤的发生

4. 冷疗方法及使用注意事项

(1)冰袋、化学致冷袋:用于局部降温、止血、镇痛、消炎。冰袋用于降温时,使用后 30min 需测体温;当体温降至 39℃ 以下,可取下冰袋,并做好记录。

(2)冰帽、半导体降温帽:常用于头部降温,预防脑水肿。使用中注意监测直肠温度,维持体温 33℃ 左右,不可低于 30℃,以防心室纤颤等并发症的发生。

(3)冷湿敷:用于局部止血、消肿、消炎、止痛。若冷敷部位为开放性伤口,须按无菌技术处理伤口。

(4)温水或乙拭浴:用于高热患者的降温。乙醇拭浴时应特别注意以下事项:

1)乙醇浓度 25%～35%,温度 30℃。适用于无寒战、无出汗的高热患者。婴幼儿、血液病患者、服用某些头孢类抗生素者禁用乙醇拭浴。

2)拭浴前:头部置冰袋,以助降温并防止头部充血而致头痛;热水袋置足底以促进足底血管扩张而减轻头部充血,使患者感到舒适。

3)方法与顺序:离心方向。擦拭顺序依次为双上肢(颈外侧→肩→手臂外侧→手背,侧胸→腋窝→手臂内侧→手心)、背腰部(颈下肩部→背部→臀部)、双下肢(髂骨→下肢外侧→足背,腹股沟→下肢内侧→内踝,臀下→下肢后侧→足跟)。擦至血液循环良好的部位,如颈部、腋下、腹股沟等体表大血管流经处,可稍用力并延长停留时间,以促进散热。

4)拭浴过程中,注意观察患者局部皮肤情况及全身反应,如出现寒战、面色苍白、脉搏及呼吸异常等情况,应立即停止拭浴,及时处理。

5)拭浴后 30min 测体温。当体温降至 39℃ 以下,取下头部冰袋,并做好记录。

学而思

周阿姨,58 岁,因"肺部感染"收住入院。体温 39.1℃,脉搏 102 次/min,呼吸 22 次/min。医嘱:物理降温。

请思考:①周阿姨可实施的物理降温措施有哪些? ②若进行乙醇拭浴,其温度和浓度分别是多少? 如何将 75% 的乙醇配制成拭浴所需的浓度? 何种情况下不宜给周阿姨行乙醇拭浴? ③为什么乙醇拭浴前头部置冰袋,足底置热水袋? ④乙醇拭浴过程中哪些部位禁止擦拭? 为什么? ⑤在乙醇拭浴过程中,周阿姨突然出现了寒战,该如何处理? ⑥周阿姨的儿子发现母亲擦浴时发抖了,便向护士吼了起来。护士该如何应对?

 实训指导

临床情境:卞阿姨,50 岁,因"社区获得性肺炎"入院。主诉头晕、头痛、发热、咳嗽、咳痰、胸痛、气急。体温 39.0℃,脉搏 108 次/min,呼吸 25 次/min。医嘱:乙醇拭浴。

实训任务:请备好用物,并为卞阿姨实施乙醇拭浴操作。

1. 实训用物

(1)治疗车上层:大浴巾 2 条、小毛巾 1 条、热水袋及布套、冰袋及布套、治疗碗(内盛 25%～35% 乙醇 200～300ml,温度 30℃)、手消毒剂、医嘱执行单、PDA。

(2)治疗车下层:黑色和黄色两种垃圾袋。

2. 操作流程与语言沟通

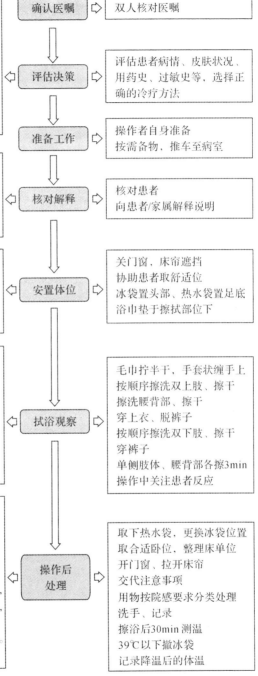

您好，卞阿姨，我是您的责任护士小顾，请说下您的名字。您现在感觉怎么样？哦，头还是很痛。您刚才测的体温很高，医生给您开了酒精擦浴。您酒精过敏吗？最近有没有用过头孢类药物？擦浴需要20min左右，您是否需要方便一下？好，我去准备下用物，稍等。

卞阿姨，腕带请让我看一下。下面准备酒精擦浴了，希望能得到您的配合。酒精擦浴可使皮肤血管扩张、加快散热，起到降温的目的。

请平卧，我先在您头部放个冰袋，足底放个热水袋，这样会舒服一些。擦浴过程中如果您感觉有什么不适，请您及时告诉我，好吗？

卞阿姨，先给您脱下上衣，您不要担心，床帘已拉上。先擦两上肢。这样的力度可以吗？腋下我给您多擦擦，这样降温效果会好一些。接下来，我们擦背部。现在给您穿好上衣，脱下裤子。准备擦下肢……您感觉怎么样？好了，帮您换上干净的裤子。

卞阿姨，擦浴完成了，热水袋我先拿走了。冰袋帮您换个位置。您这样躺着舒服吗？您先休息会儿，过半小时我来测量体温。卞阿姨，现在感觉舒服一点了吗？给您再测个体温……您现在的体温降下来了，冰袋可以不用了。您注意多喝水，有痰及时咳出来。您好好休息，有事按呼叫器，我也会经常来看您的。祝您早日康复！

确认医嘱 ⇨ 双人核对医嘱

评估决策 ⇨ 评估患者病情、皮肤状况、用药史、过敏史等，选择正确的冷疗方法

准备工作 ⇨ 操作者自身准备　按需备物、推车至病室

核对解释 ⇨ 核对患者　向患者/家属解释说明

安置体位 ⇨ 关门窗、床帘遮挡　协助患者取舒适位　冰袋置头部、热水袋置足底　浴巾垫于擦拭部位下

拭浴观察 ⇨ 毛巾拧半干、手套状缠手上　按顺序擦洗双上肢、擦干　擦洗腰背部、擦干　穿上衣、脱裤子　按顺序擦洗双下肢、擦干　穿裤子　单侧肢体、腰背部各擦3min　操作中关注患者反应

操作后处理 ⇨ 取下热水袋，更换冰袋位置　取合适卧位、整理床单位　开门窗、拉开床帘　交代注意事项　用物按院感要求分类处理　洗手、记录　擦浴后30min测温　39℃以下撤冰袋　记录降温后的体温

127

3. 操作评分标准——乙醇拭浴

	自评得分	互评得分

操作项目	操作标准	分值	扣分说明	扣分
礼仪要求 (4分)	工作衣帽鞋穿戴整齐,符合规范;指甲修剪	2	一项不符扣1分	
	仪表整洁,举止大方;礼貌称呼,自我介绍	2	一项不符扣1分	
评估决策 (6分)	确认医嘱有效。结合案例评估患者病情、皮肤状况、用药史、过敏史等	3	评估未结合案例酌情扣2～3分	
	根据评估结果,选择正确的冷疗方法	3	决策与评估结果不符扣2～3分	
准备 (10分)	环境符合要求,规范洗手,戴好口罩	3	一项不符扣1分	
	根据医嘱准备30℃的25%～35%乙醇200～300ml	3	浓度配制不正确扣3分	
	用物齐全,符合要求,放置合理	4	物品缺少扣1分/项	
操作过程 (55分)	携用物至床旁,核对 向患者解释 关门窗,拉床帘	4 2 2	核对不全扣3分 未用床帘遮挡扣2分	
	按需给便器 安置合适体位	2 2	一项不符扣2分	
	置冰袋于头部,置热水袋于足底※	6	一项不符扣3分	
	脱衣服,松裤带	2	一项不符扣1分	
	浴巾垫于擦拭部位下 将浸透乙醇溶液的小毛巾拧至半干缠在手上	2 2	方法不对扣2分	
	擦拭上肢:按顺序擦拭 颈外侧→肩→手臂外侧→手背 侧胸→腋窝→手臂内侧→手心 擦至腋下、肘窝、手心处稍用力并稍作停留 同法擦拭对侧 单侧3min	3 3 2 2 1	擦拭方法不正确扣1分/次,顺序不正确扣2分	
	擦拭腰背部:按顺序擦拭 颈下肩部→背部→臀部 时间3min 浴巾擦干 穿上衣,脱裤子	3 1 1 2	擦拭方法不正确扣1分,顺序不正确扣2分	
	擦拭下肢:按顺序擦拭 髂骨→下肢外侧→足背 腹股沟→下肢内侧→内踝 臀下→下肢后侧→足跟 擦至腹股沟、腘窝等部位稍用力并稍作停留 同法擦拭对侧 单侧3min 浴巾擦干后穿好裤子	2 2 2 2 1 1 1	擦拭方法不正确扣1分/次,顺序不正确扣2分	
	操作中询问患者感受,观察病情变化	2		

续表

操作项目	操作标准	分值	扣分说明	扣分
操作后处理（10分）	移去热水袋	1		
	协助患者取舒适体位,整理床单位 开门窗,拉开床帘	1 1		
	交代相关事项	1		
	污物处理正确	2		
	洗手、记录	2		
	30min后测体温,并绘制于体温单	1		
	体温降至39℃以下,取下冰袋	1		
综合评价（15分）	临床思维:具有安全意识,能结合案例评估,并根据评估结果适当改进操作过程,操作中能灵活处理有关情况	4	酌情扣分	
	体现人文关怀:具有同理心,尊重患者感受,适时与患者/家属沟通,及时满足需要	4	酌情扣分	
	健康教育:内容有针对性,语言通俗易懂	3	酌情扣分	
	操作规范※,动作敏捷、熟练	4	酌情扣分	
标有※为关键指标	出现下列任一条判定不及格:			
	①无安全意识,造成患者坠床			
	②缺乏爱伤观,多次暴露患者			
	③擦拭禁忌部位:前胸、腹部、颈后、足底			
	④操作程序混乱			
总分	100	得分		
监考老师(签名):		监考时间:		

　　同学们,以上我们学习了乙醇拭浴法。临床工作中应根据患者年龄、病情等合理选择冷疗方法和冷疗部位,操作中密切观察患者反应,并对治疗效果进行及时评价,以实现最佳疗效、最小不良反应。

<h2 style="text-align:center">学而习</h2>

　　临床情境:孙老师,67 岁,诊断"急性胃肠炎"。体温 39.5℃,呼吸 22 次/min,脉搏 96 次/min,血压 122/76mmHg。因体温居高不下,遵医嘱予温水拭浴。
　　实训任务:请备好用物,并为孙老师进行温水拭浴。

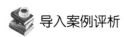 导入案例评析

　　案例 5-2-1:这是一个有关新型冠状病毒肺炎患者与隔离病房护士们的故事。面对疾病

的不确定性和陌生的隔离环境,患者曾一度情绪失控。在当时的情形下,若仅仅依赖药物治疗,效果可能不甚理想。针对患者情绪的剧烈波动,隔离病房的护士们不仅在生活上给予患者无微不至的照顾,还在心理上给予耐心的疏导和情感支持,使患者较快地走出了疾病阴影并顺利出院。

鲜花、感谢信表达的不仅仅是一份感激之情,更是对护士工作的充分肯定。信中的那句"有时是治愈,常常是帮助,总是去安慰",更是道出了护理学的真谛和患者的期望。

护理学是饱含人文精神的学科。安慰,是一种人性的传递,是平等基础上的情感表达。安慰,也是护士的责任。如何学会安慰患者? 如何坚持经常安慰患者? 这是一个需要我们在理论与实践相结合的基础上进行深入探讨的课题。

亲爱的同学们,你们有信心去完成这一课题吗?

案例 5-2-2:近年来使用头孢菌素类抗生素后饮酒引发双硫仑样反应时有报道。双硫仑样反应即类似于服用戒酒药双硫仑后饮酒的反应,如面部潮红、视物模糊、头痛、头晕、胸闷、气短、恶心呕吐、心率加快、乏力、多汗,严重者可出现血压下降、呼吸困难,甚至发生意识丧失、惊厥、死亡。

在本案例中,虽然患者输注头孢类药物后并未饮酒,但她为了达到尽快降温的目的,自行使用了 75%乙醇拭浴,同样出现了双硫仑样反应。

此事件反映出部分患者疾病相关知识的缺乏和渴望药到病除、急于治愈的心态。由此提醒我们,护理工作中除了根据患者年龄、病情等正确落实相关的护理操作外,还应多与患者沟通,了解其心理需求,耐心做好疾病相关知识的宣教,及时给予患者心理疏导与情感支持。

形成性评价

(1~7 题共用题干)薛先生,30 岁,因流感高热,医嘱予乙醇拭浴降温治疗。

1. 为该患者拭浴用的乙醇浓度为 ( )
A. 25%~30% B. 40%~50% C. 50%~60% D. 70%~75% E. 95%

2. 为该患者拭浴用的乙醇温度是 ( )
A. 10℃ B. 20℃ C. 30℃ D. 40℃ E. 50℃

3. 行乙醇拭浴前,热水袋放置足底的目的是 ( )
A. 保暖 B. 防止患者虚脱 C. 促进足底血管扩张,减轻头部充血
D. 防止体温骤降 E. 防止发生心律不齐

4. 行乙醇拭浴时,冰袋不宜放置在患者的 ( )
A. 前额 B. 腋下 C. 腹股沟
D. 足底 E. 头顶部

5. (续 4)这是因为放置此部位可引起 ( )
A. 冻伤 B. 皮下出血 C. 末梢血管收缩
D. 血管扩张 E. 一过性冠状动脉收缩

6. 该患者胸腹部禁用乙醇拭浴是为了防止 ( )
A. 体温骤降 B. 心率过速 C. 呼吸节律异常

D. 反射性心率减慢及腹泻　　　　　E. 微循环障碍

7. 为该患者擦拭上肢的顺序错误的是　　　　　　　　　　　　　　　　　　（　　）

A. 颈外→上肢外侧　　　　　B. 侧胸→腋窝　　　　　C. 上肢内侧→手掌

D. 手掌→腋窝　　　　　E. 上肢外侧→手背

(8～11题共用题干)周女士,因脑外伤致脑水肿。

8. 该患者合适的治疗方法是　　　　　　　　　　　　　　　　　　　　　　　（　　）

A. 将冰袋放置颈部　　　　　B. 头部置冰帽中　　　　　C. 温水擦浴

D. 乙醇拭浴　　　　　E. 低温溶液灌肠

9. (续8)使用该治疗方法时,应维持肛温(　　)℃左右

A. 37　　　　　B. 36　　　　　C. 35　　　　　D. 33　　　　　E. 30

10. (续8)使用该治疗方法时,肛温不可低于(　　)℃

A. 37　　　　　B. 36　　　　　C. 35　　　　　D. 33　　　　　E. 30

11. (续10)因为若低于上述温度,可引起　　　　　　　　　　　　　　　　　　（　　）

A. 寒战　　　B. 心室纤颤　　　C. 脑水肿　　　D. 呼吸困难　　　E. 躁动不安

(12～13题共用题干)王女士,走路时不慎扭伤踝关节1h余。

12. 此时正确的处理方法是　　　　　　　　　　　　　　　　　　　　　　　（　　）

A. 冷敷　　　　　B. 热敷　　　　　C. 绷带包扎

D. 按摩　　　　　E. 用热水泡脚

13. 为防止出现继发效应,王女士在冷敷20～30min后,应间隔(　　)再进行局部冷敷

A. 30min　　　B. 60min　　　C. 90min　　　D. 120min　　　E. 180min

14. 胡大伯,鼻唇沟处长了一个疖,局部红、肿、热、痛。予该处冷疗的目的是　　（　　）

A. 降低细菌活力,控制炎症扩散　　　B. 提高白细胞的吞噬功能

C. 溶解坏死组织　　　D. 提高免疫功能

E. 降低神经的兴奋性

15. 王先生,因高热拟采用物理降温法。以下最能促进冷疗效果的因素是　　　（　　）

A. 采用湿冷法　　　　　B. 在皮肤经常暴露的部位冷疗

C. 调节室温　　　　　D. 延长冷疗时间

E. 局部小面积使用冷疗

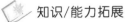 知识/能力拓展

参考答案

热射病患者如何实施冷疗

夏季中暑是一种典型的"气象病",其发病与3个环境因素密切相关:高温、高湿、无风环境。

热射病即重症中暑,是威胁生命的急症,其病死率与体温过高及持续时间密切相关。因此,将患者的核心体温迅速降至39℃以下是治疗的关键。具体措施如下:

1. 环境要求:将患者安置于20～24℃的空调房间。协助其取平卧位,头偏向一侧,并迅速松解或脱去外衣。

2.迅速建立静脉通路:遵医嘱静脉滴注4℃的5％葡萄糖盐水、氯丙嗪等,以助患者迅速降温。静滴4℃葡萄糖盐水时,开始5min为30～40滴/min,以免诱发心律失常。待患者适应低温后再加快滴速,并使输液速度控制在尿量(无肾功能异常)200～300ml/h。

3.配合物理降温法:如头戴冰帽,或前额、头顶、体表大血管流经处(如颈部、腋窝、腹股沟等)放置冰袋,或采用乙醇拭浴,有条件时可使用冰毯机。

4.密切观察降温效果:每15～30min测量一次直肠温度,根据直肠温度调整降温措施,同时密切观察末梢循环情况。如患者高热而四肢末梢发绀、厥冷,提示病情加重;经治疗后体温下降、四肢末梢转暖、发绀减轻或消失,则提示治疗有效。当直肠温度降至38℃左右时可考虑终止降温,但应注意防止体温复升。

护理金点子

临床工作中,我们发现有的患者在用30℃乙醇拭浴时会出现畏寒、发抖的现象,不仅患者感觉不舒适,而且也影响了降温效果。

那高热患者乙醇拭浴时,如何做到既减轻皮肤的冷刺激,又能利用乙醇的挥发性达到较好的降温目的呢?请同学们以小组为单位(自由组合,每组6～7人)展开讨论,并提出切实可行的解决方案。另外,除了药物降温和教材中所介绍的物理降温法,能否从中医学的角度找到降温的好方法?

(顾小红　郑云慧　王艳萍)

任务三　吸痰

吸痰法(aspiration of sputum)是指经口、鼻腔、人工气道将呼吸道分泌物吸出,以保持呼吸道通畅,预防吸入性肺炎、肺不张、窒息等并发症的一种方法。临床上主要用于年老体弱、危重、昏迷、麻醉未清醒前等各种原因引起的不能有效咳嗽、排痰者。

学习目标

1.知识与技能目标:能正确把握吸痰指征与时机,做到按需吸痰;能根据实际情况选择吸痰方式和吸痰管型号;能严格遵守操作规程正确实施吸痰操作;能根据患者的病情采取有效的、针对性的自我防护措施。

2.情感态度与价值观目标:从案例学习中感悟"医者仁心、大爱无疆"的职业精神和以患者为中心的护理理念;通过以问题为中心的小组学习,培养团队协作精神和创新意识。

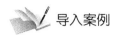导入案例

案例 5-3-1　担心总是难免的

周一刚上班,护士长就被告知:昨日下午 13 床家属不让护士小周给患者吸痰,两人闹得有点不愉快。

在护士长的印象中,13 床的家属是一位年近七十的阿姨。平时看上去笑嘻嘻的,和她沟通也很顺畅。为什么拒绝小周护士给患者吸痰呢? 带着疑惑,护士长来到了病室。

家属解释道:"护士长啊,这个小周护士平时做其他操作都挺麻利的,服务态度也好,但是他给我老伴吸痰,我紧张呀! 每次吸痰,我老伴的脸都呛得通红,眼泪都流出来了。老伴有高血压,高压(收缩压)曾达 170(mmHg)左右,我怕这样会刺激他血压升高的。我担心呀! 护士长。所以就没再让他吸痰,后来是其他护士来吸的。"

听了患者家属的陈述,同学们对家属的担心是否能理解? 这则案例对你未来的护士工作有怎样的启示?

案例 5-3-2　战"疫"第一天

以下是一位参加 2020 年初武汉抗"疫"护士的日记。

今天是大年初一,也是我来武汉第一天正式上班。

上班时间从早上八点到下午两点。穿上防护服,戴上护目镜,进入重症医学科。和上一班同事完成交接后,迅即投入到了紧张的工作中。

我主要负责两位气管切开的新型冠状病毒肺炎患者。他们都五十出头,身上插了许多管子,痰很多。尽管采取的是封闭式吸痰,但操作时和患者的距离非常近。刚开始进行吸痰操作时,我的内心还是有些怕怕的,总担心痰液会污染到自己。

看着眼前一个个在生死线上挣扎的患者,听着来自战友的一句句加油,再想想自己来武汉的初心和使命,渐渐地,我的内心开始松弛下来。同时我也不断给自己打气:我穿着防护服,戴着护目镜呢,要相信自己!

就这样,随着操作次数的增加,我不再畏惧了!

同学们,面对突如其来的新型冠状病毒肺炎疫情,当时的你害怕吗? 担心吗? 读完这则日记,你有何感想? 透过这场疫情,你收获了什么?

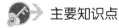主要知识点

1. 清除呼吸道分泌物的护理技术

(1)有效咳嗽:适用于意识清醒能自行咳嗽的患者。其步骤为:患者取坐位或半坐位,屈膝,肩放松,上身前倾,双手抱膝并将两肋夹紧(胸腹部有手术伤口者,护士将双手压在切口两侧以保护切口)。嘱患者深呼吸数次,然后深吸一口气,屏气 3s 后紧缩胸腹,用力做爆破性咳嗽,排出痰液。痰液特别黏稠者,可遵医嘱予雾化吸入或服用祛痰药,以稀释痰液,帮助祛痰。

(2)叩击:用手叩打胸背部,借助振动,使分泌物松脱而排出体外。适用于长期卧床、排痰无力的患者。叩击手法:操作者将手背隆起,手掌中空,呈背隆掌空状,自外向内,从肺底自下而上轻轻叩打。每侧肺部叩击1～3min,叩打频率为2～3次/s。叩击后,随即指导患者有效咳嗽。注意不可在裸露的皮肤、肋骨上下、脊柱、乳房等部位叩击。若患者出现头晕、面色苍白、出冷汗等,立即停止叩击。

(3)体位引流:是将患者置于特殊体位,借助重力作用使肺与支气管所存积的分泌物流入大气管并咳出体外。适用于支气管扩张、肺脓肿、支气管造影术后患者。严重高血压、心衰、高龄、意识不清、极度衰弱者禁忌。实施方法:①体位要求:原则上将患肺处于高位,使引流的支气管开口向下。②配合要求:在体位引流过程中,鼓励并指导患者间歇深呼吸并用力咳痰,护士可协助叩击。若痰液黏稠不易引流时,可遵医嘱使用雾化吸入或祛痰药。③引流时间:一般安排在餐前或餐后2h进行,以防胃食管反流、恶心、呕吐等不良反应的发生。每天1～3次,每次15～20min。④引流期间观察:嘱患者如有不适及时告知。若引流中出现心率大于120次/min、心律失常、高血压、低血压、眩晕或发绀等,应立即停止引流并通知医生。

(4)吸痰法。其目的是:①清除呼吸道分泌物,保持呼吸道通畅,预防并发症;②促进呼吸功能,改善肺通气;③留取痰液标本为临床诊断、治疗提供依据。

2. 临床吸痰的装置与吸痰方式

(1)中心吸引装置吸引:目前很多医院都设有中心负压装置,使用时只需将吸痰管连接吸引装置,开启开关即可吸痰,十分便利。

(2)电动吸引器吸引:电动吸引器由马达、偏心轮、气体过滤器、负压表、安全瓶、储液瓶组成,安全瓶和储液瓶可以储液1000ml。瓶塞上有两根玻璃管,并通过塑料导管相互连接。接通电源后,马达带动偏心轮,从吸气孔吸出瓶内空气,并由排气孔排出,不断循环转动,使瓶内产生负压,将痰液吸出。

(3)纤维支气管镜吸痰:对常规吸痰不畅的患者,在纤维支气管镜直视下吸痰临床效果更好,但操作繁琐,费用较贵,不是常用的吸痰方法。

(4)注射器吸痰:紧急状态下,可用50ml注射器连接导管进行抽吸。

(5)口对口吸痰:在万分紧急而身边又无设备的情况下,操作者可托起患者下颌,使其头后仰并捏住患者鼻孔,口对口吸出呼吸道分泌物,以解除呼吸道梗阻症状。

3. 吸痰的指征

(1)患者频繁或持续呛咳。

(2)在气管和支气管处听诊有明显痰鸣音。

(3)可疑为分泌物引起的指脉氧饱和度(SpO_2)降低。

(4)患者突发呼吸困难等。

(5)气管插管使用呼吸机的患者出现下列情形时:①在气管导管内看见明显分泌物;②呼吸机流速—时间曲线呼气相出现震动;③呼吸机出现高压或低潮气量报警。

4. 吸痰的注意事项

(1)根据患者实际情况正确把握吸痰指征与时机,做到按需吸痰。

(2)吸痰前检查吸引装置或电动吸引器性能,正确选择吸痰管型号。成人一般选用12～18号,婴幼儿多选用10号,新生儿选用6～8号。留置气管插管者,吸痰管直径应小于气管插管直径的 1/2(注:婴儿小于 70％)。

(3)选择软硬合适、前端钝圆有多个侧孔、后端有负压调节孔的吸痰管。

(4)操作时严格遵循无菌技术操作原则。每次吸痰应更换吸痰管。为气管切开/气管插管患者吸痰顺序为:先气管再口鼻腔。

(5)在未连接吸痰管的情况下,一般成人吸痰负压 300~400mmHg(40.0~53.3kPa),儿童<300mmHg(40.0kPa)。插管时不带负压,吸引时应轻柔旋转提吸,严禁上下提插,以免损伤呼吸道黏膜。

(6)每次吸痰时间<15s,以减少低氧血症的发生。

(7)吸痰和吸氧可交替进行。为减少低氧血症的发生,可在吸痰前后 2min 给予高浓度氧气吸入。连续吸痰不得超过 4 次,两次间隔时间为 2~3min。吸痰过程中注意观察患者的面色、心率、血压、呼吸及氧饱和度等。

(8)痰液黏稠时,气管切开/气管插管患者,可在吸痰前气管内滴注 2ml 生理盐水。另外,可配合翻身、叩肺、雾化吸入等方法以提高吸痰效果。

(9)做好仪器的消毒与维护。吸痰前,吸痰瓶内放入含氯消毒剂;储液瓶内液体达 2/3 满时应及时倾倒,以免液体过多吸入损坏仪器;操作完成后确保吸引装置性能处于备用状态。

(10)做好口腔护理。可常规使用生理盐水和洗必泰溶液进行口腔护理。

学而思

王先生,62 岁,因"肺癌"收住入院。3 天前行胸腔镜下肺叶切除术,术后因切口疼痛不敢咳嗽,拒绝叩肺,今主诉咽部不适,稍有胸闷,咳痰不畅,咳出少量脓痰。SpO_2 92％~93％,听诊闻及呼吸道痰鸣音。

请思考:①此时是否应该马上为王先生吸痰?为什么?②如果吸痰,采用何种方式吸引?负压调多大?一次吸引时间多长?为什么吸痰时导管要边吸边退、左右旋转?③痰液黏稠如何处理?④还可以采取哪些措施帮助王先生排出痰液?

 实训指导

临床情境:李大伯,73 岁,以"脑出血,高血压Ⅲ级"收住入院。目前意识已清楚,左侧肢体偏瘫,口齿不清,气管切开状态。护士巡视病房时,发现李大伯呼吸稍急促,且能听到呼吸道有痰鸣音。

实训任务:请立即为李大伯经气管套管吸痰。

1. 实训用物

(1)治疗车上层:治疗盘(内有吸痰管、灭菌手套、生理盐水、无菌碗、纱布数块)、吸引装置、听诊器、氧饱和度仪。

(2)治疗车下层:黑色和黄色两种垃圾袋。

2. 操作流程与语言沟通

语言沟通	流程	操作要点
您好，李大伯！我是您的责任护士小徐。让我核对下您的腕带。您现在气管切开，我把吸痰用物放在床边，需要时我们会及时帮您吸出痰液的。您暂时不能说话，可以用点头或摇头来回答我的问题。您口腔有没有活动的假牙？鼻腔有没有不舒服？您需要方便吗？好，一会儿再来看您。	评估决策	评估患者病情、呼吸音等，选择合适的吸痰方式和吸痰管型号
	准备工作	操作者自身准备 备齐用物，推车至病室 连接吸痰装置，检查吸引性能
大伯，您现在感觉怎么样？是不是痰挺多又不容易咳出来？我给您高氧气流量，先高浓度氧气吸一会儿再吸痰。	评估安置	评估患者面色、呼吸、氧饱和度、肺部呼吸音等 检查口鼻腔、取下活动义齿 置合适体位、调高氧流量 取下颈部气管切开处纱布 洗手，倒生理盐水于无菌碗 检查并打开吸痰管 戴无菌手套，取吸痰管 连接吸引装置，调节负压 湿润导管，试吸
李大伯，现在把吸痰管插到气管内，暂时有点不舒适，请配合一下。吸引时如果您觉得难受请举手示意，可以休息一会再吸。请您咳嗽一下……气管内吸好了，接下来吸一下口鼻腔分泌物。	插管吸引	吸气时插管 呼气时吸引，从深部旋转上提边吸边退，时间小于15s 冲洗吸痰管 再行吸引最多不超过4次 吸氧，换管吸口鼻腔分泌物 吸痰过程中观察患者病情
李大伯，您现在感觉好些了吗？我再听诊一下您的肺部……比刚才好多了，氧饱和度也提高了。下面帮您把氧流量调回来。您这样躺着舒服吗？平时自己多做做深呼吸，有痰可以试着自己咳出来。咳嗽前先做几次深呼吸，然后憋气一会再咳，效果会好一点。刚才有些累了吧？您先休息，有事按铃。	吸痰后处置	冲洗吸痰管 分离吸痰管、脱手套 关闭吸引器 盖无菌纱布于气管套管并湿化 再次评估 调回吸痰前氧流量 取合适体位、整理床单位 根据病情行健康宣教 清理用物 洗手，床边备齐吸痰用物 记录

3. 操作评分标准——中心吸引装置人工气道吸痰

自评得分	互评得分

操作项目	操作标准	分值	扣分说明	扣分
礼仪要求 （4分）	工作衣帽鞋穿戴整齐,符合规范;指甲修剪	2	一项不符扣1分	
	仪表整洁,举止大方;礼貌称呼,自我介绍	2	一项不符扣1分	
评估决策 （6分）	结合案例评估患者病情、听诊呼吸音等	3	评估未结合案例酌情扣2～3分	
	根据评估结果,按需吸痰,并根据患者情况选择吸痰方式和吸痰管型号	3	决策与评估结果不符扣2～3分	
准备 （7分）	环境符合要求,规范洗手、戴好口罩	2	一项不符扣1分	
	根据患者治疗情况准备用物,用物齐全,放置合理,检查吸引器性能	5	用物缺项扣1分,未检查仪器性能扣2分	
操作过程 （53分）	核对患者并解释 检查口鼻腔情况,取下活动义齿	3 2	未解释、未检查扣3分	
	置合适体位 调高氧流量	1 2	一项不符扣1分	
	取下颈部气管切开处纱布	2	一项不符扣2分	
	洗手 向2个无菌碗内分别倒入灭菌生理盐水	1 2	违反无菌技术操作原则,但自行发现扣2分	
	检查并打开吸痰管外包装,暴露末端 戴上无菌手套,取出吸痰管	2 3	违反无菌技术操作原则,但自行发现扣2分	
	将吸痰管与吸引装置连接,调节负压 湿润导管,试吸通畅	4 1	负压不准确扣3分 未试吸扣1分	
	插管: 左手持连接管,松吸痰管阀门* 右手持吸痰管,患者吸气时插入气管套管 插管深度适宜	2 3	违反无菌技术操作原则,但自行发现扣2分 深度不合适扣3分	
	吸引: 左手按住吸痰管阀门,拉直吸痰管,右手捻动吸痰管,从深部旋转上提,边吸边退* 观察吸出液 吸痰时间小于15s 用另一碗内的生理盐水冲洗吸痰管 吸氧	5 1 2 1 1	手法不正确扣3分 违反无菌技术操作原则,但自行发现扣2分,余酌情扣分	
	需再次吸痰,休息2min,换管后再行吸引,但最多不能超过4次（口述）	3	酌情扣分	
	吸痰过程中注意观察患者的面色、心率、呼吸及氧饱和度等,避免缺氧	3	酌情扣分	
	更换吸痰管,吸尽口腔与鼻腔分泌物	3	未换管扣2分	
	冲洗吸痰管 分离吸痰管、脱去手套,置黄色垃圾袋 关闭吸引器 盖无菌纱布于气管套管并湿化 再次评估	1 2 1 1 1	一项不符扣1分	

续表

操作项目	操作标准	分值	扣分说明	扣分
操作后处理（15分）	调回吸痰前氧流量	3	方法不正确扣3分	
	安置合适的体位，整理床单位 根据病情开展健康宣教	2 3	酌情扣分	
	清理用物 洗手 床边备齐吸痰用物	1 1 2	一项不符扣1~2分	
	记录吸痰效果和痰液量、性状等	3	缺项扣1分	
综合评价（15分）	临床思维：具有安全意识，能结合案例评估，并根据评估结果适当改进操作过程，操作中能灵活处理有关情况	4	酌情扣分	
	体现人文关怀：具有同理心，尊重患者感受，适时与患者/家属沟通，及时满足需要	4	酌情扣分	
	健康教育：内容有针对性，语言通俗易懂	3	酌情扣分	
	操作规范※，动作敏捷、熟练、有序；吸引后患者气道通畅，无损伤	4	酌情扣分	
标有※为关键指标	出现下列任意一条判定不及格：			
	①操作中违反无菌技术操作原则未觉察			
	②插吸痰管时带负压			
	③不能正确将痰液吸出			
	④操作程序混乱			
总分	100	得分		
监考老师（签名）：		监考时间：		

同学们，生命存在于一呼一吸之间。临床实践中，我们要把握好吸痰指征和吸痰时机。吸痰过程中一定要严格遵守操作规程，避免气道黏膜损伤、低氧血症、呼吸道感染等问题的发生。

学而习

临床情境：张大伯，69岁，因慢性阻塞性肺疾病收住呼吸科。经过一段时间的气管插管、呼吸机辅助呼吸等综合治疗与精心护理后，患者病情稳定。医嘱：脱机训练，气管插管内给氧。

实训任务：脱机训练期间请保持气道通畅，需要时及时经气管插管吸痰。

经气管插管吸痰

导入案例评析

案例 5-3-1:吸痰是确保气道通畅的一项非常重要的操作。虽然这项操作步骤并不复杂,但如果想用最小的刺激达到最大的临床效果也非易事。因为吸痰并非导管插入动作越快越好,也非吸痰次数越多吸得越彻底,它需要护士在实践中不断去探索、总结操作的技巧。但即便护士已熟练掌握吸痰技巧,吸痰对患者来说依然会很不舒服。试想一下,我们日常喝水时不小心呛到气管会如何? 更何况吸痰是将导管插入气管了。因此,吸痰这项操作非必要不实施。

在本案例中,家属之所以拒绝给患者吸痰,是因为担心小周护士吸痰给患者带来的痛苦会导致其血压升高。

那面对拒绝吸痰的家属,护士该怎么办呢? 首先应理解家属的每一次担心及他们对亲人那种发自内心的怜惜,同时应耐心解释,让患者/家属明白为什么要吸痰以及吸痰引起的不适刺激只是短暂的、一过性的。此外,护士在日常工作之余要不断学习,用心总结工作经验、教训,不断摸索能够达到最大临床效果的吸痰手法。当护士吸痰时能以最小的不适达到最大的效果时,患者家属自然就会信任护士,并且能够无条件配合护士为患者实施的每一项操作。

案例 5-3-2:该篇日记的作者是无数"逆行"的医护人员中的一员,日记真实记录了作者第一天与新型冠状病毒肺炎患者面对面的心路历程。谁不知生命之可贵? 谁不懂病毒之无情? 谁不害怕、不担心? 但当新型冠状病毒肺炎疫情突然袭来时,身为医护的他们克服内心的恐惧,与时间赛跑、与病毒近距离斗争,用柔肩挑起重担,用生命书写担当。他们是新时代最可爱的人!

读完这则日记,同学们有何感想? 透过这场疫情,你收获了什么?

同学们,在这场没有硝烟的战"疫"中,很多医护人员是和大家年龄相仿的"95 后"、甚至"00 后",其中也包括我们的校友。大家可以利用课余时间去采访我们这些优秀的校友,听听他们职业生涯中的故事。相信学长们的成长故事一定会给你们带来有益的启发。

 形成性评价

(1~3 题共用题干)周先生,43 岁,因颅脑损伤入院。患者意识清醒,痰多而不易咳出,予电动吸引器吸痰。

1. 为该患者吸痰时应调节负压为　　　　　　　　　　　　　　　　　　　　　(　　)

A. 150~190mmHg(20.0~25.3kPa)　　　　B. 225~265mmHg(30.0~35.3kPa)

C. 300~400mmHg(40.0~53.3kPa)　　　　D. 412~475mmHg(55.0~63.3kPa)

E. 488~550mmHg(65.0~73.3kPa)

2. 为患者进行吸痰操作时,以下哪项是错误的　　　　　　　　　　　　　　　(　　)

A. 吸痰前先用生理盐水试吸　　　　　　　B. 将患者的头转向操作者一侧

C. 将吸痰导管插入口咽部吸引　　　　　　D. 口腔吸痰有困难时,也可以自鼻腔吸痰

E. 每次吸痰时间不超过 25s

3. 当电动吸引器储液瓶内的吸出液达(　　　)时,应及时倾倒
A. 1/2　　　　B. 1/3　　　　C. 1/4　　　　D. 2/3　　　　E. 2/5

(4～7题共用题干)刘先生,53岁,经气管插管进行呼吸机辅助通气。

4. 为该患者经气管插管吸痰,其吸痰管直径不应超过气管导管内径的(　　　)%
A. 30　　　　B. 40　　　　C. 50　　　　D. 60　　　　E. 70

5. 刘先生在通气过程中经常出现呛咳,偶尔气管导管内可见黄色黏稠痰液。为该患者吸痰时尤应注意　　　　　　　　　　　　　　　　　　　　　　　　　　　　　　(　　　)

A. 严格无菌操作

B. 吸痰前帮助患者翻身叩背,以利于痰液的吸出

C. 吸痰前常规向气道内注入生理盐水3～5ml以稀释痰液

D. 吸痰时应快插快拔防止缺氧

E. 痰液较多时可以加大负压吸引的压力,以便于吸出

6. 为预防吸痰感染的发生,下列描述不正确的是　　　　　　　　　　　　　(　　　)

A. 严格遵守无菌操作原则　　　　　　　B. 操作时动作轻稳,避免损伤呼吸道黏膜

C. 加强口腔护理,保持口腔清洁　　　　D. 每次吸痰应更换吸痰管

E. 由气管深部开始上下反复提拉吸痰

7. 护士为该患者吸痰时,发现其痰液黏稠,有痰痂,此时应　　　　　　　　(　　　)

A. 加大吸引负压　　　　　　　　　　　B. 换用较粗的吸痰管

C. 给患者叩背　　　　　　　　　　　　D. 加强气道湿化

E. 重新建立人工气道

(8～10题共用题干)张阿姨,65岁,因喉癌手术行气管切开。

8. 为该患者吸痰方法正确的是　　　　　　　　　　　　　　　　　　　　(　　　)

A. 吸净口咽痰液再吸气管内　　　　　　B. 插管时打开吸引负压

C. 吸痰时从深部向上提拉,左右旋转　　D. 一次吸痰不能超过10s

E. 吸痰后将管内痰液冲洗干净后再用

9. 护士为该患者吸痰时,发现其痰液黏稠,不易吸出,下列措施中哪项不妥　(　　　)

A. 叩拍胸背部,以振动痰液　　　　　　B. 给患者做雾化吸入,以稀释痰液

C. 缓慢滴入少量生理盐水以稀释痰液　　D. 缓慢滴入化痰药物,以稀释痰液

E. 加大吸引负压,以吸尽痰液

10. 为该患者吸痰时,以下操作错误的是　　　　　　　　　　　　　　　(　　　)

A. 如痰液较多,可持续吸引至痰液吸尽　B. 吸痰前检查管道连接和吸引器性能

C. 贮液瓶内吸出液应及时倾倒　　　　　D. 吸痰前先用生理盐水试吸

E. 吸痰后将管内痰液冲洗干净

参考答案

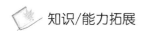 知识/能力拓展

如何防范因吸痰导致气溶胶传播的风险？

近年来,呼吸道传染病(如甲型 H1N1 流感、新型冠状病毒感染等)的快速传播给全球带来了巨大的危害。这些传染病的常见传播途径为飞沫传播、密切接触传播。但在相对封闭的环境中,人们长时间暴露于高浓度气溶胶的情况下,亦存在经气溶胶传播的风险。

吸痰操作可因患者的呛咳和痰液的喷溅,造成病室局部环境内气溶胶浓度的升高,增加医院内交叉感染的风险。因此,我们在为患呼吸道传染病的患者吸痰时,除了做好标准预防,还应注意以下几点:

1. 正确把握吸痰指征,按需吸痰。不建议诱导排痰。

2. 吸痰时,护士应采取三级防护,即在二级防护基础上加用全面型呼吸防护器或正压式头套(注:此时无需戴防护眼镜和医用防护口罩),同时可选择戴两层手套、防护服外加穿防渗漏隔离衣。

3. 吸痰前可遵医嘱给患者行镇静、镇痛治疗。

4. 吸痰时可采用浅吸引方式。

5. 成人吸痰时维持负压为 80~150mmHg。痰液黏稠者,可适当增加负压。

6. 使用机械通气的患者,选择合适的吸痰管型号(吸痰管外径不超过气管套管内径的1/2),采用密闭式吸痰法。密闭式吸引管每次使用后及时用灭菌生理盐水冲洗,其更换频率参照产品说明书。当出现可见污染或破损时应及时更换。

7. 建议使用一次性密闭式痰液收集器。若非一次性,应按照 1∶1 比例注 2000mg/L 含氯消毒剂于痰液收集器,静置 60min 后倾倒痰液。

护理金点子

临床上,呼吸机辅助通气患者常需采集痰标本送检。传统方法留取痰标本使用一次性痰液收集器,操作时需将人工气道与呼吸机分离后才能进行痰标本的采集,因而短时间内常引起患者氧饱和度的急剧下降;另外,由于人工气道与呼吸机的分离,呼吸道传染病患者还存在痰液外溅造成气溶胶传播的风险。

针对上述问题,请同学们以小组为单位(自由组合,每组 6~7 人)进行讨论,提出切实可行的解决方案。

(徐建红　郑云慧　王艳萍)

任务四　氧气吸入

氧是生命活动不可或缺的物质,如果机体组织得不到足够的氧或不能充分利用氧,就会因缺氧导致组织代谢、功能甚至形态结构发生异常。因此,通过氧气疗法给患者提供氧,可提高机体动脉血氧分压(PaO_2)和动脉血氧饱和度(SaO_2),增加动脉血氧含量(CaO_2),纠正各种原因造成的缺氧状态,促进组织新陈代谢,维持机体生命活动。

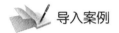

学习目标

1. 知识与技能目标:能正确判断缺氧程度,并根据患者年龄、病情、治疗方案等合理选择给氧方法和氧流量;能遵循操作规程为患者正确实施给氧操作;能准确判断氧疗效果,预防氧疗副作用,做到安全用氧。

2. 情感态度与价值观目标:通过案例学习、情景模拟、团队合作,培养"人本、专注、创新"的职业精神。

导入案例

案例 5-4-1　此时无声胜有声

早上 7:30,胸外科张护士长便开始了晨间查房。

刚走进病房,10 床王阿姨的儿子就连珠炮似地冲她说道:"护士长,你们护士也太不负责任了! 我妈妈昨天刚做了肺部手术,医生说术后吸点氧气有利于恢复,可是我妈妈一个晚上都在无效吸氧。你看,这个氧气瓶(注:湿化瓶)里的水一点气泡都没有。前些年我爷爷住院吸氧时,我看见氧气瓶里的水都冒泡的,还能听到声音。这次肯定有问题! 我刚才去护士站问了夜班护士,她说就是这样的,看都不来看一下。要是我妈妈恢复不好,我肯定要找你们的。"

护士长听后仔细查看了王阿姨的吸氧装置,同时观察了患者的面色、口唇、呼吸等情况,微笑地说:"王阿姨,您儿子平时做事一定很认真吧? 他很关心您,您好福气呀。"

此时的王阿姨已经笑得有些合不拢嘴:"是的,是的,单位领导都夸他呢。"

护士长又转身对小伙说道:"你观察得很仔细。不过,你爷爷用的是传统的氧气湿化瓶,这种湿化瓶,氧气入水产生气泡,声音会比较大,夜间尤其明显,会打扰到患者的睡眠。为了提高舒适感,保证患者能更好休息,我们医院现在改用了这款一体式氧气湿化瓶。经过技术改良的湿化瓶不产生气泡,也就没有噪音了。你看,现在流量表上的浮标在 3 这个位置,说明你妈妈现在吸的氧流量是 3L/min。"

"哦,原来是这样。"小伙有些难为情地摸了摸头。

"小伙子,好样的! 谢谢你! 欢迎多给我们的工作提宝贵意见。"护士长表扬道。

这时,王阿姨转过身对儿子说道:"你看,护士长解释得这么详细,这下你该知道了吧。现在医疗技术越来越发达,设备也是越来越先进。这叫无声胜有声啊。"

护士长握着王阿姨的手说:"无声胜有声！王阿姨,您总结得太精准了。不好意思,还是我们宣教不到位,给您儿子造成困扰了。王阿姨,您好好休息,祝早日康复！"

读完这个小故事,同学们有何感想?

案例 5-4-2　一位家属的小动作

王爷爷,85 岁。因反复咳嗽、咳痰 10 年,加重伴活动后胸闷、气急 3 年,再发伴呼吸困难 1 天,以"慢性阻塞性肺疾病急性加重期、Ⅱ型呼吸衰竭"收治入科。

李护士遵医嘱为王爷爷进行了鼻导管吸氧(流量 2L/min),并向其陪护(患者的小女儿)详细交代了吸氧相关注意事项。

傍晚,李护士和晚班护士小红进行了床边交班,此时的王爷爷病情已有所好转,但李护士交班时忽略了一个细节,即王爷爷的陪护已换成了他的大女儿。

晚上 10 点,护士小红巡视病房。当她来到王爷爷的病床时,王爷爷和其女儿都已经睡着了。正准备查看氧气装置时,听到隔壁房间的呼叫铃响起,于是急急忙忙离开了。

零点时分,夜班护士小秦来接班了。由于王爷爷是危重症患者,故两人一起来到王爷爷的病床边交班。接班的小秦发现氧流量 6L/min,便呼叫王爷爷,无应答,立即调氧流量为 2L/min,并迅速通知医生。经过后半夜的积极抢救,王爷爷总算转危为安。

经了解,原来王爷爷的大女儿一觉醒来发现氧流量有些小,自认为氧流量大比小好,多吸一些氧气更有利于父亲的康复,况且医院是按小时收取吸氧费用的,吸得越多越划算呀,于是,自行将 2L/min 调至了 6L/min。当获悉父亲病情突变是由于自己这个举动造成的,王爷爷的大女儿后悔不已。

同学们,导致王爷爷病情突变的原因是什么? 该案例警示了什么?

 主要知识点

1.缺氧分类和氧疗适应证

缺氧类型	发生原因
低张性缺氧	①吸入气氧分压过低;②肺泡通气不足,气体弥散障碍;③静脉血分流入动脉。常见于高山病、慢性阻塞性肺疾病(COPD)、先天性心脏病等
血液性缺氧	由于血红蛋白数量减少或性质改变,造成血氧含量降低或血红蛋白结合的氧不易释放所致。常见于严重贫血、CO 中毒等
循环性缺氧	由于组织血流量减少,使组织供氧量减少所致。常见于休克、心力衰竭等
组织性缺氧	由于组织细胞利用氧障碍所致,如氰化物中毒

从缺氧的发生原因可以发现,氧疗对低张性缺氧患者疗效最好,能迅速提高其动脉血氧分压(PaO_2)、动脉血氧饱和度(SaO_2)、动脉血氧含量(CaO_2)。氧疗对心功能不全、失血性休克、严重贫血、CO 中毒等患者也有一定的疗效。

2. 缺氧程度与氧疗适应证

缺氧程度	PaO_2	SaO_2	症状	是否氧疗
轻度	>50mmHg	>80%	意识清楚,无发绀	一般不需吸氧
	>50mmHg	>80%	意识清楚,伴呼吸困难	低流量给氧
中度	30~50mmHg	60%~80%	正常或烦躁,有发绀、呼吸困难	需氧疗
重度	<30mmHg	<60%	昏迷,显著发绀,呼吸极度困难(三凹征)	氧疗的绝对适应证

动脉血气分析结果是决定是否给氧以及调节氧流量大小的客观指标。当患者 PaO_2 低于 50mmHg 时,应给予吸氧;当缺氧同时伴 $PaCO_2$ 升高时,应低流量低浓度给氧。

吸氧浓度(%)=21+4×氧流量(L/min)

3. 供氧装置

(1)中心供氧装置:通过中心供氧站提供氧气,氧气经管道输送至各病区、门诊、急诊科。中心供氧站通过总开关进行管理,各用氧单位在病房墙壁上的氧气管道出口处连接配套的流量表,接上湿化瓶,调节好氧流量即可使用。

(2)氧气筒供氧装置:无管道供氧时,可用氧气筒供氧。

①氧气筒:包括总开关(将总开关向逆时针方向旋转 1/4 周,即可放出氧气;不用时,沿顺时针方向将总开关旋紧)、气门(与氧气表相连,是氧气自筒中输出的途径)。

②氧气表:包括压力表(压力越大说明氧气贮存量越多)、减压器(将来自氧气筒内的气体压力减至 2~3kg/cm² ,使氧气流量平稳)、安全阀(氧气压力过高时,过多的氧气通过四周小孔排出,确保用氧安全)、流量表(从浮标上端平面所指刻度可以测知每分钟氧气的流出量)、湿化瓶(一般盛 1/3~1/2 灭菌蒸馏水;急性肺水肿患者用 20%~30% 乙醇溶液作为湿化液,以降低肺泡内泡沫的表面张力)。

③氧气筒架:用于搬运和固定氧气筒,以防止氧气筒倾倒。

氧气筒内氧气供应时间计算公式:

$$氧气筒可供氧时间=\frac{氧气筒容积(L)×\left[压力表所指压力(kg/cm^2)-应保留压力5(kg/cm^2)\right]}{氧流量(L/min)×60min×1kg/cm^2}$$

4. 氧疗方法:根据患者年龄、病情、治疗方案等选择

(1)单侧鼻导管法:鼻导管插入长度为鼻尖至耳垂的 2/3,用胶布固定。

(2)双侧鼻导管法:插入鼻孔内约 1cm,用导管环固定稳妥即可。

(3)鼻塞法:将球状鼻塞插入鼻前庭即可,规格有大、中、小,以能塞住鼻孔为宜。两侧鼻孔可交替,适用于长期吸氧者。

双侧鼻导管法、鼻塞法对鼻黏膜刺激性均较小,患者易接受,但吸入氧浓度不稳定,不适合张口呼吸者。

(4)面罩法:将面罩置于患者口鼻处,系带固定。一般普通面罩氧流量调至 5~10L/min。此法对气道黏膜无刺激性,且口、鼻均能吸入,适用于张口呼吸且病情较重者。但不便于进食、吐痰,患者常有憋气、喘气费力等不适。

(5)氧气头罩法:此法主要用于小儿,简单、舒适,对气道黏膜无刺激。但要注意头罩与颈部间保持空隙,防止二氧化碳潴留。

（6）氧气枕法：此法可用于家庭氧疗、危重患者转运途中，以枕代替氧气装置。

5. 氧疗的注意事项

（1）氧气装置：无漏气，通畅。氧气筒放置阴凉处，标记"四防"（防火、防油、防热、防震），离暖气 1m 以上，离明火 5m 以上。不用带油的手及扳手装卸。筒内氧气不可全部用尽，剩 $5kg/cm^2$，以防灰尘入内再次充氧时引起爆炸。用后定点放置，未用或用空的氧气筒应明确标示，以免用时搬错，延误抢救时间。

（2）患者与家属：禁止吸烟；患者避免穿、盖易产生静电的衣服、被子；不可自行调节氧流量。进食告知，以便暂停吸氧，防腹胀。

（3）严格遵守操作规程：给氧时先调流量再应用；停氧时先拔管再关氧气开关；中途改变流量时，先将氧气和导管分离，调节好流量再连上，以免一旦开关出错，大量氧气进入呼吸道而损伤肺部组织。

（4）用氧过程中加强监测：①缺氧症状：患者神志清醒或由烦躁变安静、生命体征平稳、皮肤色泽由发绀转红润温暖，说明缺氧症状改善；②实验室检查：此为氧疗监护的客观指标。主要观察氧疗后 PaO_2、$PaCO_2$、SaO_2 值等；③氧气装置：注意有无漏气，是否通畅；④氧疗的副作用：当氧浓度＞60％，持续时间＞24h 时，可出现氧疗副作用。

6. 常见的氧疗副作用及预防

（1）氧中毒：其特点是肺实质的改变，表现为胸骨下不适、疼痛、灼热感，继而出现呼吸增快、恶心、呕吐、烦躁、断续干咳。

预防：①严格掌握吸氧指征，选择合适的给氧浓度；②告诫患者吸氧过程中不能擅自调节氧流量；③避免长时间、高浓度氧疗；④及时做血气分析，动态观察氧疗效果。

（2）眼晶状体后纤维组织增生：仅见于新生儿，以早产儿多见，表现为视网膜纤维化，出现不可逆转的失明。

预防：控制氧浓度和吸氧时间，并做好动态监测。

（3）肺不张：吸入高浓度氧气后，肺泡内氮气被大量置换，一旦支气管阻塞，其所属肺泡内的氧气被肺循环血液迅速吸收，引起吸入性肺不张。患者表现为烦躁、呼吸及心率增快、血压上升，继而出现呼吸困难、发绀、昏迷。

预防：鼓励患者做深呼吸、有效咳嗽，经常改变卧位，协助肺部叩击。

（4）呼吸道分泌物干燥：患者表现为呼吸道黏膜干燥、分泌物黏稠。

预防：氧气吸入前先湿化再吸入，可定期雾化吸入。

（5）呼吸抑制：见于 Ⅱ 型呼吸衰竭者（PaO_2 ↓，$PaCO_2$ ↑）。由于患者 $PaCO_2$ 长期处于高水平，呼吸中枢失去了对 CO_2 的敏感性，呼吸的调节主要依靠缺氧对外周化学感受器的刺激来维持。吸入高浓度氧，解除缺氧对呼吸的刺激作用，使呼吸中枢抑制加重，甚至呼吸停止。

预防：Ⅱ 型呼吸衰竭者，应给予低浓度、低流量（1～2L/min）持续吸氧，维持 PaO_2 在 60mmHg 即可。同时告诫患者及其家属吸氧过程中不可擅自调节氧流量。

学而思

黎奶奶，70 岁，诊断为"慢性阻塞性肺疾病、呼吸衰竭"。入院后测体温 38.4℃，呼吸 27

次/min,脉搏 119 次/min,血压 135/82mmHg。患者表情淡漠,皮肤红润、温暖、多汗。血气分析报告示:pH 7.30,$PaCO_2$ 81mmHg,PaO_2 52mmHg。医嘱予吸氧、输液等治疗。

请思考:①根据血气分析结果,你认为黎奶奶呼吸衰竭属于哪一型?②通过何种途径给李奶奶吸氧?调节氧流量多少合适?为什么?③为什么用氧前要先调节氧流量后插管?停止用氧时要先拔管再关氧气开关?④氧疗期间,如何确保黎奶奶用氧安全?黎奶奶氧疗时应如何进行监护?氧疗有效的指标是什么?⑤一日,黎奶奶出现了精神错乱,继而呈嗜睡状。考虑出现什么问题?可能原因是什么?

 实训指导

临床情境:李大伯,60 岁,因"突发胸闷、气急半小时"来院就诊。既往有冠心病史,平车推入病房。患者神志清,口唇微绀,感右胸部针刺样疼痛,NRS 评分 6 分,脉搏 115 次/min,呼吸 26 次/min,胸部 X 线片示"右肺压缩 50%",医嘱予鼻导管吸氧。

实训任务:请评估李大伯的病情和病室环境,并备好氧气筒,用双侧鼻导管为李大伯吸氧。

1. 实训用物

(1)氧气筒及氧气压力表

(2)治疗车上层:医嘱执行单、手消毒剂、氧气流量表、湿化瓶(内盛 1/3～1/2 灭菌蒸馏水)及通气管、小药杯、双侧鼻氧管、棉签、吸氧卡、PDA。

(3)治疗车下层:黑色和黄色两种垃圾袋。

2. 操作流程与语言沟通

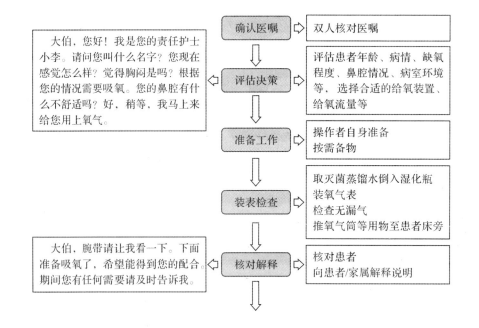

大伯,您好!我是您的责任护士小李。请问您叫什么名字?您现在感觉怎么样?觉得胸闷是吗?根据您的情况需要吸氧。您的鼻腔有什么不舒适吗?好,稍等,我马上来给您用上氧气。

确认医嘱 → 双人核对医嘱

评估决策 → 评估患者年龄、病情、缺氧程度、鼻腔情况、病室环境等,选择合适的给氧装置、给氧流量等

准备工作 → 操作者自身准备 按需备物

装表检查 → 取灭菌蒸馏水倒入湿化瓶 装氧气表 检查无漏气 推氧气筒等用物至患者床旁

大伯,腕带请让我看一下。下面准备吸氧了,希望能得到您的配合。期间您有任何需要请及时告诉我。

核对解释 → 核对患者 向患者/家属解释说明

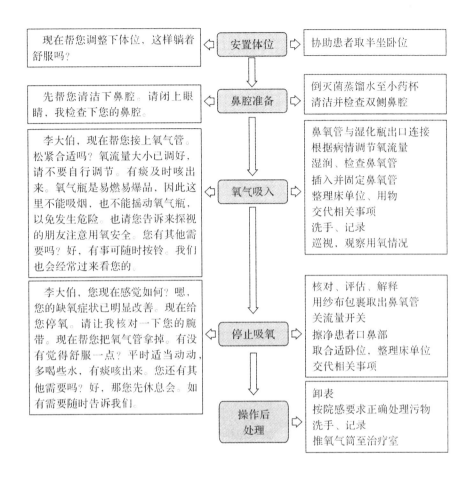

现在帮您调整下体位，这样躺着舒服吗？ ⇔ **安置体位** ⇒ 协助患者取半坐卧位

先帮您清洁下鼻腔。请闭上眼睛，我检查下您的鼻腔。 ⇔ **鼻腔准备** ⇒ 倒灭菌蒸馏水至小药杯
清洁并检查双侧鼻腔

李大伯，现在帮您接上氧气管。松紧合适吗？氧流量大小已调好，请不要自行调节。有痰及时咳出来。氧气瓶是易燃易爆品，因此这里不能吸烟，也不能摇动氧气瓶，以免发生危险。也请您告诉来探视的朋友注意用氧安全。您有其他需要吗？好，有事可随时按铃。我们也会经常过来看您的。 ⇔ **氧气吸入** ⇒ 鼻氧管与湿化瓶出口连接
根据病情调节氧流量
湿润、检查鼻氧管
插入并固定鼻氧管
整理床单位、用物
交代相关事项
洗手、记录
巡视、观察用氧情况

李大伯，您现在感觉如何？嗯，您的缺氧症状已明显改善。现在给您停氧。请让我核对一下您的腕带。现在帮您把氧气管拿掉。有没有觉得舒服一点？平时适当动动，多喝些水，有痰咳出来。您还有其他需要吗？好，那您先休息会。如有需要随时告诉我们。 ⇔ **停止吸氧** ⇒ 核对、评估、解释
用纱布包裹取出鼻氧管
关流量开关
擦净患者口鼻部
取合适卧位，整理床单位
交代相关事项

⇒ **操作后处理** ⇒ 卸表
按院感要求正确处理污物
洗手、记录
推氧气筒至治疗室

3. 操作流程及评分标准——氧气筒双侧鼻导管给氧

	自评得分	互评得分

操作项目	操作标准	分值	扣分说明	扣分
礼仪要求 （4分）	工作衣帽穿戴整齐，符合规范；指甲修剪	2	一项不符扣1分	
	仪表整洁，举止大方；礼貌称呼，自我介绍	2	一项不符扣1分	
评估决策 （6分）	确认医嘱有效。结合案例评估患者年龄、病情、缺氧程度、鼻腔情况、病室环境等	3	评估未结合案例酌情扣2~3分	
	根据评估结果，选择合适的给氧装置、给氧流量等	3	决策与评估结果不符扣2~3分	

续表

操作项目	操作标准	分值	扣分说明	扣分
准备 (12分)	环境符合要求,规范洗手、戴口罩	3	一项不符扣1分	
	备好用物,用物齐全,放置合理 按取用无菌溶液法将蒸馏水倒入湿化瓶	2 2	用物缺项扣1分,放置不合理扣1分	
	装表:吹尘、装表、接通气管、装湿化瓶 检查无漏气后关闭氧气开关	3 2	顺序错误扣2分,漏气扣2分	
操作过程 (50分)	携用物至床旁,核对患者信息 向患者解释说明 观察病室环境,安置合适体位	3 2 3	核对不全扣2分 体位不合适扣2分	
	给氧: 清洁、检查鼻腔 将鼻氧管与湿化瓶的出口相连接 根据病情调节氧流量※ 湿润、检查鼻氧管 将鼻氧管插入患者鼻孔1cm※ 固定鼻氧管 查看给氧时间	 2 2 5 2 3 3 1	一项不符扣1分 氧流量错误扣5分 导管污染扣3分 固定不当扣2分	
	整理床单位、整理用物 向患者及家属交代注意事项 洗手,记录用氧时间、氧流量并签名	2 4 4	一项不符扣1分 宣教不全扣2分 记录不全扣1分/项	
	用氧期间观察氧疗效果、有无氧疗副作用、氧疗装置是否完好,及时抽动脉血了解血气结果	5	缺项扣1分/项	
	停氧: 核对、评估、解释 用纱布包裹取出鼻氧管※ 关流量开关※ 擦净患者口鼻部 查看停止给氧时间	 3 2 2 1 1	一项不符扣1分	
操作后处理 (13分)	协助患者取合适卧位,整理床单位 交代相关事项 卸表:关总开关,开流量开关,放完余氧,关流量开关,卸湿化瓶、通气管、压力表 用物按院感要求分类处置 洗手、记录 推氧气筒至治疗室	2 2 4 2 2 1	体位不合适扣1分 卸表方法错误扣3分 处理不当扣1分/项 记录不全扣1分/项	

续表

操作项目	操作标准	分值	扣分说明	扣分
综合评价 （15分）	临床思维:具有安全意识,能结合案例评估,并根据评估结果适当改进操作过程,操作中能灵活处理有关情况	4	酌情扣分	
	体现人文关怀:具有同理心,尊重患者感受,适时与患者/家属沟通,及时满足需要	4	酌情扣分	
	健康教育:内容有针对性,语言通俗易懂	3	酌情扣分	
	操作规范※,动作轻巧、稳重、熟练有序	4	酌情扣分	
标有※为 关键指标	出现下列任一条判定不及格:			
	①用氧环境不安全			
	②未能正确给患者用氧和停止供氧			
	③操作程序混乱			
总分	100	得分		

监考老师(签名):　　　　　　　　　　　　监考时间:

同学们,以上我们学习了氧气筒双侧鼻导管给氧法。临床应根据患者年龄、病情等合理选择给氧装置和氧流量。为避免氧疗不良事件,给氧期间也千万不可忽视患者/家属的用氧安全指导。

学而习

临床情境:陈阿姨,66岁,门诊以"慢性肺源性心脏病"收入院。患者呼吸费力,口唇发绀。医嘱:双侧鼻导管持续低流量吸氧(2L/min)。

实训任务:请评估陈阿姨病情,并经中心供氧装置用双侧鼻导管为陈阿姨吸氧。

氧气吸入术

 导入案例评析

案例 5-4-1:在本案例中,科室从提升患者舒适度出发,更换传统氧气湿化瓶为一体式氧气湿化瓶,解决了因氧气湿化产生噪音而影响患者睡眠的问题。这本是一项人性化的举措,但由于夜班护士态度的冷淡及解释不到位,反而引发了护患关系的紧张。护士长以其丰富的临床经验、温暖的语言和耐心细致的讲解,轻松地化解了一场冲突。

透过本案例不难发现,临床护士的服务态度是影响患方满意度的重要因素。如果我们的护士在与患者/家属接触的过程中,能像护士长一样,让患方感受到被尊重、被爱护,那么护患之间就很容易建立起良好的关系,护士也可以更顺利地赢得患方的信任。

本案例向我们展示了一位优秀护士长的风采,其沟通技巧非常值得我们学习。

案例 5-4-2:本案例中的王爷爷是一位慢性阻塞性肺疾病、Ⅱ型呼吸衰竭患者。由于其体内 $PaCO_2$ 长期处于高水平,呼吸中枢失去了对 CO_2 的敏感性,王爷爷的呼吸主要依靠缺氧对外周化学感受器的刺激来维持,故其氧疗方案为持续低流量低浓度吸氧。但晚间王爷爷的大女儿自行将氧流量由 2L/min 调至了 6L/min,由于长时间高流量吸氧,解除了缺氧对呼吸的刺激作用,以致王爷爷出现了呼吸抑制、意识障碍。

造成上述问题的原因有三:一是李护士对患者更换陪护的事未引起警觉,因而也未对患者的大女儿强调安全用氧相关事项;二是家属缺乏安全用氧知识,自作主张将氧流量调高;三是晚班护士小红病房巡视不勤,观察不细致,未能及时发现问题,以致患者长时间处于高浓度吸氧状态。

庆幸的是,夜班护士小秦很好地执行了危重患者床旁交接班制度,并且观察病情很细致,及时发现了王爷爷病情的变化并配合医生积极救治。

家属一个小小的举动,险些造成不可挽回的严重后果。透过本案例,同学们有何启发?

形成性评价

(1~8 题共用题干)刘大伯,69 岁,诊断为 COPD。血气分析结果:PaO_2 33mmHg,$PaCO_2$ 77mmHg,予氧气筒给氧。

1. 为保证安全用氧,氧气筒应远离暖气   （　　）
A. 1m 以上　　　　B. 2m 以上　　　　C. 3m 以上　　　　D. 4m 以上　　　　E. 5m 以上

2. 减压器可将氧气筒内的压力减低至   （　　）
A. 0.1~0.2MPa　　　　　B. 0.2~0.3MPa　　　　C. 0.3~0.4MPa
D. 0.4~0.5MPa　　　　　E. 0.5~1.0MPa

3. 对于该患者,最佳的给氧方法是   （　　）
A. 单侧鼻导管法　　　　B. 双侧鼻导管法　　　　C. 面罩法
D. 头罩法　　　　　　　E. 漏斗法

4. 该患者的吸氧要求是   （　　）
A. 高浓度、高流量、持续给氧　　　　B. 低浓度、低流量、持续给氧
C. 高浓度、高流量、间断给氧　　　　D. 低浓度、低流量、间断给氧
E. 低浓度与高流量交替持续给氧

5. 下列给氧浓度中,最适合该患者的是   （　　）
A. 23%　　　　B. 29%　　　　C. 50%　　　　D. 60%　　　　E. 100%

6. (续 5)此时应调节氧流量为   （　　）
A. 0.5L/min　　B. 2L/min　　C. 5L/min　　D. 7L/min　　E. 9L/min

7. 吸氧过程中需要调节氧流量时,正确的做法是   （　　）
A. 先关总开关再调氧流量　　　　B. 先关流量表再调流量
C. 直接调节氧流量　　　　　　　D. 先关闭总开关、流量表后再调氧流量
E. 先取下鼻导管再调氧流量

8. 经吸氧等治疗后,刘大伯病情好转,遵医嘱予停氧。首先应   （　　）
A. 关闭氧气筒总开关　　　　B. 关闭氧气流量开关
C. 取下湿化瓶　　　　　　　D. 拔出鼻导管
E. 记录停氧时间

(9～10题共用题干)小宝,5岁,因急性左心衰竭送急诊科。经急救处置后病情稳定,送往儿科病房。

9.运送中合适的供氧装置是　　　　　　　　　　　　　　　　　　　　( )

A.便携式化学制氧器　　　　B.氧气小钢瓶

C.氧气瓶　　　　　　　　　D.人工呼吸机

E.简易呼吸器

10.该患儿合适的给氧方法是　　　　　　　　　　　　　　　　　　　　( )

A.鼻导管法　　　　B.鼻塞法　　　　C.面罩法

D.氧气枕法　　　　E.头罩法

11.该患儿缺氧时不可能出现的临床表现是　　　　　　　　　　　　　　( )

A.面色潮红,脉搏洪大　　　　B.面色苍白,尿量减少

C.心悸乏力,血压下降　　　　D.胸闷明显,口唇、面部发绀

E.呼吸困难,烦躁不安

(12～14题共用题干)蒋先生,47岁,因左心功能不全住院治疗。入院时,患者烦躁不安、发绀、大汗、咳粉红色泡沫样痰,两肺布满湿啰音。

12.该患者给氧措施正确的是　　　　　　　　　　　　　　　　　　　　( )

A.间断低流量吸氧　　　　B.持续低流量吸氧

C.高流量吸氧　　　　　　D.超声雾化吸入后再吸氧

E.动脉血气分析结果出来后再吸氧

13.该患者吸氧时湿化瓶内的溶液是　　　　　　　　　　　　　　　　　( )

A.灭菌冷生理盐水　　　　B.灭菌冷蒸馏水

C.灭菌温蒸馏水　　　　　D.20%～30%乙醇

E.0.1%肥皂液

14.(续13)该患者用上液的目的是　　　　　　　　　　　　　　　　　　( )

A.刺激呼吸中枢　　　　　B.促使氧气快速湿润

C.吸收水分,减轻肺水肿　　D.降低肺泡内泡沫的表面张力

E.刺激血管收缩,减少渗出

15.肖女士,45岁。吸氧过程中出现恶心、烦躁不安、干咳、胸痛、进行性呼吸困难,提示患者可能出现　　　　　　　　　　　　　　　　　　　　　　　　　　　( )

A.氧中毒　　　　　　　　B.呼吸黏膜干燥

C.呼吸抑制　　　　　　　D.晶状体后纤维组织增生

E.肺不张

🍁 知识/能力拓展

参考答案

文丘里氧疗面罩

文丘里面罩(Venturi)是一种高流量给氧装置。它是根据文丘里原理制成,即一定流量的氧气通过横截面积较小的射流孔时,产生高速气流使面罩周围产生负压,进而卷入周围空

气,最终形成高流量的空氧混合气流。通过调整文丘里面罩射流孔口径、空气流入口径及对应的氧流量可较精确地控制氧浓度,同时也可实现高流量低浓度给氧,临床较广泛用于低氧血症伴高碳酸血症患者。

由于不同厂家生产的文丘里面罩所提供的吸入氧浓度及气体流速不尽相同,因此使用前需研读说明书。其使用方法如下:

第一步:设定患者的吸入氧浓度。可通过选择不同颜色的文丘里面罩或调节面罩与导管连接处的旋钮来选定吸入氧浓度。一般文丘里面罩可以调节 7 个氧浓度:26%、28%、31%、35%、40%、45%、50%。

第二步:根据患者的呼吸情况决定面罩提供的气体流速。这一步需要临床医生根据患者实际情况作出主观判断。如果患者呼吸频率快,潮气量大,可根据说明书在已设定的氧浓度下选择面罩所能提供的较大气体流速。

第三步:调节氧源的给氧流量。当设定好患者的吸入氧浓度、气体流速后,参照说明书调节对应的氧源给氧流量,即可为患者戴上文丘里面罩实施氧疗。

护理金点子

吸氧是多种疾病的重要辅助治疗手段,不同疾病的患者对吸氧流量的要求是不一样的。但临床工作中,家属/患者随意调节氧流量的现象时有发生。

请同学们以小组为单位(自由组合,每组 6~7 人),就"如何提高患者/家属安全用氧的依从性? 如何及时发现氧流量的异常"提出切实可行的解决办法。

(闵永华　郑云慧　王艳萍)

项目六　饮食与排泄护理

众所周知,民以食为天。食物是人类赖以生存的物质基础。当人体患病时,通过适当的途径给予均衡的饮食及充足的营养是促进个体康复的有效手段。

排泄也是维持生命活动的必要条件。其中,消化道和泌尿道是人体代谢终产物排出体外的两条重要途径。通过对患者排便和排尿活动的观察,有助于及早发现并解决患者的排泄问题,使之获得最佳的健康和舒适状态。

任务一　鼻饲

临床中,有的患者消化功能无异常,但无法自行经口进食。对于此类患者,可将导管插入胃肠道,通过管饲以满足其营养需求。鼻饲法(nasogastric feeding)便是其中最常用的方法之一。

学习目标

1.知识与技能目标:能根据病情、胃肠道功能正确评估患者的营养需要量,并选择合适的肠内营养设备、喂养途径、方式及适宜的肠内营养制剂;能按照操作规程正确、规范留置鼻饲管(也叫鼻胃管),并能准确识别、处置置管过程中出现的各种问题;能运用正确方法确认鼻饲管在胃内;能按照操作规程正确、规范经鼻饲管灌注流质食物、药物和水分等;能有效预防鼻饲并发症的发生。

2.情感态度与价值观目标:从案例学习和操作练习中增强安全意识,树立依法行护、严谨求实的工作态度,培养"人本、专注"的职业精神;通过小组学习,培养团队合作精神和创新意识。

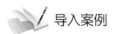 导入案例

案例 6-1-1　别样的温度

今天轮到朱护士带组上前夜班。与白班护士交接完毕,新护士小包便去为 14 床王大伯灌注口服药。

王大伯是鼻饲患者,当小包从鼻饲管内抽吸胃液时发现鼻饲管堵了,于是尝试往鼻饲管内用力推了点空气,还是堵,便告诉王大伯需要重新置管。

王大伯一听要重新插鼻饲管,情绪突然激动起来,满脸痛苦地指着自己的鼻子哽咽道:

"这可是昨天才插的呀!"

看着王大伯痛苦的表情,小包一时不知说什么好。恰逢朱护士进来,小包便将堵管的事告知了朱护士。

朱护士听后对小包道:"暂时不换管。我来试试,看看能不能疏通。你帮我去办公室倒一杯温开水"。

当小包拿着温开水再次返回病房时,发现王大伯脸上痛苦的表情已经褪去,他面露感激,一个劲地朝朱护士点头。

朱护士先试了试水温,将水抽吸至灌注器,再将灌注器乳头与鼻饲管连接。经过反复多次低压冲洗与负压抽吸的交替操作,以及辅以指腹的反复轻捏、挤压鼻饲管外露部,鼻饲管终于通畅了。

王大伯的喜悦之情溢于言表,他向朱护士竖起了大拇指。

同学们,你们对本案例中新护士小包的工作有何评价?

案例 6-1-2 "消失"的鼻饲管

在一次案例分享会上,护士长向年轻的护士们讲述了两起留置鼻饲管失败的案例。

患者 A,因脑外伤、颅底骨折行外科手术,术后经鼻饲管灌注饮食。

一日,护士甲为患者 A 更换鼻饲管。护士甲选择"听气过水声"的方法来判断鼻饲管是否在胃内。在听到"气过水声"后,她便拿胶布固定好鼻饲管,突然,患者出现呼吸困难、意识障碍加重的情况。护士甲马上通知医生。后经医院头颅 CT 检查发现:经鼻可见一管腔插入颅内。

患者 B,脑卒中后遗症患者,居家鼻饲流质饮食。

一日,患者前往医院,护士乙为其更换鼻饲管。当鼻饲管置入后,护士乙用"抽胃液"的方法判断鼻饲管是否在胃内。在发现"有液体抽出"后便固定好鼻饲管。回家后,患者 B 的陪护每隔 3h 经鼻饲管注入营养液。在更换鼻饲管后的第三天,患者因高热、咳嗽来院就诊。在行肺部 CT 检查时,发现一管腔插入气管内。

同学们,在上述案例中,是什么原因导致鼻饲管去了颅内、气管内?该案例警示了什么?

 主要知识点

1. 鼻饲的目的

对下列不能自行经口进食者通过鼻饲管供给食物和药物,以维持其营养和治疗需要。

(1)昏迷患者。

(2)口腔疾患、口腔手术后、上消化道肿瘤等引起吞咽困难者。

(3)不能张口者:如破伤风患者。

(4)其他患者:如早产儿、病情危重者、拒绝进食者等。

2. 鼻饲的禁忌证

(1)食管梗阻者禁忌使用鼻饲法。

(2)食管静脉曲张为鼻饲法的相对禁忌证。

3. 鼻饲常用的营养制剂

除了流质饮食，还可通过鼻饲途径供给患者肠内营养制剂。

根据组成成分，营养制剂可分为要素制剂、非要素制剂、组件制剂和特殊应用制剂。

(1)要素制剂：又称要素饮食，是一种化学组成明确的低聚或单体物质的混合物，含有氨基酸或蛋白水解物、葡萄糖、脂肪、矿物质和维生素，与水混合后可形成溶液或较为稳定的悬浮液。

要素制剂营养素全面，无需经过消化即可直接被肠道吸收和利用。因不含残渣或残渣极少，消化不良者尤其适用。临床常用的要素制剂有百普素、百普力。

名称	适用人群
百普素	为短肽型肠内营养剂，可提高肠道内营养物质的吸收和利用。常用于代谢性胃肠道功能障碍、危重症及营养不良患者的术前准备，本品可用于糖尿病患者
百普力	主要成分为水、麦芽糊精、维生素、乳清蛋白水解物、植物油、矿物质、微量元素等人体必需的各种营养素。胃肠道炎症或功能障碍、重大手术恢复期、营养不良患者可选用，本品亦可用于糖尿病患者

(2)非要素制剂：是以整蛋白或蛋白质游离物为氮源的一类肠内营养制剂。其渗透压接近等渗，使用方便，耐受性强，适用于胃肠道功能较好的患者。

非要素制剂有匀浆制剂、整蛋白制剂。

名称		适用人群
匀浆制剂		天然食物组成，整体营养均衡，对胃肠道刺激较小，吸收速度比普通食物快，不易出现腹泻。适用于体弱多病、食欲不振的亚健康人群以及慢性病、急性创伤、咀嚼或消化功能障碍、危重、癌症及手术患者
整蛋白制剂	能全力	为混悬液，营养素全面，容易消化，吸收完全，生物利用度高。本品可用于糖尿病患者
	能全素	为粉剂。用于无法进食足够数量常规食物的患者。糖尿病患者亦可用
	安素	为复方制剂，可作为唯一营养来源或部分营养补充。适用于成人、4岁及以上儿童
	瑞能	为复方制剂，常用于营养不良的肿瘤患者，可为患者提供全部营养或作为营养补充剂

(3)组件制剂：又称不完全制剂，是以某种或某类营养素为主的肠内营养制剂，包括蛋白质组件、脂肪组件、糖类组件、维生素组件和矿物质组件。它可对完全制剂进行补偿或强化，以弥补完全制剂在适应个体差异方面的不足。亦可采用两种或两种以上组件制剂构成组件配方，以满足患者的特殊需求。

(4)特殊应用制剂：是为满足某些疾病患者的特殊营养需求而专门设计的肠内营养制剂，如以必需氨基酸为主的肾衰竭用制剂、高支链氨基酸与低芳香族氨基酸的肝功能衰竭用制剂等。

4. 鼻饲法操作注意事项

（1）置管前评估患者的鼻腔情况及有无鼻饲禁忌证。

（2）根据患者的年龄、身高等选取合适的鼻饲管型号，一般成人 12～20Fr，儿童8～10Fr。

（3）正确测量置管深度：鼻饲管插入长度为前额发际至胸骨剑突或鼻尖到耳垂再至剑突的距离。一般成人置管深度为 45～55cm。为防止反流、误吸，也可将置入深度适当延长 5cm 左右。

（4）清醒患者取坐位或半卧位，遵循"一仰二曲三吞咽"的置管方法。昏迷患者先取去枕平卧位，头向后仰；当插至咽喉部（插入鼻饲管约 10～15cm）时，将患者头部托起（颈椎损伤者禁忌），使下颌靠近胸骨柄，以增大咽喉通道的弧度，使鼻饲管顺利通过咽部。

（5）插管时动作轻稳，避免损伤鼻腔和食管黏膜。如插入不畅，检查患者口腔，了解鼻饲管是否盘在口腔；如患者出现恶心、呕吐，暂停插管，并嘱患者深呼吸；如患者出现呛咳、呼吸困难、发绀等误入气管征象，应立即拔出鼻饲管，休息片刻后再行插入。

（6）鼻饲管置入后，可通过以下方法判断鼻饲管在胃内：①用注射器抽到胃内容物；②置听诊器于患者鼻饲部，快速经鼻饲管向胃内注入 10ml 空气，听到气过水声；③置鼻饲管末端于水中，无气泡逸出。

（7）每次鼻饲前，应确认鼻饲管在胃内且通畅，并且无胃潴留方可鼻饲。若潴留的胃内容物超过 150ml，应通知医生并根据医嘱减量或暂停鼻饲。

（8）鼻饲液要现配现用，温度保持在 38～40℃。鼻饲前后用少量温水冲管。新鲜果汁和奶液应分别注入，防止产生凝块。药片应碾碎溶解后再注入。

（9）根据患者具体情况以不同方式缓慢注入鼻饲液。分次推注主要用于非危重症患者，每次鼻饲量 250～400ml，每日 4～6 次，推注速度不能快于 30ml/min。但分次推注易引起恶心、呕吐、腹胀、腹泻等胃肠道症状。多数患者可耐受间歇滴注，一般输注 3h 后休息 2h。使用要素饮食的患者，应从低浓度、少量、慢速开始推注或滴注，逐渐增加；停用时逐渐减量，以防低血糖反应。

（10）鼻饲后嘱患者维持原卧位 20～30min，以防呕吐。

（11）长期鼻饲者应进行口腔护理 2 次/日，并定期更换鼻饲管。普通鼻饲管每周更换一次，硅胶鼻饲管每月更换一次。更换时，应于当晚最后一次灌食后拔出，次晨再从另一侧鼻腔插入。

5. 鼻饲饮食常见问题与防范

（1）腹泻

原因	①患者对鼻饲液成分不耐受 ②鼻饲用肠内营养制剂配制不当，被细菌污染 ③鼻饲液温度过高或过低 ④鼻饲液浓度过高、推注/输注速度过快、总量过多 ⑤鼻饲液脂肪含量过多

预防	①鼻饲前仔细询问患者的饮食史,对牛奶、豆浆等不耐受的患者慎用含此类成分的鼻饲液 ②营养液现配现用,配制过程中应注意防止污染;配好后 4℃ 冰箱冷藏,且须 24h 内用完 ③鼻饲液温度 38~40℃ ④营养液的使用:从低浓度、少量、慢速开始,逐渐增加 ⑤消化功能不良的患者,注意控制鼻饲液中脂肪的含量
处理	①严重腹泻者暂停鼻饲 ②菌群失调患者可口服乳酸菌制剂;肠道真菌感染者可予抗真菌药物治疗 ③腹泻频繁的患者,遵医嘱补液,同时做好肛周皮肤护理

（2）胃食管反流、误吸

原因	①患者存在以下问题:如贲门括约肌松弛、胃肠蠕动减慢致胃潴留、腹压增高等 ②操作不当:如一次性鼻饲量过多、鼻饲速度过快或间隔时间过短、鼻饲前后体位安置不当等
预防	①翻身、吸痰等操作安排在鼻饲前实施,以免机械刺激或腹压增高引起反流 ②胃肠功能弱的患者,鼻饲前半小时可遵医嘱辅以胃肠动力药;病情允许时,鼓励患者活动,以促进胃肠蠕动;鼻饲前回抽胃液,评估胃潴留量 ③根据患者病情、胃肠道功能选择适宜的鼻饲量、鼻饲方式及间隔时间 ④鼻饲时及鼻饲后 30min 保持半卧位或抬高床头至少 30°
处理	①立即停止鼻饲 ②取平卧位,头偏向一侧或左侧卧位 ③及时清理口、鼻腔,必要时气道吸引 ④必要时予胃肠减压,有肺部感染者遵医嘱及时使用抗生素

（3）便秘

原因	①长期卧床,胃肠蠕动减弱 ②鼻饲液粗纤维含量少
预防	①调整鼻饲液配方,增加纤维素含量 ②鼻饲液中可酌情加入适量蜂蜜和香油
处理	①鼻饲乳果糖,必要时开塞露塞肛、低压灌肠 ②人工取便

（4）水、电解质、血糖紊乱

原因	①鼻饲液营养成分配制不合理 ②因渗透性腹泻引起水、电解质代谢紊乱 ③长期鼻饲患者突然停止要素饮食

预防	①鼻饲液配制合理,及时调整营养液配方 ②腹泻患者及时补钾,预防低钾血症 ③缓慢停用要素饮食,同时补充其他含糖食物或补液 ④加强相关生化指标(血清电解质、尿素氮、血糖水平等)监测
处理	①加强血糖、血钾水平动态监测 ②一旦发生低血糖反应,立即静脉注射高渗葡萄糖 ③发生高血糖反应,可给予低糖饮食或遵医嘱使用降糖药

学而思

沈奶奶,76 岁,昏迷患者,医嘱予鼻饲流质饮食(分次推注)+百普力 500ml qd(分次推注)。

请思考:①为沈奶奶插鼻饲管前,应取何种体位? 标记鼻饲管时,插入长度如何测量? 鼻饲管插至咽喉部时,需特别注意什么? ②插鼻饲管过程中可能会出现哪些情况? 如何处理? ③如何确认鼻饲管在胃内? ④为沈奶奶鼻饲的目的是什么? 鼻饲流质饮食须注意什么? 鼻饲百普力还应注意哪些事项? 鼻饲期间为什么要给沈奶奶做口腔护理? ⑤一日,护士小刘为沈奶奶鼻饲时,发现鼻饲管堵了,该如何处理?

 实训指导

临床情境:周大伯,65 岁,股骨颈骨折后发生坠积性肺炎,予气管切开进行机械通气。医嘱予鼻饲匀浆制剂 1000ml+瑞能 200ml qd,鼻饲杜密克(乳果糖)30ml bid。

实训任务:请评估周大伯病情及鼻腔黏膜状况等,并选择合适的鼻饲管为周大伯留置鼻饲管,以合适的鼻饲方式注入营养液和药物。

1. 实训用物

(1)治疗车上层:医嘱执行单、无菌鼻饲包(内备弯盘、压舌板、纱布、鼻饲管、50ml 注射器、手套、治疗巾)、棉签、温开水、鼻饲液、温度计、电筒、听诊器、胶布、管道标识、PDA、手消毒剂。

(2)治疗车下层:黑色和黄色两种垃圾袋。

2. 操作流程与语言沟通

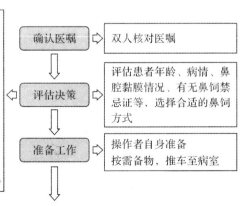

大伯,请说下您的名字。现在感觉怎么样? 根据您目前的情况,医生给您开了鼻饲营养液。一会儿我会在您的一侧鼻腔置入一根鼻饲管,以后食物就从这根管子灌入胃内。为了能顺利插管,需要您配合做吞咽动作。您先看我做一下……好,现在请您做一次……您做得很好。您最近有没有不舒服的感觉,如恶心、拉肚子? 您有过敏的食物、药物吗? 鼻腔有问题吗……好,请稍等,我先去准备用物。

确认医嘱 ➩ 双人核对医嘱

评估决策 ➩ 评估患者年龄、病情、鼻腔黏膜情况、有无鼻饲禁忌证等,选择合适的鼻饲方式

准备工作 ➩ 操作者自身准备
按需备物,推车至病室

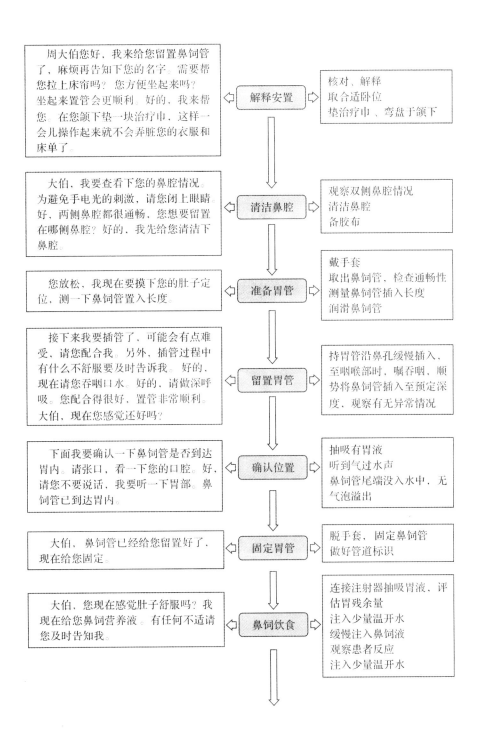

周大伯您好，我来给您留置鼻饲管了，麻烦再告知下您的名字。需要帮您拉上床帘吗？您方便坐起来吗？坐起来置管会更顺利。好的，我来帮您。在您颌下垫一块治疗巾，这样一会儿操作起来就不会弄脏您的衣服和床单了。

解释安置

核对、解释
取合适卧位
垫治疗巾、弯盘于颌下

大伯，我要查看下您的鼻腔情况。为避免手电光的刺激，请您闭上眼睛。好，两侧鼻腔都很通畅，您想要留置在哪侧鼻腔？好的，我先给您清洁下鼻腔。

清洁鼻腔

观察双侧鼻腔情况
清洁鼻腔
备胶布

您放松，我现在要摸下您的肚子定位，测一下鼻饲管置入长度。

准备胃管

戴手套
取出鼻饲管，检查通畅性
测量鼻饲管插入长度
润滑鼻饲管

接下来我要插管了，可能会有点难受，请您配合我。另外，插管过程中有什么不舒服要及时告诉我。好的，现在请您吞咽口水。好的，请做深呼吸。您配合得很好，置管非常顺利。大伯，现在您感觉还好吗？

留置胃管

持胃管沿鼻孔缓慢插入，至咽喉部时，嘱吞咽，顺势将鼻饲管插入至预定深度，观察有无异常情况

下面我要确认一下鼻饲管是否到达胃内。请张口，看一下您的口腔。好，请您不要说话，我要听一下胃部。鼻饲管已到达胃内。

确认位置

抽吸有胃液
听到气过水声
鼻饲管尾端没入水中，无气泡溢出

大伯，鼻饲管已经给您留置好了，现在给您固定。

固定胃管

脱手套，固定鼻饲管
做好管道标识

大伯，您现在感觉肚子舒服吗？我现在给您鼻饲营养液。有任何不适请您及时告知我。

鼻饲饮食

连接注射器抽吸胃液、评估胃残余量
注入少量温开水
缓慢注入鼻饲液
观察患者反应
注入少量温开水

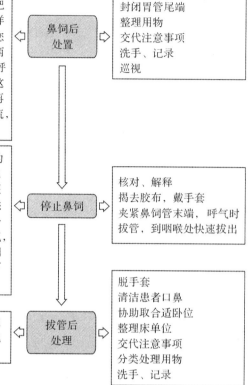

大伯，请再说下您的姓名。现在鼻饲已经结束了，请问您有什么不舒服吗？这根鼻饲管需要留置一段时间，请您小心些，不要拔出来。我已经把鼻饲管固定在您肩部衣服上了，这样方便您翻身。接下来我们会定时给您鼻饲营养液，同时每天早晚给您做两次口腔护理。您还有什么需要吗？呼叫器在您枕旁，有事请按铃。现在这个体位您感觉舒服吗？好的，我们再保持这个体位半小时，以防食物反流，半小时后我再过来帮您调整下体位。

鼻饲后处置
封闭胃管尾端
整理用物
交代注意事项
洗手、记录
巡视

大伯，请说下您的姓名。现在您的状态越来越好了，接下来您可以自己进食了，医生已经停止了您的鼻饲医嘱。现在帮您把鼻饲管拔掉，这样您就更舒服啦。拔管子的时候也会有一点难受，请您配合……请深吸一口气，好的，现在慢慢呼气，非常好，鼻饲管已经拔出来了。接下来帮您清洁下口鼻腔。

停止鼻饲
核对、解释
揭去胶布、戴手套
夹紧鼻饲管末端，呼气时拔管，到咽喉处快速拔出

大伯，现在您感觉还好么？谢谢您的配合。您先休息，有事请按铃，祝您早日康复。

拔管后处理
脱手套
清洁患者口鼻
协助取合适卧位
整理床单位
交代注意事项
分类处理用物
洗手、记录

3. 操作评分标准——鼻饲法

	自评得分	互评得分

操作项目	操作标准	分值	扣分说明	扣分
礼仪要求 （4分）	工作衣帽鞋穿戴整齐，符合规范；指甲修剪	2	一项不符扣1分	
	仪表整洁，举止大方；礼貌称呼，自我介绍	2	一项不符扣1分	
评估决策 （6分）	确认医嘱有效。结合案例评估患者年龄、病情、鼻腔黏膜情况等	3	评估未结合案例酌情扣2～3分	
	根据评估结果，进行正确的鼻饲决策（如选择合适的鼻饲方式、鼻饲液等）	3	决策与评估结果不符扣2～3分	
准备 （8分）	环境符合要求，规范洗手，戴好口罩	3	一项不符扣1分	
	用物齐全，性能良好，符合要求	5	核查不规范扣2分，缺物品扣1分，放置不合理扣1分	

续表

操作项目	操作标准	分值	扣分说明	扣分
	携用物至患者床旁,核对床号、住院号、姓名(采用两套身份识别系统) 向患者解释鼻饲的目的及配合要点	2 2	核对不全扣1分	
	协助取合适体位(能配合者取半卧位或坐位,昏迷且无颈椎损伤者去枕仰卧,头后仰),戴眼镜或义齿者,取下妥善放置	2 1	酌情扣分	
	开包,垫治疗巾、弯盘于患者颌下 检查、清洁鼻腔 准备胶布	1 2 1	一项不符扣1分	
	戴手套 取出鼻饲管,检查、润滑鼻饲管	2 2	一项不符扣2分	
	正确测量鼻饲管置入深度(前额发际至剑突或鼻尖到耳垂再至剑突)	4	酌情扣分	
操作过程 (58分)	置鼻饲管: 一手持鼻饲管管体,另一手持鼻饲管头端,自鼻腔插入 插入至10～15cm(咽喉部)时,清醒者嘱做吞咽动作;昏迷者将其头部托起,使下颌靠近胸骨柄 顺势将鼻饲管插入至预定深度 注意观察并正确处理插管过程中出现的异常情况(口述)	3 4 2 3	插至咽喉部时,清醒者未嘱做吞咽动作或昏迷者未托起其头部使其下颌靠近胸骨柄扣4分	
	正确判断鼻饲管是否在胃内(3种方法选2种)※	3	酌情扣分	
	脱手套,固定鼻饲管	2	酌情扣分	
	做好管道标识	2	未做标识扣2分	
	连接注射器于鼻饲管末端抽吸,见有鼻饲液抽出且确认无胃潴留※ 注入少量温开水	2 2	一项不符扣2分	
	遵医嘱缓慢灌注鼻饲液※,温度38～40℃,观察患者反应	2	一项不符扣1分	
	鼻饲毕,再注入少量温开水,处理胃管末端	2	一项不符扣1分	
	整理床单位,嘱患者维持半卧位20～30min	2	一项不符扣1分	
	清理用物,洗手、记录	2	一项不符扣1分	
	鼻饲期间加强巡视,口腔护理2次/日,发现问题及时处理(口述)	2	未观察扣2分	
	拔管: 核对、解释 揭去固定鼻饲管的胶布,戴手套 夹紧鼻饲管末端,在患者呼气时拔管,到咽喉处快速拔出	2 2 2	一项不符扣2分	

续表

操作项目	操作标准	分值	扣分说明	扣分
操作后处理(9分)	脱手套,清洁患者口鼻 协助患者取合适卧位 整理床单位,交代注意事项 按院感要求分类处理用物 洗手、记录	2 1 2 2 2	酌情扣分	
综合评价(15分)	临床思维:具有安全意识,能结合案例评估,并根据评估结果适当改进操作过程,操作中灵活处理有关情况	4	酌情扣分	
	体现人文关怀:具有同理心,尊重患者,适时与患者/家属沟通,及时满足其需要	4	酌情扣分	
	健康教育:内容有针对性,语言通俗易懂	3	酌情扣分	
	操作规范,程序清晰※,动作轻、稳、准	4	酌情扣分	
标有※为关键指标	出现下列任何一条,判定为不及格: ①鼻饲前没有判断鼻饲管是否在胃内 ②未能遵医嘱正确灌入鼻饲液 ③操作程序混乱			
总分	100	得分		
监考老师(签名):		监考时间:		

同学们,插鼻饲管是一项侵入性操作,置管过程中务必做到动作轻、稳、准。如果出现插管不顺,切不可反复退出、插入,否则咽后壁感受器因鼻饲管刺激,可反射性引起迷走神经兴奋,诱发心搏骤停。

学而习

临床情境:王大伯,60岁,因"脑卒中"入院治疗。目前神志清,生命体征平稳,但吞咽功能障碍。医嘱:鼻饲流质200ml q3h。

实训任务:请评估王大伯病情及鼻腔黏膜状况等,并选择合适的鼻饲管为王大伯留置鼻饲管及鼻饲流质饮食。

鼻饲术

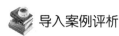 **导入案例评析**

案例 6-1-1:新护士小包在临床工作中发现了问题——鼻饲管堵管,其解决该问题的思路是汇报医生,拟拔管后重新换管置入。

这是一种简单的"直线型"问题处置方式,一则反映小包工作经验的缺乏;二则也反映了小包爱伤意识、风险意识的薄弱以及思维上的懈怠,未能设身处地站在患者立场去思考重新置管给患者带来的身心痛苦、经济负担以及再次置管可能存在的风险,更没有从"堵管"问题发生的原因以及如何疏通鼻饲管方向作深入的思考。

针对王大伯的"鼻饲管堵塞"问题,护理组长朱护士给小包上了很好的一课。

记得著名临床医学家吴阶平曾说过:"刚毕业的人,肯定比毕业后工作一两年的差,但毕业五年的却可以比毕业十年的好,关键是靠自己努力在实践中多想、多学。"

同学们,从吴老的话语中你们感悟到了什么? 在此,老师也想告诉大家:想要成长为一名优秀护士,年轻的你们不仅要有一颗孜孜不倦的求学之心和一双能发现问题的眼睛,更要有一颗仁慈的心和善于思考的大脑,并养成勤于思考、善用评判性思维解决问题的好习惯。

案例 6-1-2:这是两起鼻饲管留置失败的案例。患者 A 由于颅底骨折,插管时鼻饲管经鼻腔顶部这块薄且已损伤的颅骨乘虚去了颅内。患者 B 昏迷,由于吞咽反射的消失,导致鼻饲管误入了气管(一种可能是插管时误入气管,另一种可能是留置期间鼻饲管脱出滑入气管)。

大家知道,教科书上判断鼻饲管是否在胃内的方法有三种:(1)用注射器连接鼻饲管抽吸胃液,如果有胃液或胃内容物抽出,证明鼻饲管在胃内;(2)听诊器放在剑突下,用注射器向鼻饲管内快速注入 10ml 空气,如果能听到气过水声,表明鼻饲管已进入胃腔;(3)将鼻饲管末端置于水中,若见多量气泡自管口溢出,表明鼻饲管可能误入气道。

从本案例的描述中我们发现,两位护士在固定鼻饲管前均确认了鼻饲管在胃内,其中护士甲通过听到"气过水声"的方法来确认鼻饲管在胃内,护士乙通过"抽到胃液"来判断鼻饲管进入胃内。那为何本该在胃内的鼻饲管去了颅内、气管内? 真相我们已不得而知。但这两起案例提醒我们:插鼻饲管前一定要做好患者病情的评估,遇颅底骨折、昏迷患者鼻饲需要谨慎处理。其次,置管后仅用一种方法判断鼻饲管的位置并不可靠。因此,建议大家将抽胃液与其他两种方法中的一种以及插管后患者的反应结合起来进行综合判断。目前,临床还通过 X 线摄片来判断鼻饲管是否在胃内(金标准)。除此之外,每次鼻饲前务必确认鼻饲管在胃内方可喂食。另外,对于居家患者,务必做好家属/陪护有关鼻饲知识和喂食方法的指导。

同学们,临床操作需要慎之又慎,这既是对患者的保护,也是对自身的保护。

形成性评价

(1~10 题共用题干)周阿姨,62 岁,是一位昏迷患者(注:患者颈椎无损伤)。今日医嘱:留置硅胶鼻饲管予鼻饲流质饮食和营养制剂。

1.该患者插鼻饲管前,应安置何种体位　　　　　　　　　　　　　　　　　　　　(　　)

A. 坐位　　　　　B. 半坐位　　　　　C. 左侧卧位　　　　D. 右侧卧位　　　　E. 去枕平卧位

2.该患者鼻饲管插入长度一般为　　　　　　　　　　　　　　　　　　　　　　　(　　)

A. 25~35cm　　　B. 35~45cm　　　C. 45~55cm　　　D. 55~65cm　　　E. 65~75cm

3.该患者鼻饲管插入长度可用下列哪种方法测得　　　　　　　　　　　　　　　　(　　)

A. 前额发际至胸骨剑突　　　　　B. 前额发际至胸骨柄　　　　　C. 鼻尖至胸骨柄

D. 鼻尖至胸骨剑突　　　　　E. 耳垂至胸骨柄

4.当护士为该患者插入鼻饲管 10~15cm 时,应　　　　　　　　　　　　　　　　(　　)

A. 使患者头后仰　　　　　　　　　　　　B. 嘱患者深呼吸

C. 托起患者头部使其下颌靠近胸骨柄　　　　D. 安置平卧位,头偏向一侧

E. 加快插管速度以顺利插鼻饲管

5. (续 4)这样做的目的是 （　　）

A. 避免损伤食管黏膜　　　　B. 避免损伤鼻腔黏膜　　　　C. 减轻患者痛苦

D. 增加咽部通道的弧度,便于鼻饲管顺利通过　　　　E. 防止恶心

6. 护士为周阿姨置入鼻饲管后,下述确认鼻饲管在胃内的方法正确的是 （　　）

A. 抽吸鼻饲管,无任何气泡及液体吸出

B. 用 20ml 温开水注入鼻饲管,通畅

C. 置管过程较顺利,确认置入深度为 50cm

D. 向鼻饲管内注入 20ml 空气,听到气过水声

E. 向鼻饲管内注入 20ml 生理盐水,听到气过水声

7. 护士为该患者准备的鼻饲液温度控制在多少范围合适 （　　）

A. 24～27℃　　B. 33～35℃　　C. 38～40℃　　D. 42～45℃　　E. 45～48℃

8. 护士为该患者灌食后,又注入了少量温开水,其目的是 （　　）

A. 避免胃胀气　　　　　　B. 防止患者呕吐　　　　　　C. 防止鼻饲液反流

D. 冲洗鼻饲管,避免堵塞　　　　E. 便于测量和记录灌注量

9. 下列有关鼻饲管留置期间的护理,描述错误的是 （　　）

A. 每日做口腔护理　　　　　　　　B. 鼻饲液推注速度约 50ml/min

C. 每日鼻饲次数为 4～6 次　　　　D. 新鲜果汁与奶液应分别注入

E. 每次鼻饲前应用少量温水冲管后再进行喂食

10. 该患者的鼻饲管更换时间是 （　　）

A. 每日一次　　　　　　　　B. 每周一次　　　　　　　　C. 每周二次

D. 每月一次　　　　　　　　E. 每月二次

(11～15 题共用题干)申阿姨,69 岁,慢性肾功能衰竭患者。此次因突发感染、病情危重而住院,医嘱予鼻饲流质饮食和百普素。

11. 在插鼻饲管过程中,患者出现恶心,表示难以忍受,护士应 （　　）

A. 立即拔出鼻饲管,待患者恢复后重插

B. 暂停片刻,嘱患者深呼吸,待平复后继续插管

C. 让患者忍耐,继续插管

D. 将患者头托起,继续插管

E. 协助患者坐起后继续插管

12. 若插鼻饲管时患者出现呛咳、口唇发绀,护士该如何处理 （　　）

A. 嘱患者深呼吸　　　　B. 稍停片刻继续插　　　　C. 托起患者头部再插管

D. 嘱患者做吞咽动作　　　　E. 立即拔出,休息片刻后重插

13. 医嘱鼻饲流质饮食+百普素,为什么不单独使用流质饮食 （　　）

A. 流质饮食水分太多　　　　　　　　B. 流质饮食喂食次数太多

C. 流质饮食脂肪量太多　　　　　　　D. 担心患者不习惯

E. 流质饮食总热量不足

14. 下列哪项不是"百普素"的特点 （　　）

A. 由各种营养素天然合成　　　　　　B. 无需消化即能被吸收

C.有利于纠正负氮平衡　　　　　　　D.可满足人体正常生理需要

E.必需氨基酸与非必需氨基酸比值相当

15.该患者每日蛋白质摄入量是　　　　　　　　　　　　　　　　（　　）

A.<0.8g/kg　　　　　　B.<1g/kg　　　　　　C.1.0～1.5g/kg

D.1.5～2.0g/kg　　　　　　E.总量不超过 120g/d

知识/能力拓展

参考答案

鼻饲管堵管原因分析及护理对策

鼻饲管堵管在临床上的发生率仅次于鼻饲管意外拔出。鼻饲管堵塞重新置管,既增加患者身心痛苦、经济负担,又带来置管相关风险。因此,预防鼻饲管堵塞是护理工作中必须重视的问题。

1.鼻饲管堵管原因与预防对策

(1)鼻饲管管腔太细或置入过长以致在胃内扭曲打折。

对策:①根据患者年龄、身高等选取合适的鼻饲管型号,一般成人 12～20Fr,儿童 8～10Fr。②正确测量鼻饲管置入深度。为防止食物反流、误吸,也可将置入深度延长 5cm 左右,不宜过深。

(2)匀浆膳碾碎不彻底、鼻饲液比较黏稠或营养液之间不兼容。

对策:①配制鼻饲用流质饮食时,应将固体食物,如鸡肉、瘦肉、鱼、蔬菜等先洗干净,去骨、去刺、去皮,切成小块分别加工成熟食,然后加水,用搅拌机充分打碎、搅拌均匀,浓度不宜过高。②不同营养液之间注意配伍禁忌。

(3)药物研磨不全及药物反应引起堵管。

对策:①充分研磨药物,并加水充分溶解后再鼻饲。②注意药物的药理与物理性配伍禁忌。③每次鼻饲药物后,应及时冲洗鼻饲管。

(4)冲管、封管环节不规范。

对策:鼻饲前、后均应用 20～30ml 温开水脉冲式冲洗鼻饲管。连续输注时,应每 4h 用温开水脉冲式冲洗鼻饲管。

2.鼻饲管堵管后的处理

(1)温开水低压冲洗和负压抽吸交替进行,同时辅以指腹反复轻捏挤压鼻饲管外露管体,直至通畅。

(2)采用十二指肠鼻饲管导丝疏通堵塞的鼻饲管。将导丝缓慢轻柔插入鼻饲管管腔,穿过堵塞物质,并适当旋转导丝使堵塞物松动。由于执行此项操作时,导丝可能会刺穿鼻饲管管壁,甚至造成周围软组织损伤,因此选择该方法应谨慎。

(3)以上方法无效时,拔出堵塞的鼻饲管,重新置入新鼻饲管。

护理小革新

临床上,留置鼻饲管意外滑脱的现象时有发生。同学们,你能分析其中的原因吗?请大

165

家课外以小组为单位(自由组合,每组6～7人),设计一款方便、实用的鼻饲管固定装置。

(郑叶平　张佳淇　郑云慧)

任务二　导尿

导尿术(urethral catheterization)是指在严格无菌操作下,将导尿管经尿道插入膀胱引流尿液的方法。在导尿后,将导尿管保留在膀胱内,则为导尿管留置术。

导尿术是侵入性操作,若操作中违反无菌原则或操作不当引起尿道黏膜损伤,很容易引发泌尿系统感染。因此,为患者导尿时必须严格遵守无菌技术操作原则和操作规程,严防医源性感染的发生。

学习目标

1. 知识与技能目标:能正确评估患者尿液,及时发现排尿活动异常并采取合适的护理措施;能根据患者年龄、导尿目的等合理选择导尿管和导尿方法(一次性导尿或导尿管留置术);能严格遵守无菌技术操作原则规范完成导尿操作;对留置导尿管的患者,能够正确固定尿管并防止管道滑脱和泌尿系感染。

2. 情感态度与价值观目标:从故事中体会医者仁心;从案例讨论和操作练习中增强伦理与法律意识;通过小组学习,培养团队合作精神和创新能力。

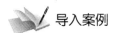导入案例

案例 6-2-1　葱叶治癃闭

唐代著名医学家孙思邈的《备急千金要方》中记载了这样一个故事:

一日,一位患者因腹胀难忍找到孙思邈。见患者双手捂着高高隆起的腹部呻吟不止,孙思邈急忙让其坐下,问道:"哪里不舒服?"

患者痛苦地答道:"我已经两天没尿了,尿脬(膀胱)都快胀破了! 您快帮我想想办法吧。"

孙思邈在给患者做了详细的检查后,心想"尿液流不出来大概是排尿不畅引起的,服药恐怕来不及了,因为尿脬盛不下这么多的尿。如果把一根管子插到尿道里,尿液也许就能排出来了。"想到这,孙思邈决定一试。

可用什么管子才合适呢? 太硬、太粗都不行! 正当孙思邈犯难时,忽然间瞥见有个孩子正拿着一根葱叶在吹着玩,眼前一亮,"有了! 葱叶细软而中空,不妨用葱叶试试。"

于是孙思邈找来一根新鲜的葱叶,洗干净后切下葱尖,然后小心翼翼地将葱叶插入患者的尿道,并用嘴对着葱管用力吹了口气。不一会儿,患者的尿液顺着葱管顺利流出。待尿液流得差不多后,孙思邈将葱叶拔了出来。

患者终于转危为安,而葱叶导尿的故事也因此被千古传诵。

读完这则故事,同学们有何感想?

案例 6-2-2 看你没商量？

30多岁的韩女士因子宫肌瘤入院手术。术前护士遵医嘱为其留置导尿，当进行会阴部消毒时，韩女士猛然发现床旁还有两名穿白大褂的年轻女护士在观摩。

韩女士感到有些难堪，当即要求她们出去。正在操作的A护士告知韩女士："这是来医院实习的学生。"并要求她躺好，不然无法操作。说着，A护士继续一边操作一边向两位实习学生介绍消毒部位、方法等，整个过程持续了约10min。

术后韩女士越想越觉得不舒服，她认为导尿操作涉及自己的隐私部位，再则自己是来治病的，凭什么把自己当教具？

于是韩女士以医院侵犯隐私权为由，要求院方向自己赔礼道歉并予以经济补偿。

院方认为自己是教学医院，实习生观摩操作过程是正当的，不存在侵犯患者隐私的问题。

同学们是否同意院方的观点？如果你是A护士，在操作及带教过程中有没有更好的解决办法？

 主要知识点

1. 尿液的评估

项目	正常	异常	
颜色	淡黄色或深黄色，某些食物或药物可影响尿液颜色	血尿	镜下血尿：新鲜尿沉渣每高倍镜视野红细胞≥3个；肉眼血尿：呈洗肉水色、浓茶色或红色。血尿常见于急性肾小球肾炎、输尿管结石、泌尿系统肿瘤等患者
		血红蛋白尿	尿液呈浓茶色、酱油色，常发生于恶性疟疾、血型不合所致的溶血等
		胆红素尿	尿液呈深黄色或黄褐色，见于阻塞性黄疸和肝细胞性黄疸
		乳糜尿	尿液含淋巴液，呈乳白色，见于丝虫病
透明度	新鲜尿液清澈透明，放置后出现微量絮状沉淀物	新鲜尿液呈白色絮状混浊，见于泌尿系统感染	
酸碱反应	弱酸性，pH为4.5～7.5，受饮食影响	酸中毒患者的尿液可呈强酸性 严重呕吐患者的尿液可呈强碱性	
比重	尿比重1.015～1.025	尿比重经常于1.010左右，提示肾功能严重障碍	
气味	来自尿内的挥发性酸，久置后有氨臭味	泌尿道有感染时，新鲜尿液可出现氨臭味 糖尿病酮症酸中毒时，因尿中含丙酮，可闻及烂苹果味	

2. 排尿活动的评估

项目	正常	异常
排尿次数与量	受饮水量、活动、气候等因素影响,一般成人白天 4～6 次,夜间 0～2 次,每次尿量 200～400ml,24h 尿量约 1000～2000ml	多尿:24h 尿量超过 2500ml,常见于糖尿病、尿崩症和急性肾小管功能不全(多尿期)等患者
		少尿:24h 尿量少于 400ml 或每小时尿量少于 17ml,常发生于心、肝、肾功能衰竭的患者
		无尿或尿闭:24h 尿量少于 100ml 或 12h 内无尿液产生,常见于严重休克、急性肾衰竭及药物中毒者
排尿活动	受意识控制,无痛苦、无障碍	膀胱刺激征:尿频、尿急、尿痛三者同时出现,常见于膀胱及尿道感染和机械性刺激
		尿潴留:指膀胱内充满尿液而不能自主排出。患者主诉下腹胀痛、排尿困难。体检可见耻骨上膨隆,扪及囊样包块,叩诊呈实音,有压痛
		尿失禁:指排尿失去意识控制或不受意识控制,尿液不自主地流出。根据临床表现,分为持续性尿失禁、充溢性尿失禁、急迫性尿失禁、压力性尿失禁四种类型

3. 排尿活动异常患者的护理

(1)非梗阻性尿潴留患者的护理:①提供隐蔽的排尿环境;②协助患者取合适体位和姿势,如卧床者摇高床头取半卧位或坐起;需绝对卧床休息或某些特殊手术患者,术前训练床上排尿;③利用条件反射诱导排尿,如听流水声、温水冲洗会阴;④热敷、按摩膀胱区或针刺(中极、曲骨、三阴交穴)、艾灸(关元、中极穴)等,以促进排尿;⑤心理护理,消除患者焦虑和紧张情绪;⑥健康教育,讲解尿潴留有关知识,指导患者养成定时排尿的习惯;⑦经上述处理仍不能解除尿潴留时,可根据医嘱实施导尿术。

(2)尿失禁患者的护理:①皮肤护理,保持皮肤清洁干燥;②外部引流,如女性患者可用女式尿壶紧贴外阴接取尿液,男性患者可用尿壶接尿;③重建正常的排尿功能:病情允许,指导患者每日白天摄入液体 2000～3000ml;注意观察排尿反应,定时使用便器;指导患者进行盆底肌肉训练,以增强控制排尿的能力;对长期尿失禁患者,可行留置导尿,同时锻炼膀胱壁肌肉张力,重建膀胱储存尿液的功能;④心理护理:尊重、理解患者,给予安慰、开导和鼓励,使其树立恢复健康的信心,积极配合治疗和护理。

4. 导尿术的目的

(1)一次性导尿的目的:①为尿潴留患者引流出尿液,以减轻痛苦。②协助临床诊断,如留取未受污染的尿标本进行尿液细菌培养,测量膀胱容量、压力及检查残余尿液,进行尿道或膀胱造影等。③为膀胱肿瘤患者进行膀胱化疗。

(2)导尿管留置术的目的:①抢救危重、休克患者时,正确记录每小时尿量、测量尿比重,以密切观察患者的病情变化。②为盆腔手术者排空膀胱,使膀胱持续保持空虚状态,避免术中误伤。③某些泌尿系统疾病手术后留置导尿管,便于引流和冲洗,并减轻手术切口的张力,促进切口的愈合。④为尿失禁或会阴部有伤口的患者引流尿液,保持会阴部的清洁干燥。⑤为尿失禁患者行膀胱功能训练。

5. 导尿术操作注意事项

(1)尊重患者,保护隐私,防止着凉。

(2)严格遵守无菌技术操作原则。为避免损伤和泌尿系统感染,必须掌握男性和女性尿道的解剖特点。

(3)女性患者导尿初步消毒顺序:由外向内,自上而下,依次为阴阜→大阴唇→小阴唇→尿道口;再次消毒顺序:内→外→内,自上而下,依次为尿道口→两侧小阴唇→尿道口。

(4)男性患者导尿初步消毒顺序:依次是阴茎→阴茎→阴囊(自上而下消毒)→尿道口→龟头→冠状沟(环形消毒);再次消毒顺序:尿道口→龟头→冠状沟→尿道口。

(5)插管动作轻柔。为女性患者插尿管时,应仔细辨认尿道口,若导尿管误入阴道,应立即拔出,更换无菌导尿管,重新插管。男性导尿时,将阴茎提起,与腹壁呈60°角,使耻骨前弯消失,利于插管。

(6)对膀胱高度膨胀且又极度虚弱的患者,第一次放尿不应超过1000ml,这是因为大量放尿可使腹腔内压急剧下降,大量血液滞留于腹腔血管内,引起血压下降而虚脱。另外,膀胱突然降压,可引起膀胱黏膜急剧充血,发生血尿。

(7)留置气囊导尿管时,应避免膨胀的气囊卡在尿道内口,压迫膀胱壁或尿道。留置尿管期间,应防止泌尿系感染,并行膀胱功能训练。

6. 导尿术风险与防范

(1)尿道黏膜损伤

原因	①导尿管型号、材质选择不合适,插管前未充分润滑导尿管 ②患者精神高度紧张,插导尿管时出现尿道括约肌痉挛 ③未根据男/女性尿道解剖特点进行置管,操作者插尿管动作粗暴或技术不熟练 ④伴前列腺增生的男性患者,因前列腺部尿道狭窄,插入尿管易致损伤 ⑤使用双腔气囊导尿管时,导尿管气囊部未进入膀胱内就过早向气囊注水,膨胀的气囊压迫尿道 ⑥未能合理安置尿管,以致患者翻身或活动时过度牵拉导尿管
预防	①根据患者情况选择粗细、质地合适的导尿管 ②导尿前耐心解释,缓解患者紧张情绪 ③操作者应熟练掌握男、女性尿道解剖特点及导尿术的操作流程。插管前常规润滑导尿管,尤其是气囊处的润滑,以减少插管时的摩擦力;插尿管动作轻柔,插入速度要缓慢,忌强行插管;对男性前列腺增生患者,遇插管有阻力时,从尿管末端快速注入灭菌石蜡油5～10ml,借助其润滑作用将导尿管迅速插入;使用双腔气囊导尿管插管时,见尿液流出后,应再插入5～7cm,保证气囊部完全进入膀胱 ④加强对留置导尿管患者的健康宣教,妥善安置留置导尿管和引流管,防止翻身或活动过度而牵拉尿管
表现	患者主诉尿道疼痛,排尿时加重,有的可见尿道出血,可伴有血块;部分患者有排尿困难。严重损伤时,可有会阴血肿、尿外渗,甚至直肠瘘
处理	发生尿道黏膜损伤时,轻者无须处理或采用止血、镇痛治疗,一般可以自愈;严重损伤者,根据情况采取尿道修补术等

（2）尿路感染

原因	①无菌导尿用物未达到灭菌要求,导尿过程中未严格落实无菌操作技术 ②导尿过程中发生了尿道黏膜损伤 ③女患者导尿管误入阴道后未更换导尿管 ④留置导尿管期间未保持引流系统的密闭性 ⑤留置导尿管期间出现集尿袋高于膀胱水平或其他原因致尿液逆流的情况 ⑥留置导尿管时间过长,期间未有效消毒尿道口,未及时更换导尿管和集尿袋
预防	①严格物品灭菌,导尿时严格执行无菌技术操作原则,插管动作轻柔、熟练 ②女患者导尿时,尿管误入阴道应拔出,更换尿管后重新消毒、置管 ③尽量避免留置导尿管;必须留置导尿管时,尽量缩短留置时间 ④留置导尿管期间每天清洁、消毒外阴和尿道口,保持会阴部清洁;保持引流系统的密闭性,集尿袋不得超过膀胱高度并避免挤压,防止尿液逆流;在病情允许的情况下,鼓励患者多饮水和适当活动,每天饮水量维持在 2000ml 左右,以产生足够的尿液冲洗膀胱、尿道 ⑤长期留置导尿管者,应定期更换导尿管和集尿袋。每周检查尿常规一次,注意倾听患者的主诉并观察尿液情况
表现	主要表现为膀胱刺激征,严重者可伴有寒战、发热等全身症状,尿道口可有脓性分泌物。尿液检查可有红细胞、白细胞,细菌培养可见阳性结果
处理	发生尿路感染时,在病情允许情况下鼓励患者多饮水,遵医嘱进行膀胱冲洗等

学而思

肖大爷,75 岁,因外伤出现尿液持续从尿道中流出的情况。腹部彩超见膀胱处于空虚状态。责任护士小刘遵医嘱为肖大爷进行导尿管留置术。

请思考:①肖大爷的排尿活动出现了什么问题?属于哪种类型?针对该问题如何护理?②为肖大爷行导尿管留置术的目的是什么?导尿管插入深度为多长?③导尿管留置期间需注意什么?④尿管留置期间,肖大爷主诉尿频、尿急、尿痛。请问:肖大爷可能发生了什么问题?该如何处理?预防此问题的措施有哪些?

 实训指导

临床情境:李女士,54 岁,上午拟在硬膜外麻醉下行子宫次全切除术。医嘱:术前留置导尿管。

实训任务:请评估李女士导尿的目的,并选择合适的尿管为李女士留置尿管。

1. 实训用物

（1）治疗车上层:①一次性导尿包,包内有初次消毒用物(弯盘 1 个、袋装消毒液棉球 10 余个、镊子 1 把、纱布 1 块、手套 1 只),再次消毒及导尿用物(弯盘 2 个、袋装消毒液棉球 4～6 个、镊子 2 把、自带无菌液体的 10ml 注射器、袋装润滑油棉球、标本瓶、纱布、集尿袋、孔巾、无菌手套以及外包治疗巾 1 块)。②气囊导尿管 2 根(1 根备用)。③其他:一次性治疗巾、浴巾、胶布、管道标识、手消毒剂、医嘱执行单、PDA。

（2）治疗车下层:黑色和黄色两种垃圾袋。

2. 操作流程与语言沟通

语言沟通	操作流程	操作要点
您好，我是您的责任护士。请问您叫什么名字？今天要为您做手术了，为了便于手术操作，术前要为您留置尿管。您不用紧张，我会动作轻柔的。您如果有担心可以随时告诉我。导尿操作前需要清洗会阴部。需要协助吗？好，您准备下，我一会儿就过来。	确认医嘱	双人核对医嘱
	评估决策	评估患者年龄、膀胱充盈度、会阴部皮肤及是否已按要求清洗外阴等，选择合适导尿管等
	准备工作	操作者自身准备 按需备物，推车至病室
李女士，我来给您导尿了。让我看下您的腕带。您不要有顾忌，我已经关好门窗、拉上床帘了。现在帮您脱去左侧裤腿，请把腿稍稍分开一些。请抬下臀部，我把治疗巾垫在您的臀下。	核对安置	核对、解释 关闭门窗、拉上床帘 取屈膝仰卧位，双膝外展，充分暴露外阴 臀下垫治疗巾
现在要消毒了。有点凉，请您不要紧张。	初步消毒	打开导尿包 消毒盘置于两腿之间 左手戴手套 消毒外阴区：由外向内、自上向下，每个棉球只用一次 脱手套、消毒手
无菌巾已经铺好了，您的手请放在身体两侧，暂时不要动哦。现在再为您消毒一次。	再次消毒	导尿包置于两腿间，打开 戴无菌手套、铺孔巾、暴露尿道口 整理物品 检查、润滑尿管，接引流袋 再次消毒尿道口：由内向外、自上而下
李女士，现在要为您插导尿管了。来，深吸气，慢慢呼气。好，导尿管已经插好了，现在为您固定。您感觉还好吗？	留置尿管	消毒后，左手固定不松开 嘱患者深呼吸 持无菌镊将尿管轻轻插入尿道口4～6cm，见尿再插5～7cm 向气囊注入等量无菌液，轻拉 安置引流袋、撤孔巾、脱手套 固定尿管、贴标识、注明时间 开放尿管，观察患者反应
现在帮您穿上裤子。尿管留置后，翻身时请不要牵拉尿管，以防管子拉出来。也不要把尿管压在身下，防止尿液引流不畅。尿袋要始终低于膀胱水平，防止尿液逆流。如果有不适，请及时告知我们。	交代处置	协助穿裤、整理床单位 拉开床帘、开门窗 交代相关事项 用物按院感要求分类处理 洗手、记录 倾听患者主诉，观察尿液等
请说下您的姓名。接下来您可以自行排尿了，医生已经为您开了停止导尿的医嘱。现在为您拔出尿管。您放松，我会动作轻柔的。	停止导尿	核对、解释 揭去胶布、戴手套 回抽气囊内的液体 轻柔地将尿管拔出 脱手套
李女士，导尿管已经拔除了，您有感到不适吗？如果可以的话，先去卫生间自行排尿一次，并清洗下会阴部。需要协助吗？好，您注意多饮水。祝您早日康复！	拔管后处理	取出治疗巾、协助穿裤 取舒适卧位、整理床单位 做好健康宣教 按规定处理用物、洗手 观察排尿情况，做好护理记录

3. 操作评分标准——女患者导尿管留置术

		自评得分	互评得分

操作项目	操作标准	分值	扣分说明	扣分
礼仪要求 （4分）	工作衣帽鞋穿戴整齐,符合规范;指甲修剪	2	一项不符扣1分	
	仪表整洁,举止大方;礼貌称呼,自我介绍	2	一项不符扣1分	
评估决策 （6分）	确认医嘱有效。结合案例评估患者年龄、膀胱充盈度、会阴部皮肤及是否已按要求清洗外阴等	3	评估未结合案例酌情扣2~3分	
	根据评估结果,进行正确的导尿决策(如选择合适的导尿管等)	3	决策与评估结果不符扣2~3分	
准备 （7分）	环境符合要求,规范洗手,戴好口罩	3	一项不符扣1分	
	用物齐全,放置合理,无菌物品有效	4	核查不规范扣2分,缺物品扣1分,放置不合理扣1分	
操作过程 （60分）	携用物至患者床旁,核对、解释	3	核对不全1分	
	关闭门窗,拉床帘※	1	一项不符扣1分	
	松盖被,协助脱去对侧裤腿盖在近侧腿部,对侧腿用盖被遮盖,注意保暖 取屈膝仰卧位,两腿自然分开,充分暴露外阴	2 2	体位不当、未注意保暖扣1分/项	
	臀下垫入一次性治疗巾	1	一项不符扣1分	
	检查并打开导尿包,取出外阴消毒盘 将消毒盘放置在患者两腿间,避免接触会阴部,戴手套	1 2	开包、回包方法不对扣1分;放置不合理扣1分	
	消毒外阴: 手持镊子夹取棉球,消毒阴阜、大阴唇 戴手套的手分开大阴唇,消毒小阴唇及尿道口 消毒顺序由外向内,由上至下※	1 1 2	夹取棉球方法不正确扣1分	
	脱手套,将消毒盘置于黄色垃圾袋,消毒手	2	一项不符扣1分	
	将导尿包放患者两腿间,按无菌方法打开导尿包	2	一项不符扣1分	
	戴无菌手套※,铺孔巾※,暴露会阴并遮盖肛门	3	一项不符扣2分	
	整理物品,检查导尿管气囊,润滑导尿管前端,将尿管与集尿袋的引流管连接	2	一项不符扣1分	

续表

操作项目	操作标准	分值	扣分说明	扣分
操作过程 （60分）	再次消毒外阴※： 置弯盘于外阴处，左手分开小阴唇，右手持镊子夹取消毒棉球，分别消毒尿道口、两侧小阴唇、尿道口，顺序由内向外、自上而下，每个棉球只用一次	4	一项不符扣1分	
	导尿※： 消毒后，左手固定不松开，右手将放导尿管的弯盘置于孔巾口旁，嘱患者深呼吸 右手持无菌镊将尿管轻轻插入尿道口4～6cm，见尿后再插入5～7cm	2 3	一项不符扣1分 尿管插入深度不够扣3分	
	夹住尿管末端，根据尿管上注明的气囊容积向气囊注入等量无菌生理盐水，轻拉尿管遇阻力即可	2	气囊注水量不正确扣2分	
	根据需要留取尿标本	1		
	固定集尿袋※： 夹闭引流管，撤孔巾、治疗巾，脱手套 用胶布固定尿管于大腿内侧，用安全别针固定引流管于床单上，集尿袋固定于床沿下，开放尿管 在导尿管上注明留置时间，观察患者反应	2 3 2	集尿袋及尿管位置高于膀胱扣2分	
	协助患者取舒适卧位，整理床单位 拉开床帘，开门窗 交代注意事项 清理用物，标本送检 洗手、记录	2 1 1 2 1	一项不符扣1分	
	尿管留置期间注意倾听患者主诉并观察尿液情况，指导患者训练膀胱功能（口述）	2	缺一项扣1分	
	拔管： 核对、解释，揭去胶布 戴手套，放空集尿袋，夹闭调节器 回抽气囊内的生理盐水，轻柔地将尿管拔出 脱手套	2 2 2 1	缺一项扣1分	
操作后处理 （8分）	取出一次性治疗巾，协助穿裤，取舒适卧位	3	一项不符扣1分	
	整理床单位，健康教育	2	一项不符扣1分	
	按规定处理用物，洗手 观察患者排尿情况，做好护理记录	2 1	一项不符扣1分	

续表

操作项目	操作标准	分值	扣分说明	扣分
综合评价（15分）	临床思维：具有安全意识，能结合案例评估，并根据评估结果适当改进操作过程，操作中能灵活处理有关情况	4	酌情扣分	
	体现人文关怀：尊重患者，保护隐私，适时与患者/家属沟通，及时满足其需要	4	酌情扣分	
	健康教育：内容有针对性，语言通俗易懂	3	酌情扣分	
	操作熟练规范，程序清晰※，动作轻、稳、准，无菌观念强※	4	违反无菌原则但自行发现扣2分/次，余酌情扣分	
标有※为关键指标	出现以下任一条判定不及格：			
	①未能保护患者隐私			
	②未能严格执行无菌技术操作或操作过程中违反无菌原则且未自行发现			
	③未能正确插入导尿管			
	④操作程序混乱			
总分	100		得分	
监考老师（签名）：			监考时间：	

同学们，导尿是一项涉及患者身体隐私部位的侵入性操作。操作前务必尊重患者的知情同意权，并尽可能由同性医护人员进行导尿操作。当条件不允许，由异性医护人员为患者进行导尿操作时，应做好解释工作，并请一名家属或其他医护人员在场。这既是保护患者隐私的需要，也是保护医护人员自身执业安全的需要。

学而习

临床情境：李女士，35岁，因月经增多2年，拟"子宫肌瘤"收住入院。经充分术前准备后拟上午在硬膜外麻醉下行子宫肌瘤摘除术。

实训任务：术前留置导尿管。

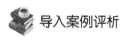 **导入案例评析**

导尿管留置术

案例6-2-1： 从急不可待的尿潴留到外科手术，常常会涉及导尿操作，尤其是泌尿外科，医护人员几乎每天都会和尿管打交道。

本案例介绍了药王"葱叶导尿"的故事。据相关资料介绍，药王用于导尿的那根葱似乎是最早的"导尿管"。

从"葱叶导尿"到今天用双腔、三腔尿管导尿，尿管的历史可谓源远流长，但无论是葱管、羽管还是后来的金属、橡胶尿管以及现今使用的乳胶、硅胶和超润滑导尿管，其发明者的终极目标都只有一个，那就是最大程度减轻患者的痛苦。

导尿管的进化史，让人深感先人的智慧。同学们，吾辈当知史明鉴，以解患者之痛苦，维护患者之健康为己任。

案例6-2-2:患者的隐私是指在诊疗、护理过程中,患者只向医护人员公开的个人信息、病史、私人生活与活动空间、身体隐私部位、生理缺陷或者其他不愿让他人知道的隐情等。

患者隐私权是指患者在接受医疗护理服务过程中所享有的个人信息、个人领域不被他人侵扰的权利。患者隐私权遭到侵犯,轻者可能影响患者的情绪,重者可能引起身心疾病。因此,《中华人民共和国民法典》明确规定:医疗机构及其医务人员应当对患者的隐私保密。

本案例中的医疗机构未能正确处理好医护人员的诊治权和患者的隐私权、知情同意权之间的关系;护理带教老师亦未能以患者为中心、以尊重和保护患者的隐私权为应尽的义务。因此,该案例合乎伦理的做法是:实习生在观摩女患者导尿操作前,带教老师须明确履行告知义务,除了告知患者操作的要点、需配合事项,还应告知实习与未来工作的关系,征求患者是否同意实习生观摩。实习学生只有在得到患者的允许后方能观摩。若患者不同意,就必须充分尊重患者的意见,取消此次实习观摩,绝不能以各种理由敷衍。唯有此,方能真正体现对患者的尊重和保护。如有必要,院方应向患者支付相应的报酬。

形成性评价

(1~5题共用题干)叶先生,42岁。因外伤导致尿失禁,现遵医嘱为其留置导尿管。

1. 为叶先生留置导尿管的目的是 （ ）
A. 记录每小时尿量　　　　　　　B. 引流尿液,保持会阴部清洁干燥
C. 持续保持膀胱空虚状态　　　　D. 测量尿比重
E. 预防泌尿系统感染

2. 导尿前为该患者清洁外阴的目的是 （ ）
A. 防止污染导尿管　　　　　　　B. 使患者舒适
C. 便于固定导尿管　　　　　　　D. 减少会阴部病原微生物
E. 防止污染导尿用无菌物品

3. 为该患者插导尿管时,应提起阴茎与腹壁成（　　）,使耻骨前弯消失
A. 20°　　　B. 40°　　　C. 60°　　　D. 80°　　　E. 90°

4. 留置导尿管期间为避免尿盐沉积阻塞尿管,在病情允许的情况下,应告知患者每天摄入水量在 （ ）
A. 1000ml以上　　　B. 1500ml以上　　　C. 2000ml以上
D. 2500ml以上　　　E. 3000ml以上

5. 在叶先生留置导尿管期间,出现尿色黄、混浊、沉淀,合适的护理措施是 （ ）
A. 经常清洗尿道口　　B. 观察尿量并记录　　C. 进行膀胱冲洗
D. 促进膀胱功能恢复　　E. 及时更换导尿管

(6~7题共用题干)张大爷,65岁,膀胱肿瘤术后留置导尿管。

6. 为防止患者发生尿路感染,以下措施中不合适的是 （ ）
A. 鼓励患者多饮水,多排尿
B. 用消毒液擦拭尿道口
C. 保持引流通畅,避免导尿管受压、扭曲、堵塞
D. 导尿管每天定时更换

E. 集尿袋不得超过膀胱高度并避免挤压,防止尿液反流

7. 拔管前定时开放尿管的主要目的是   (   )

A. 防止尿管被结晶阻塞   B. 训练膀胱的反射功能   C. 防止尿路逆行感染

D. 防止尿液外溢   E. 防止膀胱过度胀满

(8~9 题共用题干)王女士,拟上午在全麻下行子宫肌瘤摘除术,术前留置导尿管。

8. 王女士认为没有必要而拒绝留置尿管,护士应   (   )

A. 请家属说服   B. 让患者自行排尿   C. 向患者说明插管的方法

D. 解释插管目的及意义   E. 解释插管注意事项

9. 操作过程中见尿液后,护士应将导尿管再插入   (   )

A. 1~2cm   B. 2~3cm   C. 3~4cm   D. 4~5cm   E. 5~7cm

(10~13 题共用题干)邱奶奶,76 岁,因阑尾穿孔、急性腹膜炎而行手术治疗。术后 8h 未排尿,主诉下腹部胀痛,有尿意,排尿困难。检查:耻骨上膨隆,可扪及一囊性肿块,叩诊实音,有压痛。

10. 该患者出现了什么问题   (   )

A. 肠穿孔   B. 腹腔大量出血   C. 尿潴留

D. 尿失禁   E. 肠梗阻

11. 为该患者实施的护理措施中,不妥的是   (   )

A. 热敷下腹部   B. 调整体位和姿势   C. 听流水声

D. 膀胱区按摩   E. 口服利尿剂

12. 若为邱奶奶行导尿术,下列哪项操作符合无菌技术操作原则   (   )

A. 打开导尿包后先铺孔巾

B. 孔巾和治疗巾内层形成一连续无菌区

C. 会阴部清洁及消毒均自上而下,由内向外

D. 插尿管过程中手套污染,立即用酒精消毒

E. 导尿管误入阴道,应拔出重插

13. 若为邱奶奶导尿,首次导尿量不应超过   (   )

A. 400ml   B. 600ml   C. 800ml   D. 1000ml   E. 1200ml

14. 王女士拟行子宫肌瘤手术。为该患者术前留置导尿管的目的是   (   )

A. 收集尿液做细菌培养   B. 避免术中误伤膀胱   C. 测定残余尿

D. 放出尿液减轻痛苦   E. 便于引流和冲洗

15. 李大伯因脑出血、昏迷入院。在其留置导尿期间,下列措施与防止逆行感染无关的是   (   )

A. 保持尿道口清洁   B. 间歇性夹管

C. 每周更换集尿袋 1~2 次   D. 及时放出集尿袋内尿液

E. 集尿袋和引流袋位置不得超过膀胱高度

参考答案

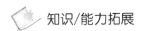 知识/能力拓展

有一种困难导尿，叫女性尿道口隐藏

导尿是临床上常见的一项护理操作，常见但不简单。如为女性导尿，有时会遇到找不到尿道外口的情况。

正常女性尿道外口的解剖位置在阴蒂下方、阴道口上方。当分开大小阴唇充分暴露外阴时，可见其正中位置有一灰白色的小口，即尿道外口。但当遇到女性先天尿道口与阴道口距离较近、局部无前庭组织隔开时或患者为老年女性，可出现尿道外口隐藏的现象。特别是老年女性患者，会阴部松弛、下垂的皮肤容易覆盖住尿道外口，造成尿道口隐藏；加之人到老年，肌肉、结缔组织趋向萎缩，尿道口回缩，回缩的尿道口还会陷入阴道前壁之中，使尿道外口更不易辨识。

当导尿遇到上述情形时，可尝试用左手食指（戴无菌手套）轻轻探诊阴道前壁，此时在阴道前壁距阴道口边缘偏左或偏右1～3cm处可见一裂隙或椭圆形似尿道口状组织。经消毒后再在食指导引下插入尿管。如为老年女性导尿，还可先将患者的阴阜往上牵拉、下压，这样原先被皮肤覆盖着的尿道外口就能清晰地暴露在操作者的视野之下。

护理小革新

患者入院后，病区会依据患者的体型发放型号合适的病员服，但医院提供的普通裤子给留置导尿管患者带来了诸多不便，如有的患者因尿管牵拉引起尿道外口的疼痛不适，有的因管路放置不当出现尿路感染的风险，还有的患者还可能因带管外出出现自我形象的紊乱。

有鉴于此，请同学们课外以小组为单位（自由组合，每组6～7人），设计一款留置导尿患者专用裤，在提高患者舒适度、维护其自我形象的同时，能够有效预防尿路感染的发生。

（王勤俭　郑云慧　周　丹）

任务三　灌肠

灌肠法（enema）是将一定量的液体由肛门经直肠灌入结肠，以帮助患者清洁肠道、排便、排气或由肠道供给药物或营养，达到确定诊断和治疗目的的方法。

根据目的不同，灌肠可分为不保留灌肠和保留灌肠。根据灌入的液体量，又可将不保留灌肠分为大量不保留灌肠和小量不保留灌肠。如为了达到清洁肠道的目的，反复使用大量不保留灌肠，则为清洁灌肠。

学习目标

1. 知识与技能目标：能正确评估粪便，及时发现患者排便活动异常并采取合适的护理措施；能正确把握各种灌肠法的目的及禁忌证；能根据患者病情、治疗目的正确选择灌肠方法，

灌肠液、量,肛管型号及插入深度;能按照正确步骤规范完成各种灌肠操作;能正确识别并处理灌肠过程中出现的各种问题。

2.情感态度与价值观目标:从故事中体会医者仁心;从案例讨论中培养创新精神;在实施灌肠操作过程中,体现人文关怀;通过小组学习,培养团队合作精神和创新能力。

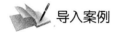 导入案例

案例 6-3-1　遇见你真好!

小闵是一位深受患者信赖的好护士。工作中的她,总是耐心地对待每一位患者。

一次,一位喉癌术后伴帕金森病的中年女性患者,由于卧床及服用美多芭出现了便秘。护士遵医嘱给患者口服了缓泻药,但疗效不佳。由于腹胀,加之术后禁声,患者情绪波动很大,居然摔起了水杯,把陪护吓得都不敢靠近她。

小闵护士在获悉上述情况后,主动来到患者床旁,耐心与其沟通。后来,小闵遵医嘱为患者实施灌肠操作。由于患者无法控制排便,灌肠过程中,灌肠液从肛门处排了出来。小闵并没有因此表现出嫌弃的表情,而是一边指导患者深呼吸,一边调整肛管的位置,同时耐心安抚患者的情绪。

终于,灌肠起了效果。灌肠结束后约 15min,患者痛痛快快地将滞留在肠道内的粪便排了出来。肚子舒服了,患者的心情亦随之大好!

患者出院那天,恰逢小闵护士休息。由于还留置气管套管,患者特意通过写字板告诉护士长:"闵护士很棒! 遇见她真好! 麻烦护士长,替我谢谢她!"

读完上面这则故事,同学们有何感想?

案例 6-3-2　护士也能变身"发明家"

在一次科室学习会上,护士长向年轻的护士们分享了一项乐山市人民医院护士的发明专利。

该专利名为"一种一次性灌肠装置",是针对医院使用的一次性灌肠袋存在操作用物多、操作步骤繁琐且使用舒适度不足等问题而设计的。

该装置含袋体,袋体表面有刻度线,下部有可拆卸的测温贴,袋体内有清洁液囊。袋体一端为导管,导管包括相互连接的连接管和插管(插管标有刻度,连接管设有卡扣),插管端与外套管连接,插管与外套管相接部有环向囊,外套管外设有可拆卸套管帽,管帽上端设有与插管相对的管口。

该发明通过袋体上设置刻度线和测温贴,帮助操作者清楚直观地观察袋内灌肠液的量和温度;通过设置清洁液囊,可快速调制灌肠液;通过设置导管前端卡扣,无需准备止血钳等操作用物;通过插管上标注的刻度,方便操作者观察肛管插入的深度;通过插管外设置外套管,可避免插管端过于锋利而损伤局部组织;通过在插管与外套管相接部设置环向囊,在环向囊中填充润滑液,可直接润滑插管和外套管前端,无需准备石蜡油和纱布,方便插管的同时还节约操作时间;通过设置管帽,达到保护导管、避免污染的目的。

该装置能有效减少灌肠操作的步骤和所用物品种类,方便快捷,提高操作效率。

读完上面这项授权的护士发明专利,同学们是否也有一种跃跃欲试的冲动?

 主要知识点

1. 粪便的评估

项目	正常	异常	
形状与软硬度	成形、软便、不粘连	坚硬,呈栗子样	见于便秘
		稀便或水样便	见于消化不良或急性肠炎
		扁条形或带状	见于肠道部分梗阻或直肠狭窄
颜色	黄褐色或棕黄色,与所摄入食物、药物种类有关	柏油样便	提示上消化道出血
		白陶土色便	提示胆道梗阻
		暗红色血便	提示下消化道出血
		果酱样便	见于肠套叠、阿米巴痢疾
		粪便表面有鲜红色血液	见于痔疮或肛裂
内容物	含食物残渣、脱落的肠上皮细胞、细菌及机体代谢后废物	粪便中可混有血液、脓液或肉眼可见黏液	提示消化道感染或出血
		粪便中可检出蛔虫、蛲虫、绦虫节片	提示肠道寄生虫感染
气味	因膳食种类而异,肉食者味重,素食者轻	极恶臭	见于严重腹泻患者
		腐败臭	见于下消化道溃疡、恶性肿瘤
		腥臭味	见于上消化道出血的柏油样便
		酸败臭	见于消化不良

2. 排便活动的评估

项目	正常	异常
排便次数与量	一般成人每天排便1～3次,婴幼儿每天排便3～5次	①便秘:指正常排便形态改变,排便次数每周<3次,排出过干过硬的粪便,且排便费力或有排便不尽感。见于某些器质性病变,中枢神经系统功能障碍,各类直肠或肛门手术,排便习惯不良,排便时间或活动受限制,强烈的情绪反应,某些药物的不合理使用,饮食结构不合理、饮水量不足,滥用缓泻剂、栓剂、灌肠,长期卧床或活动减少等
排便活动	受意识控制,无痛苦、无障碍	②腹泻:指正常排便形态改变,频繁排出松散稀薄的粪便甚至水样便。见于饮食不当或泻剂使用不当、情绪紧张焦虑、消化系统发育不成熟、胃肠道疾患、某些内分泌疾病如甲亢等 ③粪便嵌塞:粪便持久滞留堆积在直肠内,坚硬不能排出,常发生于慢性便秘者 ④排便失禁:肛门括约肌不受意识的控制而不自主地排便,见于神经肌肉系统的病变或损伤(如瘫痪)、胃肠道疾患、情绪失调等

3. 排便活动异常患者的护理

(1)非梗阻性便秘患者的护理:①提供单独隐蔽的排便环境及充裕的排便时间。②选择适宜的排便姿势,如卧床者摇高床头取半卧位或坐起、需绝对卧床休息或某些特殊手术患者术前训练床上使用便盆。③腹部顺时针按摩或指端轻压肛门后端。④遵医嘱口服缓泻剂(提倡容积性通便药,联合应用肠道动力药)、简易通便剂。⑤必要时遵医嘱给予灌肠。⑥健康教育,包括重建正常排便习惯、合理安排膳食、适当运动和精神放松。

(2)粪便嵌塞患者的护理:①遵医嘱使用栓剂或口服缓泻剂润肠通便。②遵医嘱行油类保留灌肠,2~3h 后再做清洁灌肠。③人工取便,注意动作轻柔。心脏病、脊椎受损者慎用。操作中如患者出现心悸、头晕应立即停止。

(3)腹泻患者护理:①卧床休息,注意腹部保暖。②去除病因:如肠道感染,遵医嘱给予抗生素治疗。③膳食调理:鼓励患者少量多次饮水,饮食以清淡流质或半流质为宜,严重腹泻者暂禁食。④遵医嘱给予止泻剂、口服补液盐或静脉输液。⑤皮肤护理,保持皮肤清洁干燥。⑥密切观察病情,注意有无脱水指征,必要时留取粪便标本送检。疑似传染病者,按肠道隔离原则护理。⑦做好心理护理和健康教育。

(4)排便失禁患者护理:①理解、尊重患者,做好心理护理。②保护皮肤,做好皮肤护理。③每日摄入足量的液体:无饮水禁忌者,一般 1500~2000ml/d。④帮助患者重建控制排便的能力:观察排便反应,定时给予便器,促使患者按时排便;指导患者进行肛门括约肌和盆底肌功能锻炼。⑤定时开窗通风,保持室内清洁、空气清新。

4. 灌肠术的目的

大量不保留灌肠	小量不保留灌肠	保留灌肠
①解除便秘、肠胀气 ②清洁肠道:为手术、检查或分娩做准备 ③稀释并清除肠道内有害物质,减轻中毒 ④灌入低温液体,为高热患者降温	为腹部或盆腔术后、孕妇、危重者、患儿及年老体弱者解除便秘,排除肠内气体,减轻腹胀	①镇静或催眠 ②治疗肠道感染

5. 三种灌肠法操作要点及注意事项

项目	大量不保留灌肠	小量不保留灌肠	保留灌肠
灌肠液及量	0.1%~0.2%肥皂水、生理盐水;成人 500~1000ml,小儿 200~500ml	"1、2、3"灌肠液 180ml;甘油加温开水各 50ml;植物油 120~180ml	10%水合氯醛、抗生素等;总量<200ml
灌肠液温度	39~41℃ 生理盐水降温:高热者 28~32℃;中暑者 4℃	38℃	38℃
液面距肛门	40~60cm	<30cm	<30cm
卧位	左侧卧位,双腿屈膝	左侧卧位,双腿屈膝	根据病变部位选择,臀部抬高 10cm

续表

项目	大量不保留灌肠	小量不保留灌肠	保留灌肠
肛管置入深度	成人 7～10cm,小儿约 4～7cm	成人 7～10cm,小儿约 4～7cm	成人 15～20cm,幼儿 5～7.5cm
保留时间	灌肠后保留 5～10min;降温者保留 30min	保留 10～20min	保留 1h 以上
注意事项	①消化道出血、妊娠、急腹症、严重心血管疾病患者禁忌 ②肝昏迷者,禁肥皂水灌肠 ③水钠潴留者禁等渗盐水灌肠 ④伤寒患者:液量<500ml,灌肠袋高度<30cm ⑤灌肠时患者出现腹胀或便意,嘱深呼吸,同时减慢或暂停灌肠;液面下降过慢或停止,可移动或挤捏肛管;患者出现脉速、面色苍白、出冷汗、剧烈腹痛、心慌气急,应立即停止灌肠,并与医生联系给予紧急处理 ⑥降温者,排便 30min 后复测体温	①灌肠液注入速度不得过快 ②灌注过程中,防止空气进入肠道	①肛门、直肠、结肠手术和大便失禁者禁忌 ②灌肠前嘱排便,根据灌肠目的和病变部位选择灌肠时间、体位,如慢性菌痢患者取左侧卧位,阿米巴痢疾患者取右侧卧位,且以晚上睡眠前灌入为宜 ③保留灌肠时,应选择细肛管,液量不宜过多、压力要低、插入要深、灌入速度宜慢,保留期间可变换体位

学而思

张先生,55 岁,有糖尿病史。主诉连续 4 天未解大便,腹痛、腹胀明显。腹部触诊硬实且紧张,可触及包块,肛诊可触及粪块。医嘱:大量不保留灌肠,立即执行(st)。

请思考:①张先生的排便活动出现了什么问题?针对该问题如何护理?②为张先生行大量不保留灌肠的目的是什么?张先生出现哪些情况时不宜做大量不保留灌肠?③护士为张先生灌肠时,应选择何种灌肠液?灌肠液量、温度、灌肠体位、灌肠袋高度、肛管插入肛门的深度各有何要求?③灌肠过程中,张先生诉说有便意,护士该如何处理?④灌肠过程中,如果张先生出现脉速、面色苍白、出冷汗、剧烈腹痛、心慌气急,提示张先生可能出现什么问题?该如何正确处理?⑤为帮助张先生有效预防便秘,护士应从哪些方面对其进行健康教育?

实训指导

临床情境:陈阿姨,50 岁。主诉 6 天未解大便,腹痛、腹胀明显,诊断"功能性便秘"。医嘱:0.2%肥皂水大量不保留灌肠,立即执行(st)。

实训任务:请评估陈阿姨病情、灌肠目的等,并选择合适的肛管为陈阿姨行大量不保留灌肠术。

1. 实训用物

（1）治疗车上层：医嘱执行单、遵医嘱准备的灌肠液、一次性灌肠包（内有灌肠袋连接肛管、一次性垫巾、手套）、弯盘、纱布、液体石蜡、水温计、卫生纸、PDA、手消毒剂。

（2）治疗车下层：便盆、黑色和黄色两种垃圾袋。

2. 操作流程与语言沟通

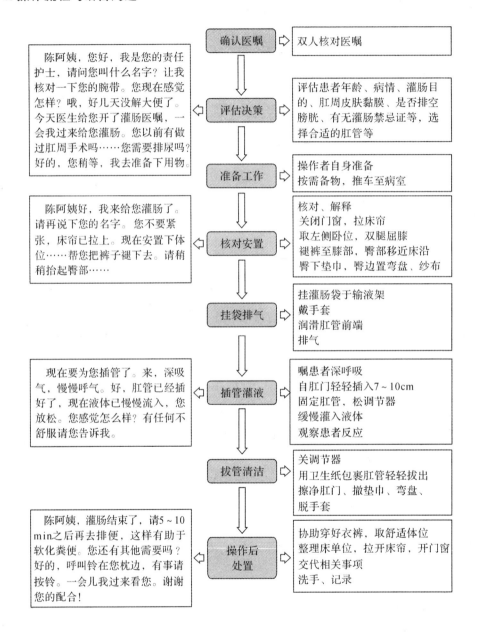

陈阿姨，您好，我是您的责任护士，请问您叫什么名字？让我核对一下您的腕带。您现在感觉怎样？哦，好几天没解大便了。今天医生给您开了灌肠医嘱，一会我过来给您灌肠。您以前有做过肛周手术吗……您需要排尿吗？好的，您稍等，我去准备下用物。

确认医嘱 ⇨ 双人核对医嘱

评估决策 ⇨ 评估患者年龄、病情、灌肠目的、肛周皮肤黏膜、是否排空膀胱、有无灌肠禁忌证等，选择合适的肛管等

准备工作 ⇨ 操作者自身准备
按需备物，推车至病室

陈阿姨好，我来给您灌肠了。请再说下您的名字。您不要紧张，床帘已拉上。现在安置下体位……帮您把裤子褪下去。请稍稍抬起臀部……

核对安置 ⇨ 核对、解释
关闭门窗、拉床帘
取左侧卧位，双腿屈膝
褪裤至膝部，臀部移近床沿
臀下垫巾，臀边置弯盘、纱布

挂袋排气 ⇨ 挂灌肠袋于输液架
戴手套
润滑肛管前端
排气

现在要为您插管了。来，深吸气，慢慢呼气。好，肛管已经插好了，现在液体已慢慢流入，您放松。您感觉怎么样？有任何不舒服请您告诉我。

插管灌液 ⇨ 嘱患者深呼吸
自肛门轻轻插入7～10cm
固定肛管，松调节器
缓慢灌入液体
观察患者反应

拔管清洁 ⇨ 关调节器
用卫生纸包裹肛管轻轻拔出
擦净肛门、撤垫巾、弯盘、脱手套

陈阿姨，灌肠结束了，请5～10min之后再去排便，这样有助于软化粪便。您还有其他需要吗？好的，呼叫铃在您枕边，有事请按铃。一会儿我过来看您。谢谢您的配合！

操作后处置 ⇨ 协助穿好衣裤，取舒适体位
整理床单位，拉开床帘，开门窗
交代相关事项
洗手、记录

3. 操作评分标准——大量不保留灌肠

自评得分	互评得分

操作项目	操作标准	分值	扣分说明	扣分
礼仪要求 （4分）	工作衣帽鞋穿戴整齐，符合规范；指甲修剪	2	一项不符扣1分	
	仪表整洁，举止大方；礼貌称呼，自我介绍	2	一项不符扣1分	
评估决策 （6分）	确认医嘱有效。结合案例评估患者年龄、病情、灌肠目的、肛周皮肤黏膜及是否已排空膀胱、有无灌肠禁忌证等	3	评估未结合案例酌情扣2～3分	
	根据评估结果，进行正确的灌肠决策	3	决策与评估结果不符扣2～3分	
准备 （15分）	环境符合要求，规范洗手、戴口罩，按需穿塑料围裙	3	一项不符扣1分	
	用物齐全，放置合理，无菌物品有效	5	核查不规范扣2分，缺物品扣1分，放置不合理扣1分	
	检查并打开一次性灌肠袋外包装，关闭调节器，挂于治疗车上 遵医嘱配制灌肠液（浓度、温度、量）※	2 3	一项不符扣1分	
	再次核对，贴标签于灌肠袋上	2	一项不符扣1分	
操作过程 （45分）	携用物至床旁，核对、解释 关门窗，调节室温，拉床帘 安置体位（左侧卧位），暴露臀部，臀部移近床沿 臀下垫巾，臀边置弯盘、纱布	3 3 1 2	核对不全扣2分	
	灌肠袋挂于输液架上，高度适宜（液面距肛门40～60cm）	4	高度不当扣3分	
	戴手套，润滑肛管前端 松调节器，排气，关调节器	2 3	一项不符扣1分	
	再次核对，嘱患者张口呼吸 左手垫卫生纸分开臀部，暴露肛门口，右手将肛管轻轻插入直肠（深度7～10cm）※	3 5	插管时动作粗重扣4分	
	固定肛管 松调节器，使灌肠液缓慢流入※	3 4	肛管脱出扣3分 液体漏出扣3分	
	观察液体流速、患者反应 处理灌肠过程中的特殊情况（口述）	2 3	一项不符扣1分	
	灌肠毕，关调节器 用卫生纸包裹肛管轻轻拔出，取下灌肠袋弃于黄色垃圾袋 清洁肛门	2 2 1	一项不符扣1分	
	撤弯盘、一次性垫巾，脱手套	2	一项不符扣1分	

续表

操作项目	操作标准	分值	扣分说明	扣分
操作后处理 (15分)	协助穿裤,取平卧位,整理床单位	3	一项不符扣1分	
	询问患者感受,嘱保留5～10min后排便	3	未交代扣2分	
	按规定处理用物	3	用物处置不当扣1分/项	
	拉开床帘,开门窗,洗手	3	一项不符扣1分	
	协助排便,观察患者排便情况,做好记录	3	一项不符扣1分	
综合评价 (15分)	临床思维:具有安全意识,能结合案例评估,并根据评估结果适当改进操作过程,操作中能灵活处理有关情况	4	酌情扣分	
	体现人文关怀:尊重患者,保护隐私,适时与患者/家属沟通,及时满足其需要	4	酌情扣分	
	健康教育:内容有针对性,语言通俗易懂	3	酌情扣分	
	操作熟练规范,程序清晰※,动作轻稳	4	酌情扣分	
标有※为关键指标	出现下列任何一条判定不及格:			
	①不能正确配制灌肠液			
	②不能正确插入肛管并灌入液体			
	③操作程序混乱			
总分	100	得分		
监考老师(签名):		监考时间:		

　　同学们,灌肠是临床护士驾轻就熟的一项基本操作。但即便如此,灌肠操作仍有风险,稍有不慎,可造成患者肠道黏膜损伤、肠道出血、肠穿孔等并发症。此外,为年老体弱的便秘患者灌肠,还可能诱发心脑血管疾病。因此,进行灌肠操作前,应养成询问患者病史、评估患者心肺功能的习惯,严格掌握灌肠禁忌证;操作时,肛管应顺着肠道走行缓慢进入,遇阻力不要强行插入,可适当回退、改变肛管方向后再轻柔插入;操作中密切观察患者的病情变化,发现脉速、面色苍白、出冷汗、剧烈腹痛等症状时,应立即停止操作,及时报告医生;操作结束一定要叮嘱患者切不可用力排便。

学而习

　　临床情境:王阿姨,59岁,因胆囊炎、胆总管结石拟明天上午在全麻下行胆总管切开取石＋T管引流术。医嘱:大量不保留灌肠(once,8pm)。

　　实训任务:请在晚上8时为王阿姨进行大量不保留灌肠。

大量不保留灌肠术

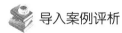 导入案例评析

案例6-3-1：本案例中的小闵护士，向我们展现了真诚服务患者的护士职业精神和在奉献中实现自我价值的优秀品质。

患者发自心底的一句"闵护士很棒！遇见她真好！"瞬间会让护士们觉得工作中所有的苦与累都值了，也让我们真切感受到了护士职业的价值与意义，以及被他人需要的幸福和快乐！

在此，让我们一起为小闵护士点赞！也希望亲爱的同学们在未来的工作中能常怀仁爱之心，将耐心、细心、责任心传递给每一位患者，用爱与行动践行忠诚守护患者健康的铿锵誓言。

案例6-3-2：同学们印象中的发明家都有谁？如果告诉你们"护士也能当发明家"，你们会不会惊讶呢？

近年来，有越来越多的护士成为护理工作的"有心人"，成长为临床一线的"发明家"。他们从患者需求出发，针对护理工作中的难点、痛点开展护理创新，收获了许多实用新型专利和发明专利授权，有的还实现了专利成果转化。他们的创新项目，在提升医院护理服务内涵、提高护理工作效率和质量的同时，改善了患者就医体验，为患者的诊疗、护理带来了实实在在的好处。

同学们，护理已不是以往人们印象中简单的打针、发药、输液。护理是一门学科！需要用仁心、巧思、妙手确保护理工作的安全与高效。愿同学们也能成为护理界的发明达人！

形成性评价

（1～3题共用题干）张奶奶，80岁。6年前脑卒中后丧失活动能力，长期卧床由家人照顾。最近连续3天未排便，有便意但排不出来。

1. 护士可采取何种方法协助该患者排便　　　　　　　　　　　　　　　　　　（　　）
A. 大量不保留灌肠　　　　　B. 清洁灌肠　　　　　C. 保留灌肠
D. 肛管排气　　　　　E. 开塞露通便

2.（续1）采用该措施时，患者取何种体位　　　　　　　　　　　　　　　　（　　）
A. 左侧卧位　　　　　B. 右侧卧位　　　　　C. 半坐卧位
D. 头高足低位　　　　　E. 俯卧位

3.（续1）采用该措施后，应嘱患者至少保留多长时间再去排便　　　　　　（　　）
A. 1～3min　　　　　B. 5～10min　　　　　C. 11～15min
D. 20min　　　　　E. 30min以上

（4～9题共用题干）姜阿姨，55岁，日常身体健康，但最近已5天未排便，主诉腹胀、腹痛，触诊腹部硬实且紧张，可触及包块，肛诊可触及粪块，诊断"功能性便秘"。刘护士遵医嘱为患者行大量不保留灌肠。

4. 该患者合适的灌肠液是　　　　　　　　　　　　　　　　　　　　　　（　　）
A. 液体石蜡　　　　　B. "1、2、3"溶液　　　　　C. 10%水合氯醛
D. 植物油　　　　　E. 0.1%～0.2%肥皂溶液

5. 护士应准备的灌肠液量为 （ ）

A. 100～200ml　　　　　　B. 200～300ml　　　　　　C. 300～400ml

D. 400～500ml　　　　　　E. 500～1000ml

6. 刘护士为该患者灌肠时,操作正确的是 （ ）

A. 患者取左侧卧位,上腿伸直下腿弯曲　　B. 将肛管插入直肠 10～15cm

C. 液面下降受阻时立即拔出肛管　　D. 灌肠筒内液面距离肛门约 40～60cm

E. 灌肠毕,嘱患者尽量保留灌肠液 30min 再排便

7. 灌肠中如果灌肠液面下降过慢或停止,正确的处理方法是 （ ）

A. 移动肛管　　　　　　B. 嘱患者张口深呼吸　　　　　　C. 停止灌肠

D. 提高灌肠筒的高度　　　　　　E. 与医生联系

8. 在液体灌入 150ml 时,患者感觉腹胀并有便意,正确的护理措施是 （ ）

A. 移动或挤捏肛管　　　　　　B. 嘱患者张口深呼吸

C. 提高灌肠筒高度　　　　　　D. 协助患者平卧

E. 立即停止灌肠

9. 灌肠过程中如果患者出现面色苍白、出冷汗、剧烈腹痛、脉速、心慌气促,正确的处理方法是 （ ）

A. 嘱张口深呼吸　　　　　　B. 旋转移动肛管

C. 降低灌肠筒高度　　　　　　D. 挤捏肛管

E. 立即停止灌肠

(10～11 题共用题干)周大爷,76 岁,因支气管哮喘收住入院。入院后因身体虚弱长期卧床,最近连续 5 天未排便,服用缓泻剂无效,遵医嘱给予"1、2、3"溶液灌肠。

10. "1、2、3"溶液是指 （ ）

A. 50％硫酸镁 30ml,甘油 60ml,温开水 90ml

B. 温开水 30ml,甘油 60ml,50％硫酸镁 90ml

C. 甘油 30ml,50％硫酸镁 60ml,温开水 90ml

D. 温开水 20ml,甘油 40ml,50％硫酸镁 60ml

E. 50％硫酸镁 30ml,温开水 60ml,甘油 90ml

11. 护士在操作过程中,液面距肛门的高度、肛管插入直肠的深度分别是 （ ）

A. 不超过 30cm,7～10cm　　　　　　B. 不超过 30cm,15～20cm

C. 不超过 30cm,10～15cm　　　　　　D. 不超过 50cm,15～18cm

E. 不超过 60cm,7～10cm

(12～14 题共用题干)刘先生,34 岁。近半个月出现间歇性腹泻,大便腥臭呈果酱样。初步体检:神志清楚,盲肠、升结肠部位轻度压痛。

12. 该患者最可能的健康问题是 （ ）

A. 上消化道出血　　　　　　B. 细菌性痢疾　　　　　　C. 肠胀气

D. 阿米巴痢疾　　　　　　E. 习惯性便秘

13. (续 12)若该判断正确,护士遵医嘱为患者行药物灌肠时应安置何种体位 （ ）

A. 右侧卧位　　　　　　B. 俯卧位　　　　　　C. 半坐卧位

D. 头高足低位　　　　　　E. 中凹卧位

14. (续13)安置该体位的目的是　　　　　　　　　　　　　　　　　（　　）

A. 使肛管易于插入防止损伤　　　　　B. 减少对患者肠道的刺激

C. 使患者舒适安全　　　　　　　　　D. 以防空气进入肠道引起腹胀

E. 利于药液到达病变部位

15. 王女士,36岁,因结肠癌拟于明晨在全麻下行"结肠癌根治术"。医嘱:清洁灌肠(once,8pm)。为该患者首次灌肠的溶液一般选择　　　　　　　　　　　　（　　）

A. 酸性溶液　　　　　　　　　　　　B. 0.1%肥皂液

C. "1、2、3"溶液　　　　　　　　　　D. 生理盐水

E. 温开水

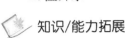 知识/能力拓展

参考答案

中药保留灌肠

中药保留灌肠是将中药汤剂自肛门灌入直肠或结肠内,通过肠黏膜吸收达到治疗疾病的目的,是中医内病外治疗法之一。现代中药保留灌肠法是在张仲景蜜煎导法的基础上不断发展和完善而来的。

中药保留灌肠常用的药物有活血化瘀药(如丹参、红花、桃仁、川芎、延胡索、乳香等)、清热解毒药(如蒲公英、金银花、紫花地丁、鱼腥草等)、清热燥湿药(如黄芩、黄柏、黄连等)、行气止痛药(如枳壳、香附、橘核、路路通)等,在溃疡性结肠炎、慢性盆腔炎、慢性肾功能衰竭、肝性脑病等疾病的治疗方面均具有较好的疗效。医嘱一般每日一次,7~10天为一个疗程。

使用中药保留灌肠时,除了遵循保留灌肠的操作流程,还应嘱咐患者忌食辛辣、油腻及刺激性食物(如辣椒、饮酒等),注意清淡饮食并饮温水。女性月经期、妊娠早期、急腹症、消化道出血、大便失禁以及肛门、直肠、结肠手术后患者禁用中药保留灌肠。

护理小革新

临床上给高龄患者清洁灌肠时常会遇到边灌边漏的问题,既影响灌肠效果,又沾湿、污染床单位,给护患双方带来了不好的体验。

请同学们课外以小组为单位(自由组合,每组6~7人),就上述问题展开讨论,并设计一款与灌肠相关的床单位防沾湿装置。

(程海英　郑云慧　周　丹)

任务四　肛管排气

在正常情况下,胃肠道内的气体约150ml。胃内气体可通过口腔嗳出,肠内气体部分在小肠被吸收,其余则通过肛门排出。当各种原因导致胃肠道内过量气体积聚无法排出时,可考虑采用肛管排气法(blind enema),即将肛管从肛门插入直肠,以排出肠腔内的积气。

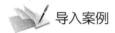学习目标

1.知识与技能目标:能正确评估肠胀气并采取合适的护理措施;能根据患者年龄、病情等选择合适的肛管;能按照正确步骤规范完成肛管排气操作;能正确识别并处置肛管排气过程中出现的问题。

2.情感态度与价值观目标:从案例讨论中培养评判性思维和解决问题的能力;在肛管排气操作练习中,体现人文关怀;通过小组学习,培养团队合作精神和创新能力。

导入案例

案例 6-4-1　尴尬之问

晚间,小张剖宫产生下了一可爱的女宝宝。朋友小娟获知消息后,次日一早便去医院探视。正当小娟和小张聊得欢时,医生前来查房。

医生给小张做完检查后问道:"感觉怎么样,排气了吗?"

"排气?"小张愣了一下。

"就是放屁了没?"医生笑着解释道。

小张的脸瞬间红了,尴尬地摇了摇头。

医生在离开病房时,又特意嘱咐小张道:"多下床走走,争取尽快排气哦!"

没过多久,责任护士小袁也来到病房,问了小张同样的问题:"今天放屁了吗?"

小娟很纳闷,为啥一早医生和护士都问朋友小张这么尴尬的问题?

这是为什么呢? 同学们知道吗?

案例 6-4-2　胀! 胀! 胀!

"李医生! 我父亲肠道手术已三天了,肚子却越来越胀,都有些喘不上气了。这可怎么办啊?"

"王护士! 我前天做的胃部手术,今天肚子又胀又痛,总感觉有股气顶在胸口。"

"王护士,我都已经下床活动了,怎么这肚子还是很胀啊?"

……

类似的问题,在腹部外科工作的李医生和王护士常常会被患者问及。

同学们,出现上述问题的主要原因是什么? 大家有什么好办法帮助患者吗?

主要知识点

1.肠胀气的概念

肠胀气(flatulence)是指胃肠道内有过量气体积聚,不能排出。患者表现为腹部膨隆、腹胀、痉挛性疼痛、呃逆、肛门排气过多,叩诊呈鼓音;严重胀气者可出现气急、呼吸困难。

2. 肠胀气的原因

引起肠胀气的原因主要有:①食入过多产气性食物。②吞入大量空气:如进食时讲话,宝宝剧烈哭闹时吸入太多空气或喂养方式不当。③肠蠕动功能减弱或消失。④肠道梗阻及肠道手术后。

3. 肠胀气患者的护理

(1)去除引起肠胀气的原因:如勿食产气食物和饮料,积极治疗肠道疾患等。

(2)鼓励患者适当活动:卧床者可做床上活动或变换卧位。

(3)轻微胀气时,可行腹部热敷、按摩、针刺疗法;严重胀气者,遵医嘱给予药物治疗或行肛管排气。

(4)健康教育:如指导患者养成细嚼慢咽的良好饮食习惯。

4. 肛管排气的目的

(1)帮助患者解除肠腔积气,减轻腹胀。

(2)直肠低位结肠切除吻合术后短期促进排气。

5. 肛管排气的注意事项

(1)尊重患者,保护患者隐私,注意保暖。

(2)操作动作轻柔,减少肛管对直肠的刺激。

(3)注意观察排气情况。若患者排气不畅,可调整肛管位置,给予腹部按摩或改变体位,必要时更换肛管。

(4)保留肛管时间不宜超过 20min,这是因为长时间留置肛管会减少肛门括约肌的反应,甚至导致肛门永久性松弛。需要时,间隔 2~3h 后再行插管排气。

学而思

张奶奶,92 岁,长期卧床。昨日因腹胀、便秘 1 周来院就诊。入院后遵医嘱予以灌肠。主诉灌肠后排便一次,但仍感腹胀明显。体检:腹部膨隆,未触及包块,叩诊呈鼓音。于是责任护士小王又遵医嘱予以肛管排气,肛管留置 20min 后予以拔除,患者主诉腹胀明显缓解。

请思考:①张奶奶发生腹胀、便秘的原因是什么? ②护士为张奶奶灌肠时,选择何种灌肠方法? 灌肠液及量、温度、灌肠体位、灌肠袋高度、肛管插入深度各有何要求? ③护士为张奶奶实施肛管排气的目的是什么? 肛管插入深度多少? 若肛管排气不畅该如何解决? ④肛管排气时,为什么留置肛管 20min 后,护士拔除了肛管? ⑤为帮助张奶奶有效预防腹胀及便秘,护士应从哪些方面对张奶奶及其家属进行健康教育?

 实训指导

临床情境:张大爷,74 岁,结肠癌术后第 5 天,主诉腹胀明显。查腹部膨隆,未触及包块,叩诊呈鼓音。医嘱予肛管排气(once)。

实训任务:经综合评估及张大爷知情同意后,备好用物,为张大爷行肛管排气。

1. 实训用物

(1)治疗车上层:医嘱执行单、弯盘(内放肛管、石蜡油纱布)、橡胶管、玻璃瓶(内盛水3/4满,瓶口系带)、胶带、卫生纸、治疗巾、手套、PDA、手消毒剂。

(2)治疗车下层:黑色和黄色两种垃圾袋。

2. 操作流程与语言沟通

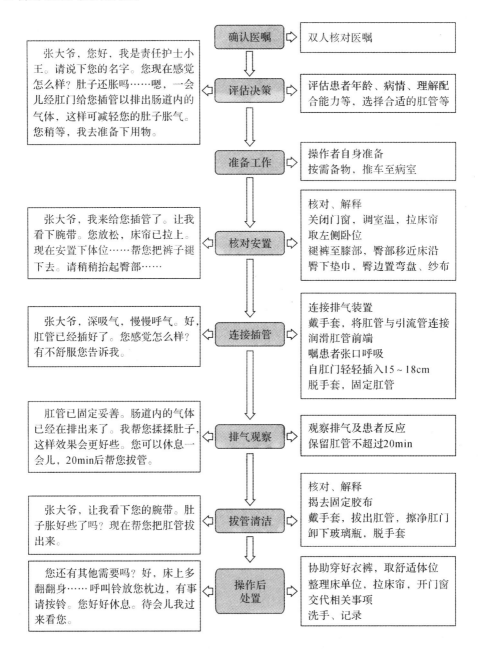

张大爷,您好,我是责任护士小王。请说下您的名字?您现在感觉怎么样?肚子还胀吗……嗯,一会儿经肛门给您插管以排出肠道内的气体,这样可减轻您的肚子胀气。您稍等,我去准备下用物。

张大爷,我来给您插管了。让我看下腕带。您放松,床帘已拉上。现在安置下体位……帮您把裤子褪下去。请稍稍抬起臀部……

张大爷,深吸气,慢慢呼气。好,肛管已经插好了。您感觉怎么样?有不舒服您告诉我。

肛管已固定妥善。肠道内的气体已经在排出来了。我帮您揉揉肚子,这样效果会更好些。您可以休息一会儿,20min后帮您拔管。

张大爷,让我看下您的腕带。肚子胀好些了吗?现在帮您把肛管拔出来。

您还有其他需要吗?好,床上多翻翻身……呼叫铃放您枕边,有事请按铃。您好好休息。待会儿我过来看您。

确认医嘱 → 双人核对医嘱

评估决策 → 评估患者年龄、病情、理解配合能力等、选择合适的肛管等

准备工作 → 操作者自身准备 / 按需备物、推车至病室

核对安置 → 核对、解释 / 关闭门窗、调室温、拉床帘 / 取左侧卧位 / 褪裤至膝部、臀部移近床沿 / 臀下垫巾、臀边置弯盘、纱布

连接插管 → 连接排气装置 / 戴手套,将肛管与引流管连接 / 润滑肛管前端 / 嘱患者张口呼吸 / 自肛门轻轻插入15～18cm / 脱手套,固定肛管

排气观察 → 观察排气及患者反应 / 保留肛管不超过20min

拔管清洁 → 核对、解释 / 揭去固定胶布 / 戴手套,拔出肛管,擦净肛门 / 卸下玻璃瓶,脱手套

操作后处置 → 协助穿好衣裤,取舒适体位 / 整理床单位、拉床帘、开门窗 / 交代相关事项 / 洗手、记录

3. 操作评分标准——肛管排气

		自评得分	互评得分

操作项目	操作标准	分值	扣分说明	扣分
礼仪要求 （4分）	工作衣帽鞋穿戴整齐,符合规范;指甲修剪	2	一项不符扣1分	
	仪表整洁,举止大方;礼貌称呼,自我介绍	2	一项不符扣1分	
评估决策 （6分）	确认医嘱有效。结合案例评估患者年龄、病情、理解配合能力等	3	评估未结合案例酌情扣2～3分	
	根据评估结果,制订正确的肛管排气计划（如选择合适的肛管等）	3	决策与评估结果不符扣2～3分	
准备 （8分）	环境符合要求,规范洗手、戴好口罩	3	一项不符扣1分	
	用物齐全,放置合理,无菌物品有效	5	核查不规范扣2分,缺物品扣1分,放置不合理扣1分	
操作过程 （55分）	携用物至床旁,核对、解释	5	核对不全扣3分	
	关门窗,调节室温,拉床帘	4	一项不符扣1分	
	安置左侧卧位,暴露肛门,注意遮盖,臀下垫治疗巾,臀边置弯盘、卫生纸	5	一项不符扣2分	
	连接排气装置:将玻璃瓶系于床边,引流管一端插入玻璃瓶液面下※	5	连接不正确扣5分	
	戴手套,取肛管,将肛管与引流管的另一端相连	5	一项不符扣2分	
	润滑肛管前端	4	未润滑扣4分	
	嘱患者张口深呼吸,将肛管轻轻插入直肠内（15～18cm）※	4	插管深度不正确扣4分	
	撤去治疗巾及弯盘 脱手套,用胶布固定肛管于臀部	2 3	一项不符扣1分 未固定或固定不妥扣2分	
	引流管留出足够长度,并用安全别针固定于床单上	3	未妥善安置橡胶管扣3分	
	观察肛管排气情况 处理肛管排气过程中的特殊情况（口述）	2 3	未观察扣2分 酌情扣分	
	拔管: 保留肛管不超过20min 核对、解释,揭去固定胶布 戴手套,拔出肛管,擦净肛门 卸下玻璃瓶,脱手套	3 2 3 2	肛管留置时间过短扣3分 一项不符扣1分	

续表

操作项目	操作标准	分值	扣分说明	扣分
操作后处理（12分）	协助患者取合适卧位 询问患者腹胀有无减轻，交代注意事项	2 3	未安置卧位扣2分 一项不符扣1分	
	整理床单位，处理污物	3	污物处置不正确扣1分/项	
	拉开床帘，开门窗 洗手、记录	2 2	一项不符扣1分	
综合评价（15分）	临床思维：具有安全意识，能结合案例评估，并根据评估结果适当改进操作过程，操作中能灵活处理有关情况	4	酌情扣分	
	体现人文关怀：尊重患者，保护隐私，适时与患者/家属沟通，及时满足其需要	4	酌情扣分	
	健康教育：内容有针对性，语言通俗易懂	3	酌情扣分	
	操作熟练规范，程序清晰※，动作轻稳	4	酌情扣分	
标有※为关键指标	出现下列任一条判定不及格：			
	①橡胶管一端未插入玻璃瓶液面下			
	②不能正确插入肛管并引出气体			
	③操作程序混乱			
总分	100	得分		
监考老师（签名）：		监考时间：		

同学们，肛管排气操作在外科、急诊科常常会遇到。在进行此项操作前，应先确认患者肠腔是否有积气，腹胀是否明显。操作中，应体现对患者的人文关怀并保护患者隐私，给患者多一份舒适与尊重，少一份痛苦与不安。

学而习

临床情境：陈先生，54岁，腹部术后主诉腹胀明显，叩诊鼓音。医嘱：肛管排气 st。
实训任务：请为陈先生进行肛管排气操作。

 导入案例评析

案例 6-4-1："今天放屁了吗？"凡是做了剖宫产的产妇，术后常常会被医生、护士问到如此尴尬的问题。

那为什么产科医护人员会如此关心剖宫产术后产妇们"放屁"这件大事呢？原因是剖宫产时使用的麻醉剂对产妇的胃肠道功能有一定的抑制作用。肛门排气是术后肠蠕动恢复的标志。当产妇胃肠开始正常蠕动，有气体排出，说明产妇胃肠功能恢复，也就意味着可以进食了。越早进食，对于产妇伤口的恢复和泌乳越有益处。如果产妇术后迟迟未排气，说明胃肠功能恢复不良，很有可能发生了术后并发症（如肠梗阻等），并由此造成产妇腹痛、腹胀、呕吐等不适。

因此,产科医护人员问产妇"有没有放屁",其目的是判断其术后胃肠功能恢复情况,进而判断产妇可否正常进食以及有无术后并发症的发生。

案例 6-4-2:对于腹部手术患者,尤其是胃肠道手术者,术中经麻醉、手术刺激,其胃肠道的蠕动功能会暂时受到抑制。术后胃肠功能的恢复通常需要 24~48h,肠道手术者则需要48~72h。

在本案例中,三位腹部外科手术后患者均出现了比较明显的肠胀气。如果患者迟迟无法排气,就会因肠胀气出现伤口痛、呼吸困难、呕吐等不适,这无疑给患者增加了新的痛苦。因此,尽早促进排气对于腹部手术后的患者非常重要。具体可从以下几个方面着手:①麻醉清醒后,鼓励患者进行床上活动,勿频繁说话;待生命体征平稳后,协助患者尽早下床活动,以促进肠蠕动的恢复;②指导患者用双手在腹部顺时针轻柔按压,每天 2~3 次,每次 5~10min;③艾灸神阙穴、足三里,必要时遵医嘱予药物治疗或行肛管排气;④术前 3 天及术后一周内,嘱患者避免产气(如牛奶、豆浆)及含糖高的食物摄入,以免引起肠胀气;⑤术后注意观察患者的电解质情况,尤其应关注有无低钾血症。

形成性评价

(1~4 题共用题干)李先生,35 岁。剖腹探查术后第 3 日,主诉腹部胀痛。体检:腹部膨隆,未触及包块,叩诊呈鼓音。

1.该患者最有可能发生了什么问题　　　　　　　　　　　　　　　　　　(　　)

A.便秘　　　　　　　　　　　　B.腹泻　　　　　　　　　　　　C.大便失禁

D.肠胀气　　　　　　　　　　　E.粪便嵌塞

2.(续 1)针对该问题,合适的处理措施是　　　　　　　　　　　　　　　(　　)

A.口服高渗溶液　　　　　　　　B.肛管排气　　　　　　　　　　C.人工取便

D.使用甘油栓　　　　　　　　　E.保留灌肠

3.(续 2)为患者采取该项措施,不正确的是　　　　　　　　　　　　　　(　　)

A.进行腹部热敷　　　　　　　　　　　B.必要时行肛管排气

C.向患者解释肠胀气的原因　　　　　　D.鼓励患者适当活动

E.指导患者进食地瓜、豆类等食物

(4~10 题共用题干)秦奶奶,70 岁,因肠胀气医嘱予肛管排气。

4.为秦奶奶行肛管排气时,肛管插入深度为　　　　　　　　　　　　　　(　　)

A.7~10cm　　　B.10~12cm　　　C.12~14cm　　　D.15~18cm　　　E.19~22cm

5.排气时,肛管保留时间不超过　　　　　　　　　　　　　　　　　　　(　　)

A.10min　　　　B.15min　　　　C.20min　　　　D.30min　　　　E.60min

6.(续 5)肛管保留不超过上述时间的原因是　　　　　　　　　　　　　　(　　)

A.防止肠道感染　　　　　　　　　　　B.防止肛管与直肠黏膜粘连

C.减轻患者的不适　　　　　　　　　　D.防止肛门括约肌的反应降低

E.影响患者活动

7.护士为该患者做肛管排气,以下措施不妥的是　　　　　　　　　　　　(　　)

A.协助取左侧卧位　　　　　　　　　　B.注意保护患者隐私

C.肛管所连接的橡胶管末端位于水瓶液面上　　　D.插肛管时嘱患者深呼吸

E.观察排气情况

8.肛管排气时,若排气不畅可采用的方法是　　　　　　　　　　　　( )

A.嘱患者屏气以增加腹压　　　　　　　B.按摩腹部

C.暂停肛管排气　　　　　　　　　　　D.嘱患者做深呼吸

E.拔出肛管重插

9.经肛管排气后,秦奶奶主诉胀气症状还未完全缓解,希望再次行肛管排气。请问两次肛管排气时间应至少间隔多久　　　　　　　　　　　　　　　　　　　　( )

A.10～30min　　B.30～45min　　C.45min～1h　　D.2～3h　　E.4～5h

10.经了解,秦奶奶有肠道疾患,日常常发生肠胀气。护士宣教时哪项是错误的 ( )

A.指导养成良好的饮食习惯　　　　　　B.进食速度宜稍快

C.鼓励患者适当活动　　　　　　　　　D.勿食用产气食物及饮料

E.积极治疗肠道疾患

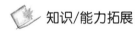 知识/能力拓展

参考答案

中药穴位贴敷治疗肠胀气

中药穴位贴敷是指将经过研磨、熬制的中药制成软膏、药饼,贴敷于人体经络相应穴位。通过药物直接刺激穴位及透皮吸收导入脏腑,可激发人体经气,达到鼓舞人体正气、调节阴阳平衡,起到防治疾病的目的。

研究表明,中药穴位贴敷治疗可有效缓解肠胀气。该治疗方案所用中药一般具有温中健脾、理气止痛的功效。其常用穴位有中脘穴、天枢穴、足三里穴等。

1.中脘穴:位于上腹部,前正中线上。患者取仰卧位,取胸骨下端和肚脐连线的中点即为此穴。此穴属奇经八脉之任脉,是胃经募穴,为脾胃运行的枢纽。刺激此穴具有理气、胃降逆的作用。

2.天枢穴:属于足阳明胃经,是手阳明大肠经募穴,位于腹部,横平脐中,前正中线旁开2寸。刺激此穴具有促进肠蠕动的重要功用。

3.足三里穴:在小腿前外侧,当犊鼻下3寸,距胫骨前缘一横指。此穴是足阳明胃经的主要穴位之一。刺激此穴具有调理脾胃、补中益气、通经活络、疏风化湿、扶正祛邪的作用。

护理小革新

在《基础护理学》教材中我们发现,其介绍的肛管排气操作用物无法对肠胀气患者的排气量进行精确计量。

请同学们课外以小组为单位(自由组合,每组6～7人),就上述问题展开讨论,并设计一款可计量的肛管排气装置。

(钱小英　郑云慧　周　丹)

项目七　给药护理

提起药物,相信大家一定不陌生,它在预防、诊断和治疗疾病中均起着重要的作用。

临床工作中,护士既是药物治疗方案的直接执行者,又是安全用药的监督者。因此,护士必须熟练掌握药物相关知识及给药技术。在本项目中,我们将一起学习常用注射术、雾化吸入术、药物过敏试验、静脉输液与输血术。

任务一　皮下注射

皮下注射术(hypodermic injection,H)是将少量药液或生物制剂注入皮下组织的方法。

学习目标

1.知识与技能目标:能根据患者病情、药物性质、治疗目的等正确、合理地选择皮下注射部位,并且能有意识地保护注射部位的组织;能依据给药和注射原则为患者正确实施皮下注射操作;能针对注射过程中的突发情况进行及时、有效的处理;能有效预防皮下注射并发症;能正确评估患者用药后的疗效和不良反应,并开展相关药物知识的健康教育;能采取正确、有效的针刺伤防护措施。

2.情感态度与价值观目标:从案例学习中提升评判性思维和健康教育能力;在实训中培养"人本、慎独、专注"的职业精神和依法施护的行为习惯;通过小组学习,培养团队协作精神和创新意识。

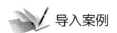 导入案例

案例 7-1-1　循"针"探"真"

80岁的刘奶奶,突发右侧肢体无力伴口齿不清被送进了医院,医生诊断"脑梗死",并开具了抗血小板聚集、活血化瘀、改善微循环等治疗医嘱。

自刘奶奶入院的第四天起,轮班的护士们遵医嘱每12h为刘奶奶皮下注射低分子肝素钙5000u。期间,刘奶奶的血液检测报告均显示血小板计数和凝血指标正常。

一日,李护士值班。她为刘奶奶注射完低分子肝素钙准备离开病房时,家属突然叫住了她:"李护士,有个不情之请,以后能不能由你为我妈打针? 病房里就数你打针技术最好。你看,我妈肚皮上青一块紫一块的,唯独你打过的地方没事。"

同学们,刘奶奶凝血功能正常,为什么打针的肚皮上会出现青一块紫一块的?

案例 7-1-2 这是真的吗？

62 岁的李阿姨在 10 年前的一次体检中发现了血糖升高(空腹血糖 13.8mmol/L),经进一步检查后,被确诊为"2 型糖尿病"。此后长期口服二甲双胍、格列美脲进行降糖治疗。

有一天餐后测血糖,血糖仪提示血糖值高到无法测出,于是,李阿姨立即前往医院内分泌科就诊。

经过一系列检查后,刘医生告诉李阿姨:"现在要使用胰岛素降血糖,先静脉输注,等血糖稳定下来后改皮下注射。"刘医生话音未落,李阿姨的情绪异常激动:"不行不行,胰岛素用了就戒不掉了!"

同学们,这是真的吗？使用胰岛素真的会产生"依赖性"？

 主要知识点

1. 给药的原则

给药原则是一切给药的总则,护士给药时必须严格遵守。

(1)根据医嘱准确给药。对有疑问的医嘱及时向医生提出,切不可盲目执行,也不可擅自更改医嘱。

(2)严格执行三查八对制度。三查,即操作前、操作中、操作后查;八对包括核对患者的床号、姓名(床头卡一执行单;问患者;看腕带)、药名、浓度、剂量、药物质量及有效期、用法、时间。

(3)安全正确用药:①给药前评估患者的病情,对易发生过敏反应的药物,使用前应了解过敏史,按要求做过敏试验;②准时给药,药物现用现配,并注意配伍禁忌;③给予用药指导,提高患者用药依从性。

(4)密切观察用药反应:给药后及时监测患者的病情变化,动态评估药物疗效和不良反应,并做好记录。

2. 注射原则

(1)严格执行查对制度:做好三查八对,联合用药注意配伍禁忌。

(2)严格遵守无菌技术操作原则:注射前洗手、戴口罩,注射器的空筒内壁、活塞体、乳头、针梗、针尖及针栓内壁必须保持无菌,注射部位按要求消毒,一次性注射器做到一人一针、一管一用一废弃。

(3)根据药物剂量、黏稠度和刺激性强弱选择合适的注射器和针头。注射器完整无损、不漏气,针头锐利、无钩、无锈、不弯曲,注射器和针头衔接紧密。

(4)注射药液现配现用,防止药效降低或被污染。

(5)选择合适的注射部位:应避开神经、血管(动、静脉注射除外)、感染、瘢痕、硬结、皮肤受损或患病处进针。长期注射者应经常更换注射部位。静脉注射时应由远心端到近心端选择静脉。

(6)注射前排尽空气,特别是动、静脉注射时,应防止气体进入血管形成空气栓塞。排气时避免药液浪费。

(7)注药前检查回血:注药前,先抽动注射器活塞,检查有无回血。动、静脉注射必须有回血方可注药;皮下、肌内注射无回血方可注射。

(8)根据注射方法掌握合适的进针角度和深度,不可将针梗全部刺入注射部位,以防不慎断针,增加处理的难度。

(9)掌握无痛注射技术:①分散患者注意力,解除思想顾虑,摆好合适体位;②注射时做到"两快一慢",即进针快、拔针快,推药缓慢而均匀;③注射刺激性较强的药物,选用细长针头,进针要深;同时注射多种药物,一般先注射刺激性弱的,再注射刺激性强的。

(10)严格遵守锐器伤职业防护制度,严格遵守医疗废物处置制度。

3. 皮下注射的目的

(1)用于不宜口服给药且需在一定时间内发生药效的小剂量药物注射,如胰岛素等。

(2)疫苗接种,如麻疹疫苗、麻风疫苗、乙脑疫苗、甲肝减毒活疫苗等。

(3)局部麻醉用药。

4. 皮下注射的部位

临床常用于皮下注射的部位有上臂三角肌下缘、腹部(为耻骨联合以上约 1cm、最低肋缘以下约 1cm,避开脐周 2cm 以内的区域)、大腿前外侧的上 1/3、臀部外上侧、背部等。

5. 皮下注射的注意事项

(1)严格执行查对制度和无菌技术操作原则。

(2)刺激性强的药物不宜用皮下注射。

(3)长期皮下注射者,应有计划地更换注射部位,并规范注射技术,防止局部出血、硬结等的发生。出现瘀斑、硬结时,局部可用 50% 硫酸镁湿敷、多磺酸黏多糖乳膏、水胶体敷料等。

(4)过于消瘦者,护士可捏起局部组织,适当减小进针角度。

(5)给药后及时监测患者的病情变化,动态评估药物疗效和不良反应,并做好记录。

学而思

张大爷,75 岁,因急性胸痛来院就诊,诊断为"急性冠脉综合征"。护士遵医嘱为张大爷皮下注射低分子肝素钠注射液 0.4ml(4250IU)。

请思考:①张大爷皮下注射低分子肝素钠的目的是什么? ②注射低分子肝素钠的部位首选哪里? 如何定位? ③注射低分子肝素钠应注意什么? ④皮下注射低分子肝素钠的第 5 天,张大爷注射部位皮肤出现大片瘀青,其可能原因是什么? 该如何处理?

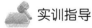 实训指导

临床情境:陈女士,50 岁,糖尿病病史 10 年。最近常感口渴、多饮,今晨早餐后测血糖 23.1mmol/L。医嘱:中性胰岛素 6IU 皮下注射 once。

实训任务:请评估陈女士病情、治疗目的等,并选择合适的注射部位为陈女士实施皮下注射术。

1. 实训用物

(1)治疗车上层：医嘱执行单、注射盘（内有 0.5%碘伏、无菌棉签、砂轮、启瓶器）、无菌盘、1ml 注射器、按医嘱准备的药液（中性胰岛素 6IU）、药物标签、PDA、手消毒剂。

(2)治疗车下层：锐器盒、黑色和黄色两种垃圾袋。

2. 操作流程与语言沟通

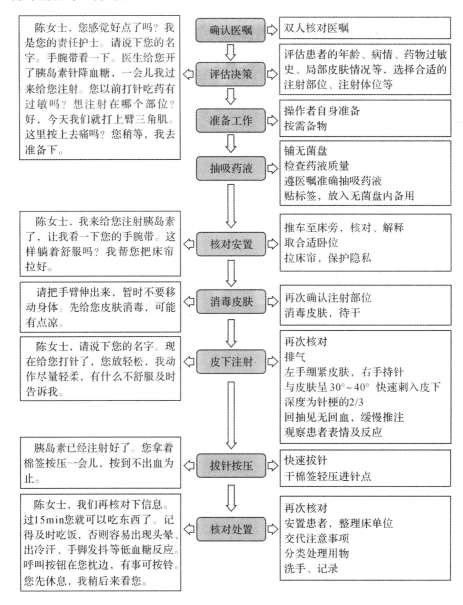

陈女士，您感觉好点了吗？我是您的责任护士。请说下您的名字。手腕带看一下。医生给您开了胰岛素针降血糖，一会儿我过来给您注射。您以前打针吃药有过敏吗？想注射在哪个部位？好，今天我们就打上臂三角肌。这里按上去痛吗？您稍等，我去准备下。

| 确认医嘱 | 双人核对医嘱 |

| 评估决策 | 评估患者的年龄、病情、药物过敏史、局部皮肤情况等，选择合适的注射部位、注射体位等 |

| 准备工作 | 操作者自身准备
按需备物 |

| 抽吸药液 | 铺无菌盘
检查药液质量
遵医嘱准确抽吸药液
贴标签，放入无菌盘内备用 |

陈女士，我来给您注射胰岛素了，让我看一下您的手腕带。这样躺着舒服吗？我帮您把床帘拉好。

| 核对安置 | 推车至床旁，核对、解释
取合适卧位
拉床帘，保护隐私 |

请把手臂伸出来，暂时不要移动身体。先给您皮肤消毒，可能有点凉。

| 消毒皮肤 | 再次确认注射部位
消毒皮肤，待干 |

陈女士，请说下您的名字。现在给您打针了，您放轻松，我动作尽量轻柔，有什么不舒服及时告诉我。

| 皮下注射 | 再次核对
排气
左手绷紧皮肤，右手持针
与皮肤呈 30°～40° 快速刺入皮下
深度为针梗的2/3
回抽见无回血，缓慢推注
观察患者表情及反应 |

胰岛素已经注射好了。您拿着棉签按压一会儿，按到不出血为止。

| 拔针按压 | 快速拔针
干棉签轻压进针点 |

陈女士，我们再核对下信息。过15min您就可以吃东西了。记得及时吃饭，否则容易出现头晕、出冷汗、手脚发抖等低血糖反应。呼叫按钮在您枕边，有事可按铃。您先休息，我稍后来看您。

| 核对处置 | 再次核对
安置患者，整理床单位
交代注意事项
分类处理用物
洗手、记录 |

3. 操作评分标准——上臂三角肌皮下注射

		自评得分	互评得分

操作项目	操作标准	分值	扣分说明	扣分
礼仪要求 （4分）	工作衣帽鞋穿戴整齐，符合规范；指甲修剪	2	一项不符扣1分	
	仪表整洁，举止大方；礼貌称呼，自我介绍	2	一项不符扣1分	
评估决策 （6分）	确认医嘱有效。结合案例评估患者年龄、病情、药物过敏史、注射区域皮肤情况等	3	评估未结合案例酌情扣2～3分	
	根据评估结果，进行正确的皮下注射决策（如选择合适的注射部位、注射体位等）	3	决策与评估结果不符扣2～3分	
准备 （20分）	环境符合要求，规范洗手、戴好口罩	2	一项不符扣1分	
	根据医嘱备药，双人核对药液※ 备齐物品，放置合理，无菌物品有效	3 4	核查不规范扣2分，缺物品扣1分，放置不合理扣1分	
	铺无菌盘 检查药液质量，检查注射器 开启、消毒安瓿/密封瓶，准确抽吸药液（不漏、不污染、剂量准确）※ 再次核对药液 贴药物标签，放入无菌盘内备用	1 2 4 2 2	未铺无菌盘扣1分 抽吸渗漏扣3分 核查缺项扣1分	
操作过程 （45分）	携用物至患者床前，正确核对患者身份※ 向患者解释并确认无药物过敏史 协助患者取舒适卧位，拉床帘 选择合适注射部位	3 3 2 4	核查缺项扣1分/项 定位不准确扣3分	
	常规消毒皮肤，待干	4	消毒不规范扣2分	
	准备干棉签 二次查对患者信息及药液 排尽注射器内空气	1 3 3	未再次核对扣3分 排气手法不规范扣2分	
	注射※： 左手绷紧局部皮肤（消瘦者可捏起局部皮肤），右手以平执式持注射器，食指固定针栓，针尖斜面向上，与皮肤呈30°～40°将针梗的1/2～2/3快速刺入皮下 松开绷紧皮肤的手，抽动活塞，检查无回血 固定针栓，缓慢推药 注射时注意患者的表情及反应	6 3 4 3	未绷紧皮肤、未正确固定针栓扣3分/项 推药速度太快扣3分 未观察反应扣3分	
	注射毕，无菌干棉签轻压进针点，快速拔出后按压至不出血（注：胰岛素、肝素钙等药物注射毕至少停留10s再拔针） 再次核对	4 2	按压手法不准确扣2分 未核查扣2分	

续表

操作项目	操作标准	分值	扣分说明	扣分
操作后处理 (10分)	妥善安置患者,整理床单位,拉开床帘	2	一项不符扣1分 未交代相关事项扣2分 污物处理不正确扣1分/项	
	询问患者感受,交代注意事项	3		
	用物按院感要求分类处置	3		
	洗手、记录	2		
综合评价 (15分)	临床思维:具有安全意识,能结合案例评估,并根据评估结果适当改进操作过程,操作中能灵活处理有关情况	4	酌情扣分	
	体现人文关怀:尊重患者,适时与患者/家属沟通,及时满足其需要	4	酌情扣分	
	健康教育:内容有针对性,语言通俗易懂	3	酌情扣分	
	操作规范※,动作敏捷、准确、熟练有序,无菌观念强※	4	违反无菌原则但自行发现扣2分/次,余酌情扣分	
标有※为关键指标	出现下列任一条判定不及格:			
	①未正确执行三查八对或核查无效			
	②违反无菌原则,溶液污染或穿刺针污染			
	③注射部位错误			
	④进针角度与深度不正确			
	⑤操作程序混乱			
总分	100		得分	
监考老师(签名):			监考时间:	

　　同学们,作为一项侵入性操作,皮下注射会给患者造成一定程度的组织损伤和疼痛感。为了改善患者的注射体验,我们在掌握了皮下注射基本操作方法的基础上,要善于倾听患者的主诉,从中思考引起疼痛的原因和减轻疼痛的措施,并逐步改进注射方法。通过这样不断总结、实践,同学们的操作水平和工作能力一定会不断提升。

学而习

　　临床情境:张阿姨,60岁。因口干、多饮、多尿、体重减轻3月余,加重1天,以"2型糖尿病,酮症酸中毒"收治入院。经过静脉输注胰岛素等治疗后,患者病情逐渐稳定,医嘱予停止静脉输注胰岛素,改:常规优泌林针6U H tid。

皮下注射术

　　实训任务:请为张阿姨实施皮下注射术。

 导入案例评析

　　案例7-1-1:近年来,低分子肝素钙因半衰期长、生物利用率高、抗血栓效果显著、出血等

并发症发生率低的特点,在心脑血管疾病患者的血栓防治中被广泛应用。

但临床实践中也发现,由于注射方法不当,该药注射后局部皮肤易发生出血、瘀斑、疼痛等不良反应。在本案例中,造成刘奶奶腹部瘀斑的原因,毫无疑问是由于个别护士技术不熟练或皮下注射低分子肝素钙方法不当所致。

有研究显示,皮下注射低分子肝素钙的患者,其皮下出血情况与注射部位、注射前处理、注射方法、按压方式及时间等因素密切相关。研究同时指出,护士为患者皮下注射低分子肝素钙时,应注意以下几点:①规范选择注射部位:优选腹部,特别以脐周为佳(不包括脐周2cm 以内区域);②规范注射体位:腹部注射时,患者取屈膝仰卧位;③采取垂直皱褶法注射:即注射时左手拇指、食指捏起腹壁皮肤形成皱褶,在皮肤皱褶最高点垂直进针,且注射全程保持皮肤皱褶不放松;④有规律地轮换注射部位,相邻 2 次注射点间距 2cm 以上,每次匀速注入,注射后停留 10s,快速拔针后不按压、不按摩、不热敷。

同学们,你们能说出上述做法的理论依据吗?

案例 7-1-2:在生活中,有的 2 型糖尿病患者有着和本案例中李阿姨一样的想法,即当被告知要注射胰岛素时会显得很紧张,认为一旦用上胰岛素,一辈子就离不开它了,有的甚至怀疑自己已病入膏肓。其实,以上这些是讹传。事实是:

(1)使用胰岛素并不会产生依赖性。依赖性指的是药物的成瘾性,连续使用会产生严重的躯体依赖和心理依赖。一旦停用该药,又可导致生理功能紊乱,出现戒断症状。而停用胰岛素并不会产生戒断症状,只可能导致血糖异常及相关问题。

(2)使用胰岛素并不代表病入膏肓。胰岛素是由胰岛 β 细胞所分泌,是人体内唯一一种直接降血糖的激素。1 型糖尿病患者由于胰岛素绝对缺乏,只能依靠外源性胰岛素进行降血糖治疗。2 型糖尿病患者发病的主要机理是胰岛素抵抗或胰岛素的相对缺乏,因此医生会根据每一位 2 型糖尿病患者的具体情况制订个性化降血糖方案。2 型糖尿病患者是否需要注射胰岛素以及是否需要长期使用,取决于患者自身的胰岛素分泌水平、近期血糖控制效果以及是否存在急性并发症等具体情况。当 2 型糖尿病患者后期血糖稳定后,医生会根据个体情况调整降糖方案。即使有的患者以后需要长期使用胰岛素,也是因为病情本身需要,而非胰岛素造成的"依赖"和所谓的"成瘾"。

同学们,你们是否愿意帮助"糖友们"去正确认识糖尿病、遵医嘱规范应用胰岛素?

形成性评价

(1～7 题共用题干)洪先生,67 岁,患糖尿病 7 年,居家遵医嘱定时皮下注射胰岛素(诺和灵 R)。

1. 皮下注射的外文缩写为 （　　）

A. IV   B. IM   C. H   D. ID   E. VD

2. 该患者使用的诺和灵 R 属于哪一类胰岛素 （　　）

A. 超短效   B. 短效   C. 中效   D. 长效   E. 无限制

3. 诺和灵 R 注射的时间是 （　　）

A. 饭前 5～15min   B. 饭后 30min   C. 饭前 30min

D. 饭后 1h   E. 无限制

4. 该患者优先选择的注射部位是 （　　）

A. 腹部 　　　　　　　　　B. 背部 　　　　　　　　　C. 臀部外上侧

D. 上臂三角肌下缘 　　　　E. 大腿前外侧

5. （续 4）有关优先选择该部位注射的原因,不正确的是 （　　）

A. 该部位皮肤松弛 　　　　　　　　B. 该部位吸收效果好

C. 该部位皮下组织较厚 　　　　　　D. 该部位可减少注射至肌肉层的风险

E. 该部位血管和神经分布丰富

6. （续 4）选择该部位注射时,注射角度和进针深度分别是 （　　）

A. $20°\sim30°$,针梗的 1/2 　　　　　B. $30°\sim40°$,针梗的 2/3

C. $30°\sim40°$,针梗的 1/3 　　　　　D. $45°$,针梗的 1/3

E. $90°$,针梗的 2/3

7. （续 4）采用该部位注射时,不正确的方法是 （　　）

A. 注射前排尽注射器内的空气 　　　B. 进针要快

C. 注射前抽动活塞,无回血可注射 　　D. 推注药液时应保持缓慢、匀速

E. 药液推注完毕立即拔针

8. 有关该患者保存胰岛素的方法,错误的是 （　　）

A. 未开封的胰岛素常温保存 　　　　B. 正在使用的胰岛素常温保存

C. 未开封的胰岛素冰箱保存 　　　　D. 胰岛素避免过冷及过热

E. 胰岛素避免太阳直射

（9～10 题共用题干）雷女士,60 岁,脑出血稳定期。为预防深静脉血栓,医嘱拟使用低分子肝素钙。

9. 该药通常选用何种给药方法 （　　）

A. IV 　　　B. IM 　　　C. H 　　　D. ID 　　　E. VD

10. （续 9）采用该方法时,优先选择的注射部位是 （　　）

A. 上臂三角肌下缘 　　　　　　B. 背部

C. 臀部外上侧 　　　　　　　　D. 腹部

E. 大腿前外侧

📖 知识/能力拓展

参考答案

如何正确使用胰岛素笔?

近些年来,皮下注射胰岛素已成为糖尿病治疗的重要手段。胰岛素笔的出现为患者自我注射提供了方便,同时也带来了一定的风险,如注射剂量不准确、皮下硬结等。因此,在患者出院前,护士应教会其正确使用胰岛素笔和规范的注射技术。以下重点介绍胰岛素笔的安装、使用和保管。

1.注射前

第一步:安装笔芯。安装前,提前30min将胰岛素从冰箱取出,待室温下回温后检查药液和笔芯质量,确认药物无误、笔芯完好后,按照胰岛素笔内置安装说明图示进行安装(旋开笔帽,拧开笔芯架,将笔芯装入笔芯架,拧紧),摇匀胰岛素(水平滚动及上下摇动各10次)。注意:不同厂家间的胰岛素和笔芯不可混淆。

第二步:安装针头。每次使用胰岛素笔前,均应检查胰岛素笔标签上的名称和有效期,确认无误后,拔出笔帽,插入并顺时针拧紧无菌针头。注意:保持针头和笔在一条水平直线上。

第三步:排气。每次注射前,先旋转剂量选择钮指向刻度2,取下针帽,针尖向上直立,手指轻弹笔芯架数次,使气泡聚集顶端后,按下注射按钮,直至一滴胰岛素从针头溢出。此时表明驱动杆已与笔芯完全接触,且笔芯内的气泡已排尽。

2.注射中

在完成核对,确认注射部位无炎症、无感染、无硬结等情况后进行局部消毒,然后旋转剂量选择钮至所需剂量,按无菌要求进行皮下注射。注意:推注速度应缓慢、匀速,注射完毕至少停留10s再拔针,按压片刻。

3.注射后

盖上针头外套,逆时针取下针头,将使用过的针头丢弃至加盖的硬壳容器中,最后套上笔帽。

4.胰岛素笔的保管

已经装入笔内使用的胰岛素应在25℃以下环境中平放保存,忌针头朝下竖放,以防止药液自流。开启后的胰岛素有效期为1个月,期间勿冷藏,勿日光暴晒。外出旅行时,胰岛素笔禁忌放入行李箱托运,因为行李舱内无空调,室温不恒定,易失效。

护理小革新

王阿姨是一位每日需皮下注射胰岛素的糖尿病患者。由于胰岛素为生物制剂,平时王阿姨都是按照医生的要求将未启用的胰岛素保存于2~8℃的冰箱中,已经开启并装入胰岛素笔的则在25℃以下的室温中保存。

今年夏天,王阿姨女儿让其一起参加单位组织的重庆游。临行前,王阿姨在准备旅行用物时犯难了:最近重庆的气温,日日飙升至32℃以上。旅途中该如何保管胰岛素笔呢?

面对王阿姨的问题,同学们有什么好办法吗?请大家课外以小组为单位(自由组合,每组6~7人),设计一款结构简单、体积小、方便携带且有保温作用的胰岛素笔储存设备。

(柳　佳　郑云慧　周　丹)

任务二　肌内注射

肌内注射(itramuscular injection,IM)是将一定量药液注入肌肉组织的方法。肌内注射一般选择肌肉丰厚且距大血管及神经较远的部位,其中最常用的部位为臀大肌,其次为臀中肌和臀小肌、股外侧肌及上臂三角肌。

学习目标

1. 知识与技能目标:能根据患者年龄、病情、药物性质、注入剂量、治疗目的等正确、合理选择肌内注射部位,并且能够有意识地保护注射部位的组织;能依据给药和注射原则为患者安全、正确实施肌内注射操作;能及时识别并正确处理肌内注射过程中出现的问题,预防肌内注射并发症;能正确评估患者用药后的疗效和不良反应,正确开展用药指导;能采取正确、有效的针刺伤防护措施。

2. 情感态度与价值观目标:从案例讨论中增强自我防护意识;在实训中培养"人本、慎独、专注"的职业精神和依法施护的工作习惯;在小组学习中培养团队协作精神和创新意识。

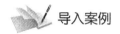 导入案例

案例 7-2-1　一字之差

医院急诊科收治了一名上消化道出血患者,入院时家属将自带的药物(凝血酶)交给 A 护士保存。

入院后医嘱予该患者血凝酶 1kU 肌内注射。主班护士核对医嘱后将执行单交予 A 护士执行。

A 护士取出了患者自带的凝血酶,并请 B 护士一起核对。细心的 B 护士发现药物名称不对,便问 A 护士:"这药是药房发的吗?"

原来,A 护士看错了药名,取错了药。

幸好,有 B 护士的仔细核对和提醒,避免了一起可能发生的严重给药错误不良事件。

同学们,你们有没有发现这是两种药物? 当看到 A 护士取出凝血酶的那一刻,你的第一反应是什么? 这个案例警示了什么?

案例 7-2-2　该不该执行?

63 岁的李大伯因"肝癌晚期"收住入院。李大伯全身消瘦,皮肤黄染,主诉肝区胀痛,NRS 评分(疼痛数字评分)6 分。医嘱予盐酸吗啡注射液 5mg 肌内注射 st。

护士小 C 核对医嘱时向医生提出疑问:"药品说明书上关于盐酸吗啡注射液的给药途径为皮下注射、静脉注射及硬膜外间隙或蛛网膜下腔注射,并没有提到肌内注射这一用法。因此,这个医嘱我不能执行。"

同学们,护士小 C 该不该执行上述医嘱?

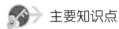 主要知识点

1. 肌内注射的目的

(1)用于不宜或不能静脉注射且要求比皮下注射更迅速发生药效时。

(2)预防接种疫苗,如百白破疫苗、乙肝疫苗、脊髓灰质炎灭活疫苗等。

2. 常用的肌内注射部位及定位法

(1)臀大肌注射定位法

①十字法:从臀裂顶点划一水平线,髂嵴最高点作一垂线,将一侧臀部分为四个象限,其外上象限并避开内角(髂后上棘至股骨大转子连线)为注射区(图 7-2-1A)。

②连线法:从髂前上棘至尾骨作一连线,其外 1/3 处为注射部位(图 7-2-1B)。

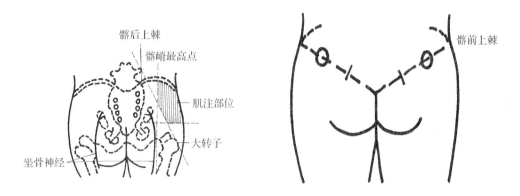

A.十字法　　　　　　　　　　　　　　　B.连线法

图 7-2-1　臀大肌注射定位法

(2)臀中肌、臀小肌注射定位法

①二指法:操作者食指尖和中指尖分别置于髂前上棘和髂嵴下缘处,由髂嵴、食指、中指之间构成的三角形区域为注射区。

②三指法:髂前上棘外侧三横指处(此为患者的手指宽度)。

(3)股外侧肌注射定位法:取大腿中段外侧。一般成人取髋关节下 10cm 至膝关节上 10cm,宽约 7.5cm 的范围。此处大血管、神经干很少通过,且注射范围较广,可供多次注射,尤其适用于 2 岁以下婴幼儿。

(4)上臂三角肌注射定位法:取上臂外侧,肩峰下 2~3 横指处。此处肌肉较薄,只可用于小剂量注射。

3. 臀部肌内注射常用体位

(1)侧卧位:上腿伸直,下腿弯曲,肌肉放松。

(2)俯卧位:足尖相对,足跟分开,头偏向一侧。

(3)仰卧位:患者自然平躺于床上。

(4)坐位:患者端坐于就诊椅上,椅子稍高,便于操作。

4. 肌内注射的注意事项

(1)严格执行给药原则、注射原则和无菌技术操作原则。

(2)正确选择注射部位。2 岁以下婴幼儿肌内注射时不宜选用臀大肌注射,因其臀大肌尚未发育好,注射时有损伤坐骨神经的危险。对于需长期注射的患者,应交替使用注射部位,并选用细长针头,以避免或减少硬结的发生。

(3)进针时切勿将针头全部刺入,以防针头从衔接处折断。若发生针头折断,应首先稳定患者情绪,嘱其保持原位不动,同时固定好局部肌肉组织,防止断针移位,并尽快用无菌止血钳取出断针;如断端全部埋入肌肉,应迅速请外科医生处理。

(4)进针后回抽无回血时,方可注入药物。如有回血,立即拔针。

(5)做好针刺伤的防护,注射器针头按损伤性废弃物处理。

5. 肌内注射常见问题及处理

(1)疼痛

预防	①正确选择注射部位,选择肌肉丰厚、距神经较远处 ②掌握无痛注射技术 ③药液浓度不宜过大,每次推注的药量不宜过快、过多 ④采用"Z 型"注射法,防止药物渗漏至皮肤、皮下组织 ⑤经常更换注射部位
处理	可在疼痛部位进行热敷或按摩,以加速局部药物的吸收

(2)局部硬结

预防	①血液循环不良的患者,注射后可行局部热敷或理疗,以促进药物吸收 ②注射难以溶解的药物,注射前应充分振荡、摇匀,待药物完全溶解后再行抽吸、注射 ③注射油剂(如黄体酮等)、混悬剂(如注射用苄星青霉素等)、刺激性强的药物或为肥胖患者注射时,应行深部肌内注射 ④长期注射的患者,应有计划地更换注射部位,并选用细长针头
处理	局部出现硬结,可用硫酸镁湿热敷、如意黄金散湿敷、理疗等

(3)感染

预防	①仔细检查药液的质量,确保无菌物品的有效 ②严格执行无菌技术操作原则和消毒、隔离制度,操作中一旦发现药液、注射器或针头污染,应立即更换
处理	若形成脓肿,给予抗感染治疗,必要时手术切开引流

学而思

李女士,30 岁,因"停经 5 周,下腹痛伴阴道少量出血 1 天",门诊以"先兆流产"收治入院。医嘱:黄体酮注射液 20mg im qd。

请思考：①李女士肌内注射黄体酮的目的是什么？②可进行肌内注射黄体酮的部位有哪些？如何定位？③注射黄体酮时应注意什么？怎样做到无痛注射？④李女士入院第二天，实习护士小陈为李女士行肌内注射。拔针时，小陈的手指不小心被针刺伤了。她该如何处理伤口？⑤在注射黄体酮的第 6 天，护士发现李女士的注射部位出现了红肿、硬结，护士该如何处理？

 实训指导

临床情境：王先生，35 岁，行内镜下鼻窦开窗术。术后出现呕吐，为少量胃内容物。医嘱：胃复安针 10mg im once。

实训任务：请评估王先生的病情、治疗目的等，并选择合适的注射部位为王先生行肌内注射。

1. 实训用物

（1）治疗车上层：医嘱执行单、注射盘（内有安尔碘、无菌干棉签、砂轮）、无菌盘、按医嘱准备的药物（胃复安针 10mg）、5ml 注射器、药物标签、PDA、手消毒剂。

（2）治疗车下层：锐器盒、黑色和黄色两种垃圾袋。

2. 操作流程与语言沟通

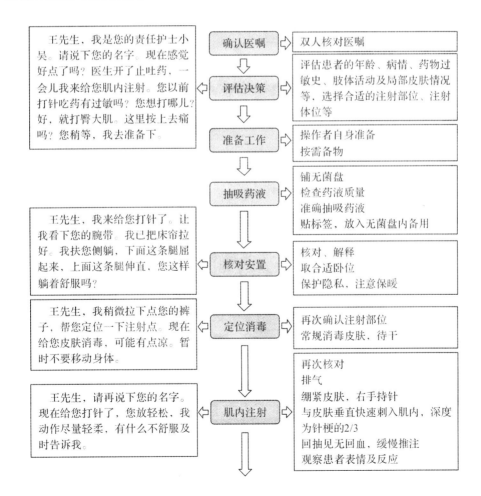

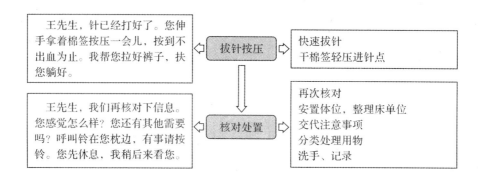

王先生，针已经打好了。您伸手拿着棉签按压一会儿，按到不出血为止。我帮您拉好裤子、扶您躺好。

拔针按压 → 快速拔针 干棉签轻压进针点

王先生，我们再核对下信息。您感觉怎么样？您还有其他需要吗？呼叫铃在您枕边，有事请按铃。您先休息，我稍后来看您。

核对处置 → 再次核对 安置体位，整理床单位 交代注意事项 分类处理用物 洗手、记录

3. 操作评分标准——臀大肌肌内注射法

自评得分	互评得分

操作项目	操作标准	分值	扣分说明	扣分
礼仪要求 （4分）	工作衣帽鞋穿戴整齐，符合规范；指甲修剪	2	一项不符扣1分	
	仪表整洁，举止大方；礼貌称呼，自我介绍	2	一项不符扣1分	
评估决策 （6分）	确认医嘱有效；结合案例评估患者年龄、病情、给药认知、药物过敏史、肢体活动及局部皮肤情况等	3	评估未结合案例酌情扣2~3分	
	根据评估结果，进行正确的肌内注射决策（如选择合适的注射部位、注射体位等）	3	决策与评估结果不符扣2~3分	
准备 （20分）	环境符合要求；规范洗手、戴好口罩	2	一项不符扣1分	
	根据医嘱备药，双人核对药液※ 备齐物品，放置合理，无菌物品有效	3 4	核查不规范扣2分，缺物品扣1分，放置不合理扣1分	
	铺无菌盘 检查药液质量，检查注射器 开启、消毒安瓿/密封瓶，准确抽吸药液（不漏、不污染，剂量准确）※ 再次核对药液 贴药物标签，放入无菌盘内备用	1 2 4 2 2	未铺无菌盘扣1分 一项不符扣1分 抽吸渗漏扣3分 核查缺项扣1分	

续表

操作项目	操作标准	分值	扣分说明	扣分
操作过程 （45分）	携用物至患者床前,正确核对患者身份※ 向患者解释并确认无药物过敏史 协助患者取舒适卧位,注意保暖和隐私保护 选择注射部位(臀大肌注射2种定位法)	3 3 2 4	核查缺项扣1分/项 一项不符扣1分 定位不准确扣4分	
	常规消毒皮肤,待干	4	消毒不规范扣2分	
	备干棉签 二次查对患者信息及药液 排尽注射器内空气	1 3 3	未备干棉签扣1分 未再次核对扣3分 排气手法不规范扣2分	
	注射※: 左手拇指和食指绷紧局部皮肤,右手以握笔 式持注射器,中指固定针栓,垂直将针梗的 1/2~2/3快速刺入肌肉组织 松开绷紧皮肤的手,抽动活塞,检查无回血 固定针栓,缓慢推药 注射时注意患者的表情及反应	7 3 5 3	未绷紧皮肤、未正确固定针栓 扣3分/项 推药速度太快扣3分 未观察反应扣3分	
	注射毕,快速拔针,干棉签按压进针处 再次核对	2 2	一项不符扣2分	
操作后 处理 （10分）	妥善安置患者,整理床单位 询问患者感受,交代注意事项 用物按院感要求分类处置 洗手、记录	2 3 3 2	一项不符扣1分 未交代相关事项扣2分 污物处理不正确扣1分/项	
综合评价 （15分）	临床思维:具有安全意识,能结合案例评估, 并根据评估结果适当改进操作过程,操作中 能灵活处理有关情况	4	酌情扣分	
	体现人文关怀:具有同理心,尊重患者,适时 与患者/家属沟通,及时满足其需要	4	酌情扣分	
	健康教育:内容有针对性,语言通俗易懂	3	酌情扣分	
	操作规范※,动作敏捷、准确、熟练有序,无菌 观念强※	4	违反无菌原则但自行发现扣2 分/次,余酌情扣分	
标有※为 关键指标	出现下列任一条判定不及格:			
	①未正确执行三查八对或核查无效			
	②多次违反无菌原则,溶液或穿刺针污染			
	③注射部位错误或未能准确注入药物			
	④操作程序混乱			
总分	100	得分		

监考老师（签名）：   监考时间：

同学们,别小看区区一枚肌注针,方法不当亦可给患者带来风险,如硬结、感染、坐骨神经损伤等。因此,在为患者实施肌内注射时,务必严格把握药物的适应证,规范操作规程,做好肌注风险的防范。唯有如此,方能确保患者肌内注射的安全。

学而习

临床情境:陈阿姨,60岁,因腹痛拟"急性胆囊炎"收住入院,主诉疼痛难忍。医嘱:盐酸布桂嗪注射液 100mg IM st。

实训任务:请为陈阿姨实施臀大肌肌内注射术。

肌内注射术

导入案例评析

案例 7-2-1:凝血酶与血凝酶二药均具有显著的止血作用,临床应用广泛。其中,凝血酶是局部止血药,可直接喷洒于创面,也可通过口服、局部灌注用于消化道的止血;但严禁注射,因为该药进入血管可导致广泛性血栓形成而危及患者的生命。血凝酶(又名立止血)是一种起效快、药效久、比较安全的止血药,可静脉注射、肌内注射或皮下注射,也可局部用药。

从凝血酶与血凝酶的药名、作用和使用方法可以看出,虽然二者药名仅一字之差(顺序不同),作用也相同,但用法却有差异,临床使用中稍不留神,就极有可能发生严重的医疗事故。

在本案例中,幸好护士们在执行用药医嘱时,严格执行了双人查对药物的护理核心制度。因为有 B 护士认真细致的核查,才避免了一起严重的给药错误不良事件。

同学们,该案例给你带来了哪些启示?

案例 7-2-2:吗啡为强阿片类镇痛药,适用于晚期癌痛剧烈的患者。但从吗啡的药品使用说明书、《中国药典》临床用药须知及麻醉药品临床应用原则中,均未发现吗啡肌内注射这一用法。

因此,本案例中的医嘱属于超说明书用药。超药品说明书用药是不受法律保护的,若因为超药品说明书用药导致不良后果,临床医护人员将承担相应的法律责任。

欧洲姑息治疗协会关于吗啡注射途径的建议是:一般来说,没有肌肉内应用吗啡治疗慢性癌痛的指征,因为皮下途径更简单而且疼痛较轻。

鉴于上述原因,笔者认为护士小 C 有权拒绝执行"吗啡 5mg IM st"这一医嘱,但建议护士小 C 在与医生交流时,语气可以和缓些,以维持良好的医护关系。

同学们如何看待此事件?

形成性评价

(1~7 题共用题干)王奶奶,76 岁,以"缺铁性贫血"收治入院。由于口服铁剂后胃肠道反应严重,王奶奶无法耐受,医嘱拟采取肌内注射法补充铁剂。

1. 注射前,护士检查药液的内容不包括 （　　）

A. 药物是否过期　　　　B. 药物剂量是否正确　　　　C. 药物是否变质

D. 瓶身有无裂痕　　　　E. 药物化学组成

2. 该患者优先选择的注射部位是 （　　）

A. 臀大肌　　　　　　　B. 臀中肌　　　　　　　C. 股外侧肌

D. 上臂三角肌　　　　　E. 臀小肌

3.(续 2)采用该部位注射时,患者合适的姿势是　　　　　　　　　　　　　(　　)

A. 俯卧位,足尖分开,足跟相对　　　　　B. 侧卧位,上腿伸直,下腿稍弯曲

C. 仰卧位,双腿稍弯曲　　　　　　　　　D. 俯卧位,双腿稍弯曲

E. 对卧位无要求

4.(续 2)选择该部位注射时,正确的定位方法是　　　　　　　　　　　　　(　　)

A. 髂前上棘与尾骨连线外 1/3　　　　　B. 大腿中段外侧

C. 髂前上棘外侧三横指处　　　　　　　D. 肩峰下 2～3 横指

E. 上臂外侧

5.(续 2)采用该部位注射时,下列方法不正确的是　　　　　　　　　　　　(　　)

A. 注射前排尽注射器内的空气　　　　　B. 进针及拔针均要快

C. 局部皮肤有硬结时,不能注射　　　　D. 与皮肤成 30°～40°进针

E. 进针后无回血方可注射

6.护士向患者介绍注射铁剂的不良反应,以下哪项除外　　　　　　　　　(　　)

A. 注射局部肿痛　　　　B. 硬结形成　　　　　　C. 皮肤发黑

D. 过敏反应　　　　　　E. 胃肠道反应

7.(续 2)该部位注射数日后,局部出现硬结,其主要原因是　　　　　　　　(　　)

A. 未做到"两快一慢"　　　　　　　　　B. 同时注射多种药物

C. 每次进针角度均为 90°　　　　　　　D. 针头细小,进针太浅

E. 注射时体位不合适

(8～9 题共用题干)小宝,1 岁,因"急性上呼吸道感染"入院。体温 39.8℃,脉搏 125 次/min,呼吸 28 次/min。青霉素皮试阴性后遵医嘱予肌内注射青霉素。

8.该患儿不适合的注射部位是　　　　　　　　　　　　　　　　　　　　(　　)

A. 臀大肌　　　　　　　B. 臀中肌　　　　　　　C. 臀小肌

D. 上臂三角肌　　　　　E. 股外侧肌

9.(续 8)因为选择该部位为患儿注射,有损伤(　　　)的危险　　　　　　　(　　)

A. 臀部动脉　　　　　　B. 臀部静脉　　　　　　C. 坐骨神经

D. 臀部淋巴　　　　　　E. 骨膜

10.王女士,30 岁,颅脑外伤后昏迷 8 天,体温 39.5℃。护士遵医嘱为其行股外侧肌肌内注射药物以降温。正确的注射范围是　　　　　　　　　　　　　　(　　)

A. 髋关节下 10cm 至膝关节上 10cm,大腿中段外侧

B. 大腿内侧,膝关节以上 10cm

C. 髋关节下 10cm 至膝关节上 10cm,大腿前侧

D. 大腿外侧,膝关节以上

E. 髋关节下 10cm 至膝关节上 10cm,大腿内侧

参考答案

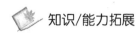 知识/能力拓展

Z 型肌内注射法

临床上,常规臀部肌内注射存在拔针后药液顺着垂直的针道回渗到皮下组织和针眼的问题。由于皮肤和皮下组织的神经分布广,毛细血管分布较肌肉组织少,注射局部容易受回渗药液的刺激而出现疼痛、红肿、硬结等。

大量文献表明,Z 型注射法相比于常规肌内注射法可有效减少疼痛及药液随针眼外溢、局部红肿、硬结等一系列不良反应的发生。与常规肌内注射比较,两者在持针、进针、回抽注射环节并无区别,区别在于消毒后对患者皮肤进行绷紧处理的手法上,Z 型注射法要求操作者在注射前先用左手食指、中指、无名指将待注射部位皮肤及皮下组织朝同一方向绷紧,力度以侧移 2cm 左右为佳。此动作一直维持到注射结束,当针头拔出后迅速松开左手。此时侧移的皮肤和皮下组织复原,原先垂直的针刺通道即变为 Z 型,可迅速封闭针眼,从而有效避免了药液的回渗。由于肌肉组织中有丰富的毛细血管,药液能被快速吸收,因而注射后的疼痛、红肿等情况就会明显减轻。

同学们,你们觉得此方法如何?不妨一试哦!

护理小革新

肌内注射是临床常用的给药方式,其操作的关键在于准确定位。操作中如果定位不准确,可导致患者血管、神经的损伤以及局部淤血、硬结等问题的发生。

如何避免因定位不准确而发生上述问题?请同学们课外以小组为单位(自由组合,每组 6～7 人),设计一款肌内注射定位装置。

(吴玲芳　郑云慧　周　丹)

任务三　静脉注射

静脉注射(intravenous injection,IV)是自静脉注入药液的方法。常用注射静脉包括四肢浅静脉、小儿头皮静脉和股静脉等。由于下肢静脉有静脉瓣,损伤后容易形成血栓,因此一般下肢浅静脉不作为成人静脉注射的首选部位。

学习目标

1.知识与技能目标:能根据患者年龄、病情、药物性质和治疗目的等正确、合理安排静脉注射部位和注射速度,并且能够有意识地保护静脉;能依据给药和注射原则规范完成静脉注射操作;能正确识别并处理静脉注射过程中出现的问题,预防静脉注射并发症;能正确评估患者用药后的疗效和不良反应,正确开展用药指导;能采取正确、有效的针刺伤防护措施。

2.情感态度与价值观目标:从优秀护士的故事中体会"仁心、仁护、人本、专注"的职业精

神;从案例讨论中增强安全意识,养成严谨、细致的工作习惯和职业素养;在小组学习中培养团队合作精神和创新能力。

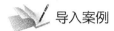 导入案例

案例 7-3-1 守护针尖上的责任

门诊来了一位体型肥胖的女患者,到注射室坐下后便对年轻护士李丹说:"我的血管你扎不上,找你们护士长给我扎吧。"

李丹听了,微微一笑:"请先让我看一下您的血管可以吗? 如果我没把握是不会轻易下针的。"

李丹一边和患者聊天减轻她的心理压力,一边轻柔地寻找静脉。不一会儿,李丹指着患者手腕处一根细细的血管说道:"您的这根血管虽然看不太清楚,但是我能清楚摸到它。我有把握可以准确进针,您愿意让我打吗?"

经过李丹耐心的解释、安抚,女患者说话的语气缓和了许多。看着李丹自信的眼神,女患者点了点头以示同意。

李丹熟练地给患者扎上止血带、消毒、进针,针尖刺入血管即刻有了回血。看着李丹娴熟的操作手法,女患者红着脸说:"我刚才说话不中听,你可别生气呀。没想到我的血管那么细,你却能一针见血,而且服务态度又那么好,太谢谢你了!"

李丹笑答道:"这都是我份内的事。只要您满意,就是对我工作最大的肯定!"

读到这里,同学们有何感想?

案例 7-3-2 微泵的利与弊

在一次案例分享会上,护士长向年轻的护士们讲述了一起因微泵故障引发的不良事件。

某日上午 11 时,A 护士遵医嘱为患者张先生用微泵静脉注射生长抑素 3mg+0.9%氯化钠 48ml,速度 4ml/h。

中午 12 时,午间值班 B 护士与 A 护士进行了床旁交班,当时张先生的微泵运行正常,无报警提示。

由于午间需要更换液体的患者很多,B 护士未能及时去张先生那儿巡视。直至下午 14 时,B 护士与 A 护士再次来到张先生床旁进行交班,才发现张先生的生长抑素已经所剩无几。

经过反复观察确认患者病情稳定。尽管患者没事儿,值班医生、护士长也已知悉此事,但 B 护士的脑海中却始终萦绕着一个问题:"到底是什么原因导致本该 12h 泵完的液体 3h 就快泵完了?"

B 护士将微泵送至医学装备部。检测结果显示:微泵识别系统错误。看着维修报告,B 护士忽然间想到了降压药硝普钠。万一这次患者用的是硝普钠,后果不堪设想!

同学们,这则案例带给你们哪些启示?

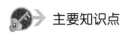 **主要知识点**

1. 静脉注射的目的

(1)静脉注入药物,用于药物不宜口服、皮下注射、肌内注射或需迅速发挥药效时。

(2)药物因浓度高、刺激性强、量多而不宜采取其他注射方法时。

(3)注入药物做某些诊断性检查。

2. 常用的静脉注射部位

(1)四肢浅静脉:成人静脉注射常用上肢肘部静脉(正中静脉、贵要静脉和头静脉)、手背静脉。

(2)头皮静脉:小儿静脉注射常采用头皮静脉,因为小儿头皮静脉丰富、表浅易见,且易于固定。

(3)股静脉:位于股三角区,股动脉内侧约 0.5cm 处。

3. 静脉注射的注意事项

(1)严格执行查对制度和无菌技术操作原则。

(2)选择粗直、充盈度好、弹性好、易于固定的静脉,避开关节和静脉瓣。长期静脉注射者要注意保护血管,有计划地从远心端向近心端选择静脉。

(3)注射刺激性强的药物时,可用 0.9% 氯化钠注射液先行穿刺,确认针头全部在静脉内再更换药液进行推注,以免药液溢出血管导致局部组织坏死。

(4)根据患者病情、药物性质合理安排静脉注射的速度。如需长时间、微量、匀速、精确地注射药物,可选用微量注射泵。

(5)股静脉穿刺时,如抽出血液为鲜红色,提示针头进入股动脉,应立即拔出针头,用无菌纱布紧压穿刺处 5~10min,直至无出血为止。

4. 静脉注射失败的常见原因及处理

原因	判断依据	好发情境	处理方法
针头未刺入血管内	无回血,穿刺局部隆起,患者主诉局部疼痛	穿刺过浅、静脉滑动	拔出并更换针头,另选血管重新穿刺
针头斜面未全部进入血管内,部分药液溢出至皮下	有回血,穿刺局部隆起,患者主诉疼痛	穿刺过浅	
针头刺破对侧血管壁,针头斜面一部分在血管内,另一部分在对侧血管壁外	有回血,患者主诉疼痛,因药液溢出至深层组织局部可无明显隆起	穿刺过深	
针头刺穿对侧血管壁	无回血,穿刺局部无隆起,患者主诉疼痛	穿刺过深	

5. 特殊患者的静脉穿刺要点

(1)肥胖患者:静脉位置较深,不明显,但相对固定。注射时,在摸清血管走向后从静脉上方进针,进针角度可稍大(30°~40°)。

(2)水肿患者:静脉穿刺前,可沿静脉解剖位置,用手按揉局部以暂时驱散皮下水分,使静脉显露后再行穿刺。

（3）脱水患者：因血管充盈不足，穿刺困难。可在穿刺前，进行局部按摩、热敷，待血管充盈后再行穿刺。

（4）老年患者：由于静脉易滑动且脆性较大，针头难以刺入或易穿破血管对侧。可在穿刺时，用手指分别固定穿刺段静脉上下两端，再沿静脉走向穿刺。

学而思

76岁的王奶奶因急性左心衰竭入院治疗。医嘱：0.9％氯化钠20ml＋去乙酰毛花苷0.2mg IV st；呋塞米20mg IV st。

请思考：①为王奶奶静脉注射去乙酰毛花苷、呋塞米的目的是什么？②如何选择合适的静脉进行穿刺？③静脉注射去乙酰毛花苷时需注意什么？④在静脉推注呋塞米时，王奶奶主诉穿刺局部疼痛，可能的原因有哪些？该如何处理？⑤静脉推注结束，护士还需与王奶奶进行哪些方面的沟通？

 实训指导

临床情境：周阿姨，66岁，因发热3天，拟"肺炎"入院。入院后测体温39.4℃，心率102次/min，呼吸22次/min。医嘱：地塞米松针5mg IV st。

实训任务：请评估周阿姨病情、治疗目的等，选择合适的静脉、注射速度为周阿姨行静脉注射。

1. 实训用物

（1）治疗车上层：医嘱执行单、注射盘（内有复合碘、无菌棉签、敷贴、砂轮）、无菌盘、按医嘱准备的药液（地塞米松针5mg）、药物标签、5ml注射器、头皮针、治疗巾、止血带、小垫枕、一次性橡胶手套、PDA、手消毒剂。

（2）治疗车下层：锐器盒、黑色和黄色两种垃圾袋。

2. 操作流程与语言沟通

周阿姨，您感觉还好吗？我是您的责任护士，请说下您的名字，让我核对一下您的腕带。医生给您开了退热针，一会儿我就来给您静脉注射。您以前打针吃药有过敏吗？需要先去上厕所吗？您想打哪只手？让我看一下，这样按着痛吗？嗯，一会儿就打这里。您先休息，我去准备一下。	**确认医嘱** ⇨ 双人核对医嘱
	评估决策 ⇨ 评估患者的年龄、病情、药物过敏史、穿刺部位皮肤、血管及肢体活动度等，选择合适的注射速度
	准备工作 ⇨ 操作者自身准备　按需备物
	抽吸药液 ⇨ 铺无菌盘　检查药液质量　准确抽吸药液　贴标签、放入无菌盘内备用

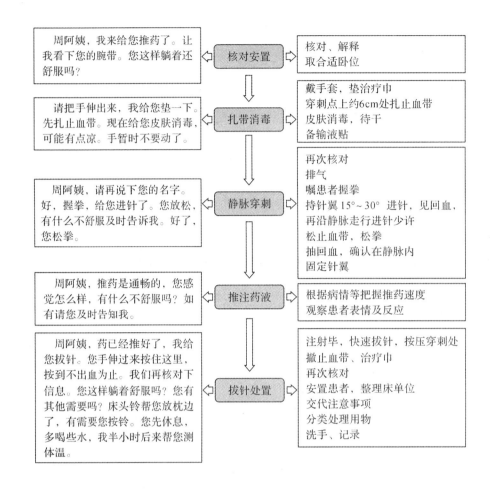

左侧流程对话与右侧操作步骤：

对话	流程	操作步骤
周阿姨，我来给您推药了。让我看下您的腕带。您这样躺着还舒服吗？	核对安置	核对、解释 取合适卧位
请把手伸出来，我给您垫一下。先扎止血带。现在给您皮肤消毒，可能有点凉。手暂时不要动了。	扎带消毒	戴手套，垫治疗巾 穿刺点上约6cm处扎止血带 皮肤消毒，待干 备输液贴
周阿姨，请再说下您的名字。好，握拳，给您进针了。您放松，有什么不舒服及时告诉我。好了，您松拳。	静脉穿刺	再次核对 排气 嘱患者握拳 持针翼15°~30°进针，见回血，再沿静脉走行进针少许 松止血带，松拳 抽回血，确认在静脉内 固定针翼
周阿姨，推药是通畅的，您感觉怎么样，有什么不舒服吗？如有请您及时告知我。	推注药液	根据病情等把握推药速度 观察患者表情及反应
周阿姨，药已经推好了，我给您拔针。您手伸过来按住这里，按到不出血为止。我们再核对下信息。您这样躺着舒服吗？您有其他需要吗？床头铃帮您放枕边了，有需要您按铃。您先休息，多喝些水，我半小时后来帮您测体温。	拔针处置	注射毕，快速拔针，按压穿刺处 撤止血带、治疗巾 再次核对 安置患者，整理床单位 交代注意事项 分类处理用物 洗手、记录

3. 操作评分标准——四肢浅静脉注射法

自评得分	互评得分

操作项目	操作标准	分值	扣分说明	扣分
礼仪要求 （4分）	工作衣帽鞋穿戴整齐,符合规范;指甲修剪	2	一项不符扣1分	
	仪表整洁,举止大方;礼貌称呼,自我介绍	2	一项不符扣1分	
评估决策 （6分）	确认医嘱有效;结合案例评估患者年龄、病情、给药认知、药物过敏史、肢体活动及局部皮肤、血管情况等	3	评估未结合案例酌情扣2~3分	
	根据评估结果,进行正确的静脉注射决策（如选择合适的注射静脉、注射速度等）	3	决策与评估结果不符扣2~3分	

操作项目	操作标准	分值	扣分说明	扣分
准备 （20分）	环境符合要求；规范洗手、戴好口罩	2	一项不符扣1分	
	根据医嘱备药，双人核对药液※ 备齐物品，放置合理，无菌物品有效	3 4	核查不规范扣2分，缺物品扣 1分，放置不合理扣1分	
	铺无菌盘 检查药液质量，检查注射器 开启、消毒安瓿/密封瓶，准确抽吸药液（不 漏、不污染，剂量准确）※ 再次核对药液 贴药物标签，放入无菌盘内备用	1 2 4 2 2	未铺无菌盘扣1分/项 一项不符扣1分 抽吸渗漏扣3分 核查缺项扣1分/项	
操作过程 （45分）	携用物至患者床前，正确核对患者身份※ 向患者解释并确认无药物过敏史 询问患者是否有特殊需要（排便、体位） 协助患者取舒适卧位 选择合适静脉	3 3 1 2 4	核查缺项扣1分/项 定位不准确扣3分	
	戴手套，垫治疗巾 穿刺静脉上方约6cm处扎紧止血带 常规消毒皮肤，待干 准备输液贴	2 2 2 1	消毒不规范扣2分	
	注射※： 二次查对患者信息及药液 连接头皮针，排尽注射器内空气 嘱咐患者轻握拳，左手拇指绷紧静脉下端皮 肤使其固定，右手持头皮针，针尖斜面向上， 与皮肤呈15°～30°自静脉上方或侧方刺入静 脉，见回血，再沿静脉走行进针少许 松止血带，嘱患者松拳 抽回血，确认针头在静脉内，固定针翼 缓慢推注药液 注射时注意观察患者的表情及反应	2 2 6 2 2 3 2	未再次核对扣2分 排气手法不规范扣2分 未绷紧皮肤、未正确固定静脉 扣2分，退针1次扣2分 推药速度太快扣3分 未观察反应扣2分	
	注射毕，快速拔针，用敷贴轻压穿刺处	2	一项不符扣1分	
	撤止血带、治疗巾	2	一项不符扣1分	
	再次核对	2	未再次核对扣2分	
操作后 处理 （10分）	妥善安置患者，整理床单位 询问患者感受，交代注意事项 用物按院感要求分类处置 洗手、记录	2 3 3 2	一项不符扣1分 未交代相关事项扣2分 污物处理不正确扣1分/项	

续表

操作项目	操作标准	分值	扣分说明	扣分
综合评价（15分）	临床思维:具有安全意识,能结合案例评估,并根据评估结果适当改进操作过程,操作中能灵活处理有关情况	4	酌情扣分	
	体现人文关怀:具有同理心,尊重患者,适时与患者/家属沟通,及时满足其需要	4	酌情扣分	
	健康教育:内容有针对性,语言通俗易懂	3	酌情扣分	
	操作规范※,动作敏捷、准确、熟练有序,无菌观念强※	4	违反无菌原则但自行发现扣1分/次,余酌情扣分	
标有※为关键指标	出现下列任意一项判定不及格:			
	①未正确执行三查八对或核查无效			
	②多次违反无菌原则,溶液或穿刺针污染			
	③穿刺失败、未能准确注入药物			
	④操作程序混乱			
总分	100	得分		
监考老师(签名):		监考时间:		

同学们,在静脉注射的实操环节,除了熟练掌握静脉注射操作步骤,还应根据患者的年龄、病情、药物性质等,合理把握推注速度,尤其是需用微泵缓慢静脉注射的药物,务必正确计算泵速,以确保用药安全。

学而习

临床情境:陈奶奶,72岁,拟"重症急性胰腺炎"收住入院。由于血糖居高不下(20～26mmol/L),医嘱:生理盐水50ml＋中性胰岛素50U以5ml/h的速度微泵推注。(注:患者静脉输液中)

微量注射泵的使用

实训任务:请为陈奶奶用微量注射泵静脉推注上述胰岛素稀释液。

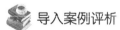 导入案例评析

案例7-3-1:护士,不仅是一份职业,更是一份责任和担当。她们每天穿梭在患者之间,用精湛的技术救治每一位患者,用耐心安抚每一颗忧虑的心,用真诚换取患者的信任。本案例中的护士李丹,便是其中的佼佼者。

面对患者的不信任,年轻护士李丹并没有生气,而是先试着去理解患者的紧张心情,并通过有效沟通,以耐心、热情、友善、真诚、专业去赢得患者的尊重和信任。她用爱守护了针尖上的责任。年轻护士李丹的工作态度值得同学们学习!

案例 7-3-2:随着医疗技术的进步,微量注射泵(简称微泵)在临床上得到了广泛应用,如泵入硝普纳、胰岛素等。

微泵是一种电子控制装置,能够将药物精确、恒量、匀速、持续地泵入人体静脉,具有操作简单、流速稳定、易于调节、小巧便携的特点,在确保高危药物注射安全的同时,也在很大程度上减轻了护士工作量。

由于微泵自带报警提示功能,能够及时发现问题并提醒护士进行调整和处理,这也导致了部分护士在使用微泵注射的过程中,完全依赖仪器的报警功能而忽视了对微泵的管理和查看。事实上,任何电子产品都可能发生故障,微泵也不例外。因此,日常若能对科室所用的微泵定期进行检查和维护,使用中加强巡视,那么微泵发生故障的"弊"一定是可控的。

读完这个案例,同学们有何感想? 在护士工作中,应如何防范类似事件的再发生?

形成性评价

(1~3 题共用题干)孙阿姨,58 岁,患糖尿病 6 年。今日晨起在未进食的情况下进行锻炼,随后出现大汗淋漓、面色苍白、脉搏细速,急诊查血糖 2.9mmol/L。因低血糖反应,医嘱予 50% 葡萄糖 30ml 静脉注射。

1. 该患者优先选择的注射部位是 （ ）

A. 肘正中静脉　　　　　　B. 手背静脉　　　　　　C. 股静脉

D. 头皮静脉　　　　　　　E. 大隐静脉

2. 护士为该患者进行静脉注射时,止血带扎在穿刺部上方 （ ）

A. 3cm　　　　B. 5cm　　　　C. 6cm　　　　D. 8cm　　　　E. 10cm

3. 下列有关护士静脉注射的叙述,错误的是 （ ）

A. 局部皮肤用安尔碘消毒 2 遍

B. 注射前排尽注射器内的空气

C. 注射 50% 葡萄糖时,务必确认针头在静脉后方可推药

D. 药液不可溢出血管外

E. 进针角度 40°

(4~5 题共用题干)周阿姨,66 岁,因大叶性肺炎收治入院,入院后测体温 39.6℃。医嘱:地塞米松针 5mg Ⅳ st。

4. 注射过程中,患者主诉注射部位疼痛,局部无隆起,护士回抽未发现回血。该患者疼痛的原因可能是 （ ）

A. 药液黏稠度太大　　　　B. 针头刺穿对侧血管壁　　　　C. 针头阻塞

D. 静脉痉挛　　　　　　　E. 针头斜面一半在血管内

5. (续 4)此时护士正确的处理方式是 （ ）

A. 缓慢注射　　　　　　　B. 尽快注射

C. 拔针,换针头重新穿刺　　D. 密切观察患者反应

E. 做好心理安慰

参考答案

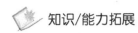 知识/能力拓展

常用急救药物静脉微泵给药配制方法

在临床实践中,很多静脉用急救药需要使用微量注射泵精准控制给药速度。以下是常用急救药物静脉微泵给药配制方法,供参考。(注:具体用量根据病情调整,遵医嘱配制。)

常用药物	配制	常见用法与用量
硝酸甘油 5mg/1ml/支	10mg加0.9%氯化钠或5%葡萄糖至50ml 200μg/ml	以5~20μg/min的速度微泵静脉推注 根据血压调节 6ml/h=1200μg/h
乌拉地尔 25mg/5ml/支	100mg+0.9%氯化钠或5%葡萄糖至50ml 2mg/ml	初始速度可达2mg/min,维持给药速度为9mg/h 4.5ml/h=9mg/h
多巴胺 20mg/2ml/支	(体重kg×3)mg+0.9%氯化钠至50ml 1μg/kg/min	以0.5~10μg/min的速度微泵静脉推注 1ml/h=0.1μg/kg/min
去甲肾上腺素 2mg/1ml/支	(体重kg×0.3)mg+5%葡萄糖或5%葡萄糖氯化钠至50ml 0.1μg/kg/min	一般0.05~2μg/kg/min,建议深静脉使用 1ml/h=0.1μg/kg/min
胰岛素 400U/10ml/支	50U+0.9%氯化钠至50ml 1U/ml	根据血糖水平调节 1ml/h=1U/h
生长抑素 3mg/支	3mg+0.9%氯化钠至50ml 60μg/ml	一般250μg/h 4.1ml/h=250μg/h
胺碘酮 150mg/3ml/支	300mg+5%葡萄糖至50ml 6mg/ml	先快后慢,第一个10min给药150mg,随后0.5~1mg/min 10ml/h=60mg/h
地西泮10mg/2ml/支	100mg+0.9%氯化钠至50ml 2mg/ml	一般5~10mg/h 5ml/h=10mg/h

护理小革新

临床上,患儿头皮静脉注射时常常发生头皮针固定不牢固,导致针头滑脱、药液外渗的情况,既增加患儿的痛苦,也让家长更为焦虑。

如何有效提高患儿头皮针固定的有效性？请同学们课外以小组为单位(自由组合,每组6～7人)讨论,并设计一款头皮静脉固定装置。

(姚丹华 郑云慧 周 丹)

任务四 雾化吸入

雾化吸入(nebulization therapy inhalation)是一种以呼吸道和肺为靶器官,应用雾化吸入装置将药液分散成细小的雾粒,经鼻或口吸入呼吸道,以达到预防和治疗疾病为目的的直接给药方法。

雾化吸入具有使用方便、局部药物浓度高、药效作用快、用药量少及全身不良反应少等优点,目前已成为治疗呼吸系统相关疾病的重要手段。

学习目标

1.知识与技能目标:能根据患者年龄、病变部位、治疗目的等正确、合理选择雾化吸入装置、雾量大小;能依据给药原则和操作规程为患者正确实施雾化吸入操作;能准确识别并处置雾化吸入过程中出现的问题;能正确评估患者用药后的疗效和不良反应,并给予相应的药物和雾化吸入器使用指导。

2.情感态度与价值观目标:从案例讨论中培养评判性思维能力和依法施护的工作习惯;在实训中培养"人本、慎独、专注"的职业精神;通过小组学习,培养团队协作精神和创新能力。

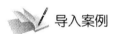 导入案例

案例 7-4-1 "雾区"里的"误区"

在医院雾化室门口坐着三位怀抱小孩的妈妈。

其中一位开口道:"你们也是带宝宝来做雾化的吗?"话音刚落,几位宝妈便你一言我一语打开了话匣子。

"是呀,我家宝贝感冒后咳个不停。"

"听说雾化滥用激素和抗生素! 我还在犹豫呢。"

"我也听说了。我还听人说,雾化对宝宝的伤害比输液还大呢!"

"真的? 那还要给宝宝做雾化吗?"

......

雾化真有那么多危害吗? 同学们可否帮宝妈们消除心中的疑虑?

案例 7-4-2 投诉

一日,护士小李为张先生施行超声雾化吸入治疗。到了预定时间,小李来到张先生床旁

准备为其停止雾化。张先生家属发现雾化罐里还有一些液体,便向李护士提出再吸一会儿。

当吸入时间达到 20min 时,尽管雾化罐内还有一些雾气出来,但小李护士果断而温柔地为张先生停了雾化。看着雾化罐里剩余的液体,家属质疑李护士工作没耐心,等不及药液吸完便停了雾化。于是来到护士站,向护士长投诉了李护士。

同学们,李护士做得对吗?家属的此项投诉是否合理?

 主要知识点

1. 雾化吸入的目的

(1)湿化气道:常用于呼吸道湿化不足、长期使用人工呼吸机者。

(2)控制感染:尤其适用于下呼吸道病变或感染。

(3)缓解支气管痉挛,改善通气:适用于支气管哮喘、喘息性支气管炎的对症治疗。

(4)祛痰镇咳:适用于气道分泌物黏稠患者,以稀释痰液,帮助祛痰。

2. 常用雾化吸入装置

雾化吸入装置是一种将药物转变为雾粒,并经口腔或鼻腔吸入的药物输送装置。雾化颗粒直径对药物沉积位置有直接影响。粒径 $5\sim10\mu m$ 的雾粒主要沉积于口咽部;粒径 $3\sim5\mu m$ 的雾粒主要沉积于肺部;粒径小于 $3\mu m$ 的雾粒主要沉积于肺泡;而小于 $0.5\mu m$ 的雾粒,90%随呼气排出体外。因此,应根据治疗目的和病变部位正确选择雾化吸入装置。

目前临床常用雾化器可分为射流雾化器(jet nebulizers)、超声雾化器(ultrasonic nebulizers)和振动筛孔雾化器(mesh nebulizers)三种。

(1)射流雾化器:以压缩空气或氧气为驱动力,利用高速运动气体造成的压力直接将液体药物撞击成细小的雾粒,呈气雾状喷出。调节射流雾化器的压力、流速等可改变雾粒大小。该装置适用于下呼吸道病变,尤其伴有小气道痉挛、低氧血症伴严重气促的患者。

(2)超声雾化器:利用超声波声能震荡并透过雾化灌底部的透声膜作用于罐内的药物,使药物表面张力破坏而成为细微雾粒,呈气雾状喷出。该装置产生的雾粒直径较大,主要在大气道沉降,因而呼吸道感染伴痰液黏稠者可优先选择此装置,而哮喘等喘息性疾病患者不适用。另外,由于超声雾化器工作时可使容器内药液升温,因而会影响蛋白质或肽类化合物的稳定性。

(3)振动筛孔雾化器:通过压电陶瓷片的高频振动,使药液穿过细小的筛孔呈气雾状喷出。筛孔的直径可决定产生药物颗粒的大小。该装置小巧轻便易携带,噪音小,雾化效率较高且残留药量较少(0.1~0.5ml),多用于肺表面活性物质、DNA 酶等贵重药品的雾化给药。

3. 临床常用雾化吸入药物

(1)吸入性糖皮质激素(inhaled corticosteroid,ICS):是当前哮喘患者控制气道炎症最有效的药物,如布地奈德、丙酸倍氯米松、丙酸氟替卡松。

(2)吸入性支气管舒张剂:包括短效 β_2 受体激动剂(short-acting beta 2 receptor agonists,SABA,如特布他林、沙丁胺醇)和短效胆碱 M 受体拮抗剂(short-acting muscarinic antagonist,SAMA,如异丙托溴铵)。

(3)黏液溶解剂:常用药物为 N-乙酰半胱氨酸。

4. 雾化吸入操作注意事项

（1）治疗前 1h 避免进食（婴幼儿 30min），以免因气雾刺激出现恶心、呕吐等症状导致误吸，特别是小儿和老年人。当患者呼吸道分泌物多时，可先协助拍背咳痰以保持气道通畅，提高雾化治疗的效果。

（2）使用喷射雾化器时保持装置竖直向上，防止药液倾斜流出。氧气雾化吸入时，注意用氧安全，湿化瓶内勿盛水，以免液体进入雾化器使药液稀释，影响治疗效果。

（3）雾化吸入期间，密切关注患者的面色、呼吸、排痰及药物反应。若患者因雾化吸入出现急剧且频繁的咳嗽、喘息加重等症状，应放缓雾化吸入的速度。若患者出现震颤、肌肉痉挛等不适或出现呼吸急促、困倦或突然胸痛，应立即停药并告知医生。

（4）雾化吸入毕，协助患者清洗面部及漱口，及时为患者拍背，协助排痰。

（5）一次性雾化面罩专人专用，用后清水清洗、晾干备用。连续使用超过 5 天建议更换。

学而思

张大伯，72 岁，因支气管哮喘急性发作收住入院。医嘱予复方异丙托溴铵、布地奈德混悬液雾化吸入。

请思考：①为张大伯使用上述药物的目的是什么？②如何为张大伯选择雾化吸入装置？③雾化吸入前需与张大伯进行哪些方面的沟通？④为张大伯行雾化吸入时应注意哪些事项？⑤若张大伯痰液黏稠，促进排痰提高雾化效果的方法有哪些？⑥雾化过程中，张大伯出现了震颤、肌肉痉挛，请问发生了什么问题？该如何处理？

 实训指导

临床情境：李先生，45 岁，因咳嗽、咳痰 1 周，以支气管炎收住入院治疗。患者痰液黏稠不易咳出，医嘱予吸入用丙酸倍氯米松混悬液 0.8mg ＋吸入用乙酰半胱氨酸溶液 0.3g 氧气雾化吸入。

实训任务：请评估李先生的病情、咳痰能力等，选择合适的雾化吸入装置为李先生行氧气雾化吸入。

1. 实训用物

（1）治疗车上层：医嘱执行单、注射盘（内有 0.5％碘伏、无菌棉签、砂轮）、无菌盘、氧气雾化器、一次性口含嘴、氧气装置（湿化瓶内勿放水）、治疗巾、按医嘱准备的药液（乙酰半胱氨酸溶液 0.3g）、一次性无菌注射器、药物标签、PDA、手消毒剂。

（2）治疗车下层：黑色和黄色两种垃圾袋。

2. 操作流程与语言沟通

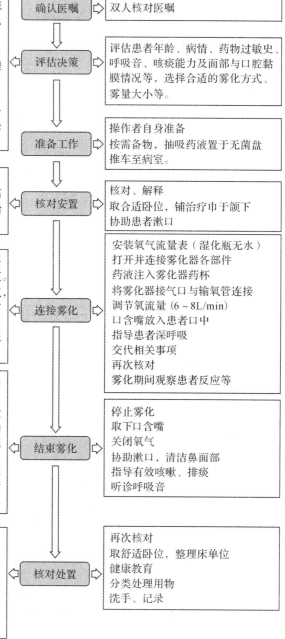

您好，我是您的责任护士。请问您叫什么名字？您现在感觉怎么样？痰液咳得出来吗？医生已开出医嘱准备为您做雾化治疗，帮您稀释痰液方便咳出来。您口鼻腔有什么不舒适吗？雾化过程中需要您配合深呼吸，这样雾化效果会更好。您先看我做一下……好，现在请您做一次……您做得很好。再练习一下，我去准备下用物。

李先生，我来给您做雾化了。让我看下您的腕带。我帮您摇高床头，扶您坐起来。颌下铺块治疗巾。来，请先漱下口。

把这个口含嘴放您口中。拿好这个装置，尽量与地面保持垂直。现在开始噘嘴深吸气，用鼻呼气，直到药罐里的药液吸完为止。时间大约15~20min。如果中途不出雾气了，或者您有什么不舒服的，请告诉我。

李先生，雾化时间到了，现在帮您撤下雾化器。请张口。好，漱漱口，纸巾擦一下。先看我做一下有效咳嗽的方法，这样有助于把深部的痰排出来……好，现在请您跟着我的口令做一次……来，给您纸巾。请深呼吸，我再听诊下肺部。嗯，痰鸣音比之前轻多了。

李先生，请再说下您的名字。我帮您调整下体位。您可以适当下床活动，多做做深呼吸，并像刚才这样做有效咳嗽。您还有其他需要吗？好，呼叫铃给您放枕边，有事按铃。您先休息。今天谢谢您的配合，祝您早日康复。

流程	要点
确认医嘱	双人核对医嘱
评估决策	评估患者年龄、病情、药物过敏史、呼吸音、咳痰能力及面部与口腔黏膜情况等，选择合适的雾化方式、雾量大小等。
准备工作	操作者自身准备 按需备物，抽吸药液置于无菌盘 推车至病室。
核对安置	核对、解释 取合适卧位，铺治疗巾于颌下 协助患者漱口
连接雾化	安装氧气流量表（湿化瓶无水） 打开并连接雾化器各部件 药液注入雾化器药杯 将雾化器接气口与输氧管连接 调节氧流量（6~8L/min） 口含嘴放入患者口中 指导患者深呼吸 交代相关事项 再次核对 雾化期间观察患者反应等
结束雾化	停止雾化 取下口含嘴 关闭氧气 协助漱口，清洁鼻面部 指导有效咳嗽、排痰 听诊呼吸音
核对处置	再次核对 取舒适卧位，整理床单位 健康教育 分类处理用物 洗手、记录

3. 操作评分标准——口含嘴氧气雾化吸入

	自评得分	互评得分

操作项目	操作标准	分值	扣分说明	扣分
礼仪要求 （4分）	工作衣帽鞋穿戴整齐,符合规范;指甲修剪	2	一项不符扣1分	
	仪表整洁,举止大方;礼貌称呼,自我介绍	2	一项不符扣1分	
评估决策 （6分）	确认医嘱有效;结合案例评估患者年龄、病情、药物过敏史、呼吸音、咳痰能力及面部与口腔黏膜情况等	3	评估未结合案例酌情扣2~3分	
	根据评估结果,进行正确的雾化给药决策（如选择合适的雾化方式、雾量大小等）	3	决策与评估结果不符扣2~3分	
准备 （25分）	环境符合要求,规范洗手、戴好口罩	2	一项不符扣1分	
	备药,双人核对药液※ 备齐物品,放置合理,无菌物品有效	4 4	核查不规范扣2分,缺物品扣1分,放置不合理扣1分	
	抽吸药液※： 铺无菌盘 检查药液,消毒瓶口并打开 取注射器并检查 按医嘱规范抽吸药物 再次核对药液 贴药物标签,放入无菌盘内备用	2 4 2 4 2 1	核查缺项扣2分,消毒不规范扣2分/项 余留、渗漏、药量不准、浪费药液	
操作过程 （40分）	携用物至患者床前,正确核对患者身份※ 向患者解释并确认无药物过敏史 询问患者是否有特殊需要（如排便、体位） 协助患者取舒适卧位,铺治疗巾于颌下 协助患者漱口	4 2 2 2 2	核查不规范扣2分	
	安装氧气流量表,注意湿化瓶内勿盛水 打开并连接雾化器部件 将药液注入雾化器的药杯内 再将雾化器的接气口与输氧管连接 打开氧气开关,调节氧流量（6~8L/min）	5 2 1 1 3	安装顺序错误扣2分,氧气漏气扣2分 氧流量错误扣2分	
	指导患者手持雾化器与地面垂直,将口含嘴放入口中 指导患者做深呼吸	4 3	手持雾化器方法不对扣3分 指导方法不正确扣2分	
	再次核对 雾化期间观察患者病情、排痰、药疗等情况	2 4	核查不规范扣1分 观察不全面扣2分	
	治疗毕,取下口含嘴 关闭氧气（吸氧者更换湿化瓶,调节氧流量）	1 2	顺序错误扣2分	

续表

操作项目	操作标准	分值	扣分说明	扣分
操作后处理（10分）	协助患者漱口,清洁鼻面部 协助患者做有效咳嗽、排痰 再次评估,听诊呼吸音 协助患者取舒适卧位,整理床单位 交代相关事项 按院感要求分类处理用物 洗手,记录	1 2 2 1 1 2 1	听诊呼吸音位置不正确扣1分 锐器处理不正确扣2分	
综合评价（15分）	临床思维:具有安全意识,能结合案例评估,并根据评估结果适当改进操作过程,操作中能灵活处理有关情况	4	酌情扣分	
	体现人文关怀:具有同理心,尊重患者感受,适时与患者/家属沟通,及时满足需要	4	酌情扣分	
	健康教育:内容有针对性,语言通俗易懂	3	酌情扣分	
	操作规范※,动作敏捷、准确、熟练有序,无菌观念强※	4	违反无菌原则但自行发现扣2分/次,余酌情扣分	
标有※为关键指标	出现下列任意一条判定不合格:			
	①未核对患者身份或核查无效			
	②抽吸药液前未核对医嘱			
	③操作程序混乱			
总分	100	得分		
监考老师(签名):		监考时间:		

同学们,为患者实施雾化吸入治疗时,尚需注意以下事项:①必须用专门的吸入剂型;②若患者鼻腔分泌物较多,建议先清洗鼻腔再雾化;③雾化治疗时应嘱患者尽量保持上身直立,以利于药物沉积到终末支气管及肺泡;④小儿哭闹时暂停雾化治疗,因为哭闹时吸气短促,药液微粒易留存在口咽部,不易达到肺部;⑤雾化结束,应协助患者及时漱口、洗脸,避免药物残留,以防念珠菌感染等不良反应的发生。

学而习

临床情境:王奶奶,71岁,因反复咳嗽、咳痰3年,胸闷、气急1天,拟"慢性阻塞性肺疾病(急性加重期)"入院,予低流量持续吸氧。经管医生检查后下达医嘱:硫酸特布他林雾化液5mg(2ml)氧气雾化吸入。

实训任务:请准备用物,为王奶奶行氧气雾化吸入。

氧气雾化吸入术

导入案例评析

案例 7-4-1：近年来，雾化吸入已经成为支气管哮喘、肺炎、喉炎等多种疾病必备且不可替代的治疗手段。

在呼吸道疾病高发时节，儿科医生常常会给患儿进行雾化吸入治疗。但有的患儿家属对雾化吸入治疗存在认识上的误区。本案例中宝妈们的对话便反映了这一问题。

误区一：滥用抗生素。我国目前尚无用于儿童雾化吸入的抗生素剂型，医院一般不会把注射用的抗菌药物用于雾化吸入。因此，不存在滥用抗生素的问题。

误区二：滥用激素。吸入用糖皮质激素已是世界公认的、治疗喘息性疾病十分有效的抗炎药。因此，在符合适应证的情况下，只要按剂量规范用药，雾化就是安全的。

误区三：相比输液副作用更多。雾化吸入属于局部用药，药物以细小雾粒或微粒状的形式随着呼吸直接进入患者的呼吸道和肺，具有给药精准、起效迅速、用药量少、不良反应小、操作方便等优点。而静脉输液用药为全身吸收。因此，有关雾化吸入比静脉输液副作用更多的说法是错误的。

当然，这并不代表雾化吸入就完全没有不良反应。任何药物的任何给药方式都可能会发生不良反应。因此，在为患者进行雾化吸入时仍应严把用药关，并做好雾化相关药物知识的宣教，以消除患者及家属们心中的疑虑。

案例 7-4-2：临床实践中发现，到了停止雾化的时间，有的患者或家属如本案例中张先生的家属一样，看到雾化罐里还有剩余液体，便担心药液浪费以及达不到治疗效果，于是会要求护士待药液全部吸完再停止雾化。

遇此情况，护士可向患者及家属解释：一般每次雾化吸入时间为 15～20min。雾化吸入并非吸入时间越久越好，因为长时间雾化吸入，呼吸道可因湿化过度引起气道黏膜水肿、气道狭窄，出现呼吸困难或诱发支气管痉挛等不良反应。

在本案例中，小李护士按设定的时间为张先生停止雾化并没有错。但为了避免护患冲突，建议停止雾化前与患者及家属进行耐心沟通。如果能把为什么这么做的道理向患者及家属解释清楚，相信他们的误会就会消除，护患之间也会因此更加和谐。

形成性评价

（1～9 题共用题干）黄伯伯，70 岁，有慢性支气管炎病史。最近咳嗽加剧、痰液黏稠伴呼吸困难。入院后医嘱予超声雾化吸入（口含嘴）。

1.以下哪项不是超声雾化吸入的特点　　　　　　　　　　　　　　　　（　　）
A.利用高速气流输出雾粒　　　　　　　B.雾粒大小均匀
C.雾量大小可调节　　　　　　　　　　D.气雾温暖
E.药液可吸至终末支气管

2.在超声雾化器的各部件中，可将电能转换为超声波声能的装置是　　（　　）
A.超声波发生器　　　　B.透声膜　　　　C.晶体换能器
D.雾化罐　　　　　　　E.电子管

3.有关超声雾化器使用的描述错误的是　　　　　　　　　　　　　　（　　）
A.使用前检查机器性能　　　　　　　　B.机器和雾化罐型号要一致

C. 晶体换能器和透声膜应轻按　　　　　D. 水槽和雾化罐中加温水

E. 使用时先开电源开关,再开雾化开关调节雾量

4. 为该患者做雾化治疗的首选药物是　　　　　　　　　　　　　　（　　）

　　A. 庆大霉素　　　　　　　　B. 沙丁胺醇　　　　　　　C. 地塞米松

　　D. 乙酰半胱氨酸　　　　　　E. 氨茶碱

5. 雾化吸入过程中,采用哪种呼吸形式,雾化效果最好　　　　　　（　　）

　　A. 浅而快的呼吸　　　　　　B. 浅而慢的呼吸　　　　　C. 深而慢的呼吸

　　D. 深而快的呼吸　　　　　　E. 以上都不对

6. 为该患者做雾化吸入时,以下叙述错误的是　　　　　　　　　　（　　）

　　A. 协助患者取舒适体位

　　B. 连接雾化器主件与附件,水槽内加水,雾化罐内加药

　　C. 雾化期间,嘱患者张口呼吸

　　D. 吸入时间为 15～20min

　　E. 治疗毕,先关雾化开关,再关电源开关

7. 雾化吸入过程中,水槽内水温超过多少应及时换水　　　　　　　（　　）

A. 70℃　　　　　B. 50℃　　　　　C. 80℃　　　　D. 45℃　　　　E. 40℃

8. 超声雾化吸入器使用中,出现下列哪种情形应立即关机　　　　　（　　）

　　A. 雾化罐内药液不足　　　　　　　B. 水槽内水温低于 30℃

　　C. 水槽内无水　　　　　　　　　　D. 治疗中补充药液时

　　E. 水槽内水温低于 45℃

9. 当黄伯伯雾化吸入结束,准备用该台超声雾化器为周叔叔做雾化时,中间应间隔

　　　　　　　　　　　　　　　　　　　　　　　　　　　　　　　（　　）

　　A. 5min　　　　B. 10min　　　　C. 15min　　　　D. 30min　　　　E. 60min

(10～15 题共用题干)李奶奶,66 岁,因支气管哮喘予氧气雾化吸入平喘药。

10. 为该患者氧气雾化吸入时,其药液需稀释至　　　　　　　　　　（　　）

　　A. ≤5ml　　　　　　　　　　B. 10～20ml　　　　　　　C. 30～50ml

　　D. 60～80ml　　　　　　　　E. 70～90ml

11. 为该患者雾化时,氧流量应调至　　　　　　　　　　　　　　　（　　）

　　A. 1～2L/min　　　　　　　　B. 2～4L/min　　　　　　　C. 4～6L/min

　　D. 6～8L/min　　　　　　　　E. 8～10L/min

12. 下列药物中,解除支气管痉挛的药是　　　　　　　　　　　　　（　　）

　　A. 沙丁胺醇　　　　　　　　B. α-糜蛋白酶　　　　　　　C. 盐酸氨溴索

　　D. 地塞米松　　　　　　　　E. 庆大霉素

13. 下列有关氧气雾化吸入的操作,错误的是　　　　　　　　　　　（　　）

　　A. 将雾化器连接氧气筒　　　　　　B. 吸入前嘱患者先漱口

　　C. 吸入前检查各部件是否完好　　　D. 湿化瓶中加入蒸馏水

　　E. 吸入毕嘱患者漱口

14. (续 13)该项操作错误的原因是　　　　　　　　　　　　　　　（　　）

　　A. 可致药液稀释　　　　　　　　　B. 可致药液污染

C. 可致药液反流 D. 可致药液蒸发

E. 引起药液变质

15. 停用氧气雾化时（氧气筒），护士首先应 （　　）

A. 关流量表 B. 取下雾化器

C. 取下湿化瓶 D. 调节氧流量至"0"

E. 关闭氧气筒总开关

参考答案

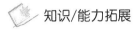 知识/能力拓展

非雾化吸入制剂不推荐用于雾化吸入治疗

非雾化吸入制剂用于雾化吸入治疗属于超说明书用药，临床比较普遍，但存在较大安全隐患。《雾化吸入疗法合理用药专家共识（2019 版）》不推荐以下使用。

1. 不推荐以静脉制剂替代雾化吸入制剂使用。

静脉制剂中常含有酚、亚硝酸盐等防腐剂，吸入后可诱发哮喘发作。而且非雾化吸入制剂的药物无法达到有效雾化颗粒要求，无法经呼吸道清除，可能沉积在肺部，从而增加肺部感染的发生率。

2. 不推荐传统"呼三联"方案。

"呼三联"（地塞米松、庆大霉素、α-糜蛋白酶）药物无相应雾化吸入制剂，无充分安全性证据，且剂量、疗程及疗效均无统一规范。

3. 不推荐雾化吸入中成药。

中成药无雾化吸入制剂，其所含成分较多，安全性、有效性证据不足。

4. 因无雾化吸入剂型而不推荐使用的其他药物，包括抗病毒药物、低分子肝素、氟尿嘧啶、顺铂、羟喜树碱、生物反应调节剂（如白细胞介素-2、贝伐单抗）等。

护理小革新

临床实践中发现，患者在使用现有氧气雾化装置雾化过程中，往往出现雾化罐倾倒的问题。这既影响出雾量、降低雾化效果，又因药液倾倒造成药液浪费或流入患者气道增加呛咳、窒息风险。

如何避免上述问题？请同学们课外以小组为单位（自由组合，每组 6～7 人）进行讨论，并设计一款防药液倾倒的雾化吸入装置，以满足不同体位患者的雾化需求。

（陶小燕　郑云慧　周　丹）

任务五　药物过敏试验

药物过敏反应是指有特异性过敏体质的人接触某种药物后产生的不良反应。其临床表现可有皮疹、哮喘、血清病综合征等,严重者可发生过敏性休克而危及生命。因此,为了预防药物过敏反应的发生,在使用致敏性高的药物前,应详细询问患者的用药史、过敏史、家族过敏史,并对无该药过敏史的患者做药物过敏试验。临床最常用的药物过敏试验方法是皮内注射法(intrader mic injection,ID,简称皮试),它可测定速发型过敏反应,对预测过敏性休克反应有重要的参考价值。

学习目标

1. 知识与技能目标:能解释药物过敏反应的发生机制,使用高致敏性药物时能采取正确的预防措施;能遵循操作规程准确配制青霉素、头孢菌素类药物、链霉素、普鲁卡因、TAT 皮试液;能为患者正确实施皮内注射操作;能正确判断皮试结果;能及时、准确识别药物过敏性休克并对患者采取有效措施实施抢救;能为 TAT 过敏试验阳性患者正确实施脱敏注射;能够正确做好防护,预防锐器伤;能针对注射中出现的突发情况进行及时、有效的处理。

2. 情感态度与价值观目标:通过案例学习,增强责任意识和安全意识,养成依法施护的行为习惯;通过角色扮演(注:真人注射须学生知情同意,并确保学生安全的前提下开展),体验注射所带来的负性体验(如疼痛等),学会换位思考,培养同理心和"专注、人本"的专业精神;通过以问题为中心的小组学习,培养团队精神和创新意识。

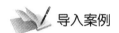 导入案例

案例 7-5-1　该不该罚?

某市卫生监督所执法人员到一家民营诊所检查,发现其操作台上的治疗盘内放着配制好的头孢曲松钠皮试液,便询问值班护士。

"这是上一个患者皮试后剩下的,我们会保留4h。在这 4h 内,如果有其他患者需要皮试,我们会换一个针头再进行皮内注射。"值班护士的回答,令卫生监督所执法人员大为吃惊。

针对该诊所皮试液存在的"一管多用"问题,执法人员向其出具了 5000 元以下的罚单,并责令整改。

新闻一出,引起了网友们的热议:

网友 A:我们医院皮试液也是配一次用多人,每次只换针头不换针管。忙得要死,哪有时间做一个配一次。只能说这家诊所真倒霉,摊上这事了。

网友 B:做皮试还能不换针管只换针头? 明显不符合院感要求。这诊所的质控太可怕了,应该罚! 不重视公众安全的卫生医疗机构应该吊销许可证。

同学们,你们对此怎么看呢?

案例 7-5-2 "针"相探寻

60 岁的张大伯,因胆总管结石入院行 ERCP 术(经内镜逆行胰胆管造影术),术后护士遵医嘱为张大伯静脉输注了头孢哌酮钠(注:术前头孢皮试阴性)。输注约 20min 后,张大伯感觉心慌、气短,随即发生了过敏性休克。所幸,经过停用头孢哌酮钠、注射肾上腺素、吸氧、静滴氢化可的松等一系列抢救措施后,张大伯转危为安。

经了解,张大伯有青霉素过敏史,一周前服过抗过敏药。

同学们,张大伯头孢皮试结果阴性,为什么用药中发生了过敏性休克反应?医护人员第一时间为张大伯注射了肾上腺素,请问此药有什么作用?

 主要知识点

1. 药物过敏反应的特点

药物过敏反应由免疫反应所致,基本原因在于抗原抗体的相互作用,因而通常具有以下特点:

(1)与所用药物的药理反应、剂量无关。

(2)仅发生于用药人群中的少数,不具有普遍性,与个体是否过敏体质有关。

(3)一般发生于再次用药,但也有个体发生在首次用药时,可能过去接触过(如吸入)药物而自己并未意识到。

(4)化学结构相似的药物之间有交叉或不完全交叉过敏反应。

2. 药物过敏反应的预防

(1)凡致敏性高的药物使用前要详细询问患者的病史、用药史、过敏史、家族过敏史。

(2)无过敏史者按以下要求做皮试:①初次使用青霉素、停用青霉素超过三天或使用中更换批号,均须按常规做青霉素过敏试验。②依据国家卫生健康委 2021 年版《β内酰胺类抗菌药物皮肤试验指导原则》,不推荐在使用头孢菌素前常规进行皮试,仅在下列情形下进行皮试,即既往有明确的青霉素或头孢菌素 I 型过敏史者或药品说明书中规定须进行皮试的头孢菌素类药物。③首次应用普鲁卡因或注射普鲁卡因青霉素者均须做过敏试验。④首次使用 TAT 前,必须做过敏试验。⑤使用链霉素前,应做皮肤过敏试验。

(3)皮试结果阳性者:立即报告医生,并在体温单、医嘱单、床头卡和病历上醒目注明,同时告知患者及家属,提醒患者以后不可使用该药(TAT 除外)。

(4)对皮试结果有怀疑者:在对侧前臂皮内注射 0.9%氯化钠 0.1ml,以作对照。

(5)皮试结果阴性者:初次注射及使用中均应密切观察,注意倾听患者主诉,并做好急救准备。

3. 药物过敏试验的目的、皮试液浓度、配制方法及注射部位

(1)目的:高致敏性药物使用前,通过药物过敏试验,确定患者对该药是否过敏,以作为临床应用该药治疗的依据。

(2)皮试液浓度及配制方法:依据《中国药典临床用药须知》,以青霉素钠、头孢拉定、链霉素、普鲁卡因、TAT 为例介绍其皮试液浓度及配制方法。

药物	配制浓度	注入量	配制方法
青霉素钠	500U/ml	50U/0.1ml	举例:80万 U/瓶+0.9%氯化钠 4ml→20 万 U/ml 取上液 0.1ml+0.9%氯化钠 0.9ml→2 万 U/ml 取上液 0.1ml+0.9%氯化钠 0.9ml→2000U/ml 取上液 0.25ml+0.9%氯化钠至 1ml→500U/ml
头孢拉定	500mg/ml	50mg/0.1ml	举例:0.5g/瓶+0.9%氯化钠 2ml→250mg/ml 取上液 0.1ml+0.9%氯化钠 0.9ml→25mg/ml 取上液 0.1ml+0.9%氯化钠 0.9ml→2.5mg/ml 取上液 0.2ml+0.9%氯化钠 0.8ml→500mg/ml
链霉素	2500U/ml	250U/0.1ml	举例:100万 U/瓶+0.9%氯化钠 3.5ml→25 万 U/ml 取上液 0.1ml+0.9%氯化钠 0.9ml→2.5 万 U/ml 取上液 0.1ml+0.9%氯化钠 0.9ml→2500U/ml
普鲁卡因	0.25%	0.25mg/0.1ml	举例:从 2%的 2ml/支普鲁卡因中取 0.1ml+0.9%氯化钠 0.7ml→0.25%
TAT	150U/ml	15U/0.1ml	举例:从 1500U/ml/支的 TAT 中取 0.1ml+0.9%氯化钠 0.9ml→150U/ml

注:每次配制时均需将溶液摇匀,配制完毕换接 4.5 号针头,放入无菌治疗盘内备用。

(3)注射部位:前臂掌侧下段,这是因为该处皮肤较薄,易于注射,且易辨认局部反应。

4. 皮试注意事项

(1)试验前询问三史。如患者对拟使用药物有过敏史,禁忌皮试,并通知医生;有乙醇过敏史者忌用乙醇消毒,可用氯己定消毒皮肤。

(2)确认患者进食情况,不宜在患者空腹时进行皮试。

(3)严格执行查对制度和无菌技术操作原则。皮试液现配现用,确保配制浓度和注射剂量的准确。皮试前备好急救药品与注射器。

(4)忌用含碘消毒剂消毒皮肤,以免着色影响对局部的观察及与碘过敏反应相混淆。

(5)皮试方法正确,不可注入皮下组织。注射后嘱患者局部勿按压,20min 内不可离开病室或注射室,有不适立即告知。

(6)双人判断皮试结果,并告知患者及其家属皮试结果。

5. 皮试结果判断

下面以青霉素、TAT 为例介绍。

(1)青霉素皮试结果判定:

①阴性:局部皮丘大小无改变,周围无红肿、无红晕、无自觉症状,全身无不适表现。

②阳性:皮丘隆起增大,出现红晕硬结,直径大于 1cm,周围有伪足伴局部痒感;可有头晕、心慌、恶心,甚至发生过敏性休克。

（2）TAT 皮试结果判定：

①阴性：局部无红肿，无自觉症状；全身无不适表现。

②阳性：局部皮丘隆起增大，硬结直径大于 1.5cm，红晕范围直径超过 4cm，有时出现伪足，有痒感；全身反应与青霉素过敏反应相类似，但以血清病型反应（如出现发热、关节肿痛、皮肤发痒、荨麻疹、全身淋巴结肿大、腹痛等症状）多见。

6. TAT 脱敏注射法

前面所述青霉素类、头孢菌素类药物及链霉素、普鲁卡因，若皮试结果为阳性，则禁忌使用。

唯有 TAT 例外，TAT 皮试结果阳性者可采用脱敏注射法，即将所需要的 TAT 剂量分次少量注入患者体内。一般每 20min 注射 1 次，直至完成总剂量注射（见下表）。

次数	TAT/ml	＋0.9％氯化钠/ml	注射方法	间隔时间
1	0.1	0.9	肌内注射	20min
2	0.2	0.8	肌内注射	20min
3	0.3	0.7	肌内注射	20min
4	余量	稀释至 1ml	肌内注射	20min

注意：脱敏注射过程中应备好急救物品，同时密切观察患者的反应。

如注射后患者出现面色苍白、发绀、荨麻疹、头晕、心悸等不适或过敏性休克，应立即停止注射，并配合医生进行抢救。

如过敏反应轻微，可待症状消退后，酌情将剂量减少，注射次数增加，在密切观察患者的情况下，使脱敏注射顺利完成。

7. 药物过敏性休克临床表现与急救：以青霉素为例

青霉素过敏性休克可在皮试过程中发生，也可发生于初次用药时（皮试结果阴性），极少数患者发生于连续用药过程中。多在注射后 5～20min 内，甚至数秒内发生。

（1）呼吸道阻塞症状：由于喉头水肿、支气管痉挛、肺水肿所致，可表现为胸闷、气促、哮喘、呼吸困难，伴濒死感。

（2）循环衰竭症状：因周围血管扩张导致有效循环血量相对不足所致，可表现为面色苍白、出冷汗、脉细弱、血压下降等。

（3）中枢神经系统症状：因脑组织缺氧，可表现为头晕、眼花、颜面及四肢麻木、烦躁不安、意识丧失、抽搐、大小便失禁等。

由于青霉素过敏性休克发生迅猛，务必做好预防及急救准备，并在使用过程中密切观察患者的反应。一旦出现不良反应应立即抢救。

（1）立即停药，协助患者平卧，并通知医生，就地抢救。

（2）立即肌内注射 0.1％盐酸肾上腺素 0.5ml，小儿剂量酌减。症状如不缓解，可每隔 15min 重复肌内注射该药 0.5ml，直至脱离危险。

（3）保持气道通畅，予氧气吸入，以改善缺氧症状。呼吸受抑制时，遵医嘱肌内注射尼可刹米（可拉明）、洛贝林（山梗菜碱）等呼吸兴奋剂，并进行人工呼吸；喉头水肿导致窒息时，尽快施行气管插管或气管切开术。

(4)建立静脉通路(2 条),遵医嘱使用糖皮质激素、升压药等。

(5)遵医嘱应用抗组胺类药物。

(5)发生心搏骤停时,立即行心肺复苏术。

(6)抢救期间,密切观察并记录患者意识、生命体征、血氧饱和度、尿量等变化,注意保暖。患者经救治脱险后,应留院观察至少 12h。

学而思

黄女士,36 岁,在建筑工地上班,她的右小腿在工作时不慎被锈钉扎伤。医生迅速为其进行了创面处理,并准备注射破伤风抗毒素和青霉素。医嘱:TAT 皮试、青霉素皮试。

TAT 皮试 20min 后,黄女士注射局部出现红肿,红晕范围直径 4.5cm,硬结直径 1.8cm,主诉局部有痒感,余无不适反应。

请思考:①医生为什么要给黄女士注射 TAT 和青霉素? ②护士如何配制 TAT 和青霉素皮试液? ③如何安排 2 个皮试的时间? 皮试前,护士需与黄女士进行哪些方面的沟通? ④选择什么部位进行皮试? ⑤如何判断黄女士的 TAT 皮试结果? ⑥依据皮试结果,黄女士能否注射 TAT? ⑦如果医嘱继续使用 TAT,护士该如何执行? ⑧注射首剂 TAT 后 15min,黄女士主诉胸闷、气急、面色苍白、出冷汗,测脉搏 110 次/min,血压 86/58mmHg,神志清楚。请问:黄女士可能出现了什么问题? 该如何处理?

 实训指导

临床情境:谢先生,28 岁,主诉咽喉疼痛 3 天。体检:体温 38℃,咽部充血明显,扁桃Ⅱ°肿大,表面有脓性分泌物。诊断"化脓性扁桃体炎",拟肌内注射青霉素。经了解,谢先生此前从未使用过青霉素。医嘱:青霉素皮试 st。

实训任务:经综合评估并在谢先生知情同意后,准备用物,配制青霉素皮试液,并为谢先生进行药物过敏试验(皮内注射法)。

1. 实训用物

(1)治疗车上层:医嘱执行单、注射小卡、按医嘱准备的药液(青霉素 80 万 U/瓶、0.9% 氯化钠注射液 10ml)、5ml 注射器、1ml 注射器、一次性针头(4.5 号)、注射盘(75% 乙醇、棉签、砂轮)、无菌盘、弯盘、手消毒剂、抢救盒(0.1% 盐酸肾上腺素 1 支、2ml 注射器)。

(2)治疗车下层:锐器盒、黑色和黄色两种垃圾袋。

2. 操作流程与语言沟通

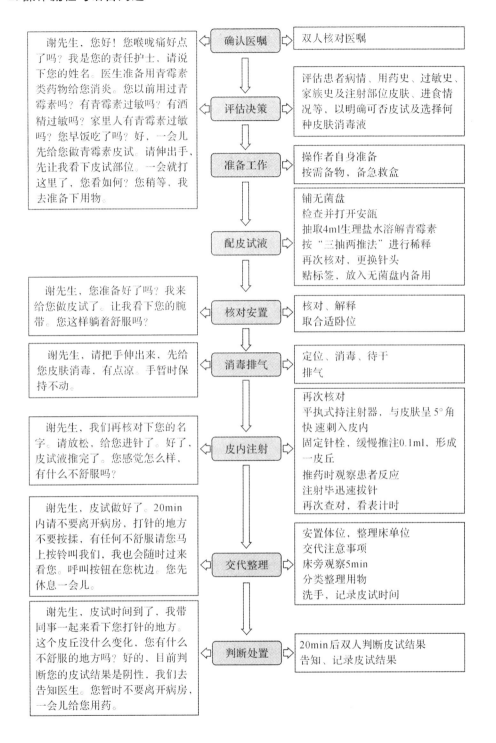

谢先生，您好！您喉咙痛好点了吗？我是您的责任护士，请说下您的姓名。医生准备用青霉素类药物给您消炎。您以前用过青霉素吗？有青霉素过敏吗？有酒精过敏吗？家里人有青霉素过敏吗？您早饭吃了吗？好，一会儿先给您做青霉素皮试，请伸出手，先让我看下皮试部位。一会就打这里了，您看您如何？您稍等，我去准备下用物。

确认医嘱　→　双人核对医嘱

评估决策　→　评估患者病情、用药史、过敏史、家族史及注射部位皮肤、进食情况等，以明确可否皮试及选择何种皮肤消毒液

准备工作　→　操作者自身准备　按需备物，备急救盒

配皮试液　→　铺无菌盘　检查并打开安瓿　抽取4ml生理盐水溶解青霉素　按"三抽两推法"进行稀释　再次核对，更换针头　贴标签，放入无菌盘内备用

谢先生，您准备好了吗？我来给您做皮试了。让我看下您的腕带。您这样躺着舒服吗？

核对安置　→　核对、解释　取合适卧位

谢先生，请把手伸出来，先给您皮肤消毒，有点凉。手暂时保持不动。

消毒排气　→　定位、消毒、待干　排气

谢先生，我们再核对下您的名字。请放松，给您进针了。好了，皮试液推完了。您感觉怎么样，有什么不舒服吗？

皮内注射　→　再次核对　平执式持注射器，与皮肤呈5°角快速刺入皮内　固定针栓，缓慢推注0.1ml，形成一皮丘　推药时观察患者反应　注射毕迅速拔针　再次查对，看表计时

谢先生，皮试做好了。20min内请不要离开病房，打针的地方不要按揉，有任何不舒服请您马上按铃叫我们，我也会随时过来看您。呼叫按钮在您枕边。您先休息一会儿。

交代整理　→　安置体位，整理床单位　交代注意事项　床旁观察5min　分类整理用物　洗手，记录皮试时间

谢先生，皮试时间到了，我带同事一起来看下您打针的地方。这个皮丘没什么变化，您有什么不舒服的地方吗？好的，目前判断您的皮试结果是阴性，我们去告知医生。您暂时不要离开病房，一会儿给您用药。

判断处置　→　20min后双人判断皮试结果　告知、记录皮试结果

3. 操作评分标准——青霉素过敏试验(皮内注射法)

		自评得分	互评得分

操作项目	操作标准	分值	扣分说明	扣分
礼仪要求 (4分)	工作衣帽鞋穿戴整齐,符合规范;指甲修剪	2	一项不符扣1分	
	仪表整洁,举止大方;礼貌称呼,自我介绍	2	一项不符扣1分	
评估决策 (6分)	确认医嘱有效。结合案例评估患者病情、用药史、过敏史、家族史及注射部位皮肤、进食情况等	3	评估未结合案例酌情扣2~3分	
	根据评估结果,进行正确的皮试决策(如明确可否皮试及选择何种皮肤消毒液等)	3	决策与评估结果不符扣2~3分	
准备 (30分)	环境符合要求,规范洗手、戴好口罩	3	一项不符扣1分	
	备药,双人核对药液 备齐物品,检查一次性物品质量 放置合理	3 4 1	核查不规范扣3分 物品缺项扣1分 放置不合理扣1分	
	配制皮试液※: 铺无菌盘 检查药液,按无菌方法打开安瓿 取5ml注射器,吸取0.9%氯化钠4ml加入80万U青霉素瓶内,充分溶解 取1ml注射器,抽取上液0.1ml,按"三抽两推法"进行稀释 剂量准确,现配现用	2 2 2 7 2	青霉素溶解不充分扣2分 药液未混匀扣7分	
	再次核对药液 更换针头 贴标签,放入无菌盘内备用 备0.1%盐酸肾上腺素和注射器(口述)	1 1 1 1	一项不符扣1分	
操作过程 (30分)	携用物至床旁,正确核对患者身份※ 解释皮试目的,再次确认无药物过敏史 协助患者取合适体位 选择合适注射部位(前臂掌侧下段)	3 3 2 2	核对不规范扣3分	
	消毒(环形,直径大于5cm),忌用碘剂消毒 待干	4 1	消毒液错误扣4分 消毒方法不当扣3分	
	排气,再次核对 注射※:绷紧皮肤,平执式持注射器,针尖斜面朝上,针头与皮肤呈5°角快速刺入皮内,待针尖斜面全部进入皮内后放平注射器,固定针栓 缓慢推注0.1ml药液,使局部形成一皮丘 推药时观察患者反应 注射毕迅速拔针(不按压) 再次查对 看表计时	2 5 3 1 2 1 1	未核对扣1分 未绷紧皮肤、未正确固定针栓扣2分/项 皮丘隆起不明显扣2分 拔针后揉压扣2分	

续表

操作项目	操作标准	分值	扣分说明	扣分
注射后处理（15分）	安置舒适体位,整理床单位 交代注意事项(20min 内勿离开、注射局部勿按揉、有不适及时告知) 床旁观察 5min	2 3 1	交代内容缺项扣 1 分	
	分类整理用物 洗手,记录皮试时间 20min 后双人判断皮试结果※(口述) 告知、记录皮试结果(口述)	2 2 4 1	污物处理不正确扣 1 分/项 观察不及时扣 2 分	
综合评价（15分）	临床思维:具有安全意识,能结合案例评估,并根据评估结果适当改进操作过程,操作中能灵活处理有关情况	4	酌情扣分	
	体现人文关怀:具有同理心,尊重患者,适时与患者/家属沟通,及时满足其需要	4	酌情扣分	
	健康教育:内容有针对性,语言通俗易懂	3	酌情扣分	
	操作规范※,动作熟练,无菌观念强※	4	违反无菌原则但自行发现扣 2 分/次,余酌情扣分	
标有※为关键指标	出现下列任一条判定不及格:			
	①未核对患者身份或核对无效			
	②药液污染或注射针头污染			
	③皮试液配制剂量错误			
	④进针角度与深度不正确			
	⑤皮试结果判断错误			
	⑥操作程序混乱			
总分	100	得分		
监考老师(签名):		监考时间:		

同学们请注意,对于致敏性高的药物,即使皮试结果阴性,使用过程中仍应加强观察,同时备好急救药物以防万一。

学而习

临床情境:李先生,44 岁,因咳嗽咳痰 1 周,拟"肺炎"收住入院。医生准备予青霉素静脉滴注。经了解,李先生以前用过青霉素。医嘱:青霉素皮试。

青霉素过敏试验
（皮内注射法）

实训任务:请配制青霉素皮试液(浓度 500U/ml),并进行药物过敏试验(皮内注射法)。

导入案例评析

案例 7-5-1:本案例中护士的做法明显违反了《消毒管理办法》第六条规定:医疗卫生机构使用的进入人体组织或器官的医疗用品必须达到灭菌要求。各种注射、穿刺、采血器具应当一人一用一灭菌。

从院感防控角度看,皮试"共用针管"显然是非常不安全的注射行为。因为皮内注射完成后,当停止推注放松活塞柄时,可能会有少量已经接触患者组织的皮试液逆流到注射器内而使药液污染。如果前一个皮试患者是血源性病原体感染者(如 HBV、HCV、HIV 等),"共用针管"还会增加下一个皮试患者感染血源性病原体的风险。

卫生监督所执法人员的处罚决定符合《消毒管理办法》第四十一条规定:医疗卫生机构违反本办法第四、五、六、七、八、九条规定的,由县级以上地方卫生计生行政部门责令限期改正,可以处 5000 元以下罚款;造成感染性疾病暴发的,可以处 5000 元以上 20000 元以下罚款。

网友 A 发表的观点显然不正确,它反映了个别医护人员对"只换针头不换针管"的危害性认识不足和个别医院管理层对《消毒管理办法》存在执行和监督不力的问题。对此,医院感染管理者应加强对医护人员院感防控知识和制度的培训,并加强监控;同时,医院管理者对皮试工作量特别大的科室应给予人力配备方面的支持。

案例 7-5-2:头孢菌素类药物是一类高效、低毒、广谱抗生素,临床应用非常广泛。它和青霉素的结构有类似之处,分子内都含有 β 内酰胺环,属于 β 内酰胺类抗菌药物。青霉素过敏者,约有 10%～30%的个体对头孢菌素过敏。

本案例中的张大伯有青霉素过敏史。依据国家卫生健康委 2021 年版《β 内酰胺类抗菌药物皮肤试验指导原则》,护士遵医嘱为张大伯做了头孢皮试,并在皮试阴性的情况下遵医嘱使用了头孢哌酮钠。

可为什么张大伯皮试阴性,用药中却出现了过敏性休克? 从案例所呈现的资料中我们发现,张大伯 1 周前服用了抗过敏药物,可能是抗过敏药物的作用掩盖了皮肤发痒、红肿等过敏现象,造成了皮试结果的假阴性。另外,如果护士操作中存在下列情形,也可能造成皮试假阴性:①进入皮内的药物剂量过少,不足以诱发过敏反应,如皮试液配制方法不正确,造成皮试液浓度过低,实际注入皮试液量不足;②未使用原药(头孢哌酮钠)配制皮试液:如使用先锋霉素做皮试;③皮试液放置时间过久,药液分解失效;④皮试结果判断有误。

本案例提醒我们:①皮试前除了了解患者的用药史、过敏史、家族史,还应详细询问病史(如支气管哮喘)以及关注患者近期是否使用过抗过敏药物或含有抗过敏成分的感冒药、糖皮质激素、免疫抑制剂等,以免造成假阴性;②配制皮试液时,应用原药规范配制,确保剂量准确、现配现用;③注射时确保进针角度、深度正确,以使药液全部进入皮内;④20min 后由两名护士一起判断皮试结果。

但即便如此,皮试结果真阴性也不代表用药后就一定不发生过敏反应。由于个体差异,每个人诱发药物过敏反应的剂量不尽相同。如有的人接受常规皮试剂量就可以诱发过敏反应,而有的人由于诱发过敏的剂量较大,在常规皮试后,结果为阴性,但在接受治疗剂量时发生了过敏反应。因此,为确保患者用药安全,即使皮试结果阴性,用药过程中仍不可掉以轻心,应加强巡视,主动询问患者感受,严密观察病情变化,对有哮喘、食物及花粉等过敏的患者,尤需重点关注。同时备好肾上腺素,因为该药具有收缩血管,增加外周阻力,提升血压,兴奋心肌,增强心肌收缩力,增加心输出量,松弛支气管平滑肌,解除支气管痉挛等作用,是抢救过敏性休克的首选药物。另外,还应加强对患者的指导,告知其要积极、主动回应医护人员的提问(如自己的病情、正在服用的药物、曾经过敏的药物和家人曾经过敏的药物、是否饥饿尚未进食等),皮试或用药中有任何不舒服也要及时告知医生、护士。

形成性评价

(1～5 题共用题干)李敏,18 岁,因急性扁桃体炎拟注射青霉素。医嘱:青霉素皮试。

1. 下列哪种情况不需要做青霉素皮试　　　　　　　　　　　　　　　　　　　(　　)

A. 初次用药　　　　　　　　　　　　　B. 停药三天以上再用

C. 青霉素更换批号　　　　　　　　　　D. 有青霉素过敏史

E. 有食物、花粉过敏史

2. 为该患者配制青霉素皮试液时,以下皮试液浓度正确的是　　　　　　　　(　　)

A. 10U/ml　　B. 50U/ml　　C. 100U/ml　　D. 500U/ml　　E. 2500U/ml

3. 为该患者皮试,以下叙述不正确的是　　　　　　　　　　　　　　　　　　(　　)

A. 不可用碘酊消毒　　　　　　　　　　B. 注射部位为前臂掌侧下段

C. 进针角度为 5°　　　　　　　　　　　D. 注射 20min 后观察结果

E. 拔针时应按住片刻

4. 该患者青霉素皮试后 5min,出现皮肤瘙痒、胸闷、气急伴濒危感,出冷汗,烦躁不安,查体见面色苍白,脉细速,血压下降,首先考虑　　　　　　　　　　　　　　　(　　)

A. 药物毒性反应　　　　　　　　　　　B. 血清病型反应

C. 呼吸道过敏反应　　　　　　　　　　D. 过敏性休克

E. 皮肤过敏反应

5. 出现上述情况时,应首先采取的紧急措施是　　　　　　　　　　　　　　　(　　)

A. 立即停药平卧,肌内注射 0.1%盐酸肾上腺素

B. 立即皮下注射异丙肾上腺素

C. 立即静脉注射地塞米松

D. 立即注射呼吸兴奋剂

E. 立即静脉滴注升压药

(6～10 题共用题干)刘先生,45 岁,建筑工人。因施工时不慎上肢开放性骨折急诊入院。护士遵医嘱为其进行 TAT 皮试

6. TAT 皮试液浓度是　　　　　　　　　　　　　　　　　　　　　　　　　(　　)

A. 100U/ml　　B. 150U/ml　　C. 200U/ml　　D. 250U/ml　　E. 50U/ml

7. TAT 阳性的局部表现是　　　　　　　　　　　　　　　　　　　　　　　(　　)

A. 硬结直径>1cm,红晕范围直径超过 2cm

B. 硬结直径>1cm,红晕范围直径超过 3cm

C. 硬结直径>1cm,红晕范围直径超过 3.5cm

D. 硬结直径>1.2cm,红晕范围直径超过 3cm

E. 硬结直径>1.5cm,红晕范围直径超过 4cm

8. 该患者皮试结果提示阳性,正确的处理方法是 （　　）

A. 停止使用 TAT

B. 再次做过敏试验并用生理盐水做对照

C. 采用脱敏注射法

D. 注射肾上腺素等

E. 先准备好抢救用物,然后直接注射 TAT

9. TAT 脱敏注射法操作步骤正确的是 （　　）

A. 将 1 支 TAT 平分四次注射,间隔 20min 注射一次,直至注射完成

B. 将 1 支 TAT 分四次注射并逐渐加量,间隔 20min 注射一次,直至注射完成

C. 将 1 支 TAT 分四次注射并逐渐减量,间隔 20min 注射一次,直至注射完成

D. 将 1 支 TAT 平分四次注射,间隔 30min 注射一次,直至注射完成

E. 按照原计划进行,同时给予抗过敏药

10. 若患者在接受 TAT 脱敏注射时出现轻微反应,护士采取的正确措施是 （　　）

A. 立即停止注射,迅速给予抢救处理

B. 立即报告医生

C. 重新开始脱敏注射

D. 停止注射,待反应消退后,减少剂量增加注射次数

E. 注射苯海拉明抗过敏

参考答案

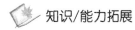 知识/能力拓展

双硫仑反应

头孢菌素类抗生素(如头孢哌酮、拉氧头孢、头孢甲肟)除了使用后可能引发药物过敏反应外,近年来因使用该类药物后饮酒引发的双硫仑样反应也时有报道。

有分析认为,头孢哌酮、拉氧头孢等头孢菌素类抗生素含有与双硫仑分子类似的甲硫四氮唑基团,可抑制体内乙醛脱氢酶的活性,导致乙醇的中间代谢产物乙醛代谢受阻。由于乙醛无法降解,蓄积在体内可造成乙醛中毒,出现类似于服用戒酒药双硫仑后饮酒的反应。患者可表现为面部潮红、视物模糊、头痛、头晕、胸闷、气短、恶心呕吐、心率增快、乏力、多汗等,这些症状多在饮酒后半小时内发生。严重者可出现血压下降、呼吸困难,甚至发生意识丧失、惊厥,甚至死亡。

因此,在应用头孢菌素类抗生素时,除了关注药物过敏反应外,还需了解患者近期的饮酒史,务必告知患者使用头孢哌酮、拉氧头孢、头孢甲肟等药物前 2 日至停药后 1 周内避免饮酒以及使用含有乙醇的食物、药物(如酒心巧克力、醉蟹、藿香正气水等)。

护理金点子

青霉素类、头孢菌素类药物是临床常用抗生素。目前这类药物的皮试液配制过程相对比较繁琐,以致有的科室(如急诊、外科)因皮试带来的工作量特别大。

另外,有的一次性注射器存在无效死腔,可造成皮试液配制剂量不准确,给患者带来安全隐患。

同学们,你们有什么妙招让皮试液配制变得高效、准确又安全呢? 请大家课外以小组为单位(自由组合,每组 6～7 人)展开讨论。

(史瑾艳　郑云慧　周　丹)

任务六　静脉输液

静脉输液(intravenous infusion)是利用液体静压和大气压形成的输液系统内压高于人体静脉压的原理,将一定量无菌溶液或药物直接输入静脉的治疗方法。静脉输液是纠正人体水、电解质及酸碱失衡,恢复内环境稳定,维持机体正常生理功能的重要治疗措施。

学习目标

1. 知识与技能目标:能根据患者年龄、病情、药物性质、输液量及持续时间等正确、合理地选择静脉穿刺部位、穿刺工具和输液方法,能有意识地保护静脉;能依据静脉补液原则及补钾的“四不宜”原则等正确安排输液顺序;能遵循操作规程为患者正确实施周围静脉头皮针/留置针输液操作;能正确计算静脉输液的速度和时间;能准确识别常见的输液故障及输液反应,并采取适当措施预防和处置;能采取正确、有效的针刺伤防护措施。

2. 情感态度与价值观目标:从优秀护士的故事中体会护者仁心,树立“人本、专注”的职业精神;从案例讨论中增强责任意识和法律意识,培养依法施护的行为习惯和自我保护意识;通过与小组成员合作设计“防针刺伤装置”,培养团队协作精神和创新能力。

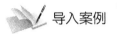 导入案例

案例 7-6-1　指尖上的芭蕾舞者

春节后上班第一天,医院办公室收到了一封来自患者家属的表扬信。写信的人是一位入住该院十二病区、身患糖尿病患者的家属(一名基层医务工作者)。她在信中写道:

我母亲因糖尿病引起的并发症先后多次在贵院十二病区住院。年前由于病情加重再次入住贵院。整个春节,我母亲都是在病房度过的。由于经常输液,我母亲的血管不是太好,加之天冷,血管愈发难找,母亲又不愿意打留置针。该病区的王华护士每次都会十分耐心地为我母亲找血管,而且次次一针见血,母亲还说王护士打针不疼。我曾数次见过王护士为我母亲输液,从消毒到进针、从见血到固定,整个过程时间很短,穿刺动作连贯而轻盈,像芭蕾舞一样优美。

除了穿刺技术好,王护士服务态度也非常好。每次输液总会耐心安抚我母亲紧张不安的情绪,问她要不要上洗手间,有没有不舒服的感觉,有时还会讲一些笑话逗老人开心。

不是亲人,胜似亲人啊! 我们很感动,内心特别温暖,特写下这封短信以表达对王华护士的感激之情。

同学们,读完这封感谢信,你有何感想?

案例 7-6-2　三人行

一日,周护士带着护理实习生小丽去给张大伯静脉输液。经过对张大伯手背静脉的评估并征得大伯本人同意后,周护士决定由小丽为张大伯输液。

此前小丽已在老师指导下为多位患者进行过静脉穿刺。尽管有过数次成功的体验,可当拿起头皮针穿刺时,小丽还是忍不住紧张起来,第一针未能刺入血管,第二针将血管刺破了,此时的小丽那股子倔强劲上来了:"不穿刺成功太没面子了,再穿刺一次!"于是定定神准备行第三次穿刺,但被带教老师阻止了。周护士对小丽说:"我来,你在旁边看我操作。"小丽心有不甘地站到了一旁。

不一会儿,周护士就顺利完成了静脉输液操作,并带着歉意对张大伯说:"老张,对不起啊,给您增加痛苦了。"张大伯却大度地说:"没关系,培养学生也是我们应尽的义务嘛。"

此时的小丽好像已意识到自己的不对,红着脸羞愧地说:"张大伯,我是实习生,技术不熟练给您带来了痛苦,请您原谅。"张大伯宽容道:"这点痛算不了什么。不过要记住:你们服务的对象是人,不是标本。"小丽点了点头。张大伯接着又说道:"孩子,不要着急,慢慢来,多练练就会了。我会继续支持你们的工作。大伯相信,将来你一定能成为像你老师一样优秀的护士。"小丽激动地连声道谢:"谢谢! 谢谢张大伯! 我会努力的!"

同学们,你对上述案例中的三位主人公作何评价?

 主要知识点

1. 静脉输液适应证

静脉输液时药物直接进入静脉,因而起效快,但同时不良反应的发生也多且快,因此须严格掌握输液适应证,避免过度使用。目前国内各省(区、市)均出台了有关门诊静脉输液的政策,本着"能口服不注射,能肌内注射不静脉输注"的用药原则,严把输液使用指征。

临床静脉输液常用于以下情况:

(1)各种原因引起的脱水、酸碱平衡紊乱者,如剧烈呕吐、腹泻、大手术后患者。通过补充水分和电解质,以达到纠正水、电解质和酸碱平衡失调的目的。

(2)严重烧伤、大出血、休克等患者的抢救。通过补充循环血量,改善微循环、维持血压。

(3)慢性消耗性疾病、胃肠道吸收障碍及不能经口进食(如昏迷、口腔疾病)者。通过补充营养物质以供给机体能量,促进组织修复。

(4)中毒、中重度感染、恶性肿瘤等患者。通过静脉输注药物,达到去除病因、治疗疾病的目的。

(5)其他:如经口服或肌内注射给药治疗无效的疾病、某些原因所致不适合胃肠道给药者、因诊疗需要的特殊情况等。

2. 静脉输液常用溶液和补液原则

临床静脉输液常用溶液有晶体溶液、胶体溶液和静脉高营养液。其中,晶体溶液分子小,在血管内存留时间短,对维持细胞内、外水分的相对平衡起着重要的作用,可有效纠正体内水、电解质、酸碱失调;胶体溶液的分子大,在血管内存留时间长,对维持血浆胶体渗透压、增加血容量、改善微循环、提高血压有显著效果(详见下表)。

溶液种类	溶液名称	举例	作用
晶体溶液	等渗电解质	0.9%氯化钠注射液 林格氏等渗溶液 5%葡萄糖氯化钠注射液	补充水分、电解质
	葡萄糖溶液	5%葡萄糖注射液 10%葡萄糖注射液	补充水分、热量,减少蛋白质消耗,防止酮体产生
	碱性溶液	5%碳酸氢钠注射液 11.2%乳酸钠注射液	纠正酸中毒,调节酸碱平衡失调
	高渗溶液	20%甘露醇 50%葡萄糖注射液	利尿脱水,降低颅内压
胶体溶液	右旋糖酐	低分子右旋糖酐	降低血液黏稠度,预防血栓形成,改善微循环
		中分子右旋糖酐	提高血浆胶体渗透压,扩充血容量,提高血压
	代血浆	羟乙基淀粉(706代血浆)	提高血浆胶体渗透压,增加循环血量。急性大出血时可与全血共用
	血液制品	5%白蛋白、血浆蛋白	提高血浆胶体渗透压,增加循环血量;补充蛋白质和抗体,减轻组织水肿和增强机体免疫力
静脉高营养液	复方氨基酸注射液、脂肪乳注射液		提供热量,维持正氮平衡,补充维生素、矿物质等

对于患病个体而言,输入液体的种类、量,应根据其体内水、电解质及酸碱平衡紊乱的程度来确定。输入顺序一般遵循"先晶后胶、先盐后糖、宁少勿多、宁酸勿碱、液种交替"的原则。补钾者应遵循"四不宜"原则,即不宜过早(见尿补钾,一般尿量超过40ml/h或500ml/d方可补钾);不宜过浓(<0.3%为宜);不宜过快(成人30~40滴/min);不宜过多(成人4.5g~6g/d)。

3. 常用输液部位与方法

目前临床广泛采用密闭式静脉输液法。常用的输液部位有周围浅静脉、小儿头皮静脉、锁骨下静脉等。

静脉输液穿刺工具和输液方法的选择,一般依据患者的病情、年龄、药物性质、输液量、输液持续时间、静脉情况等确定。下表从药物刺激性、输液量、周围血管情况、针/导管留置时间等方面对各种输液法进行比较。

项目	密闭式周围静脉输液法		密闭式中心静脉输液法	
	头皮针	留置针	外周静脉→中心静脉置管	经锁骨下静脉穿刺置管
药物刺激性	小	小	大	大
输注量	小	小	大	大
周围血管	佳	佳	佳	不佳
置管危险性	小	小	小	大
针/导管留置时间	不超过24h	一般3～5天	7天～1年	一般不超过1个月

4. 静脉输液注意事项

(1)严格执行查对制度和无菌技术操作原则。操作前注意询问有无药物过敏史,头孢类药物使用前了解患者的饮酒史。

(2)认真选择合适的穿刺部位:①老年人血管脆性较大,应尽量避开易活动或凸起的静脉;②穿刺部位应避开皮肤表面有感染、渗出的部位,以免将皮肤表面的细菌带入血管;③禁止从血管透析的端口或瘘管的端口进行输液;④需长期输液的患者,应有计划地更换输液部位以保护静脉。通常从远心端静脉开始,逐渐向近心端使用。

(3)根据病情需要及药物半衰期合理安排输液顺序。注意药物的配伍禁忌。对于刺激性强的药物,应确认针头已刺入静脉内且点滴通畅后再输入。

(4)严格掌握输液的速度。对于有心肺肾疾病患者、老年人、婴幼儿以及输注高渗、含钾、血管活性药物时,应适当减慢输液速度;对于严重脱水、心肺功能良好者可适当加快输液速度。

(5)输液过程中加强巡视。注意滴速是否符合要求,液体是否需要更换,有无溶液外溢及其他输液故障发生,有无输液反应及用药反应等,发现问题及时处置。

(6)静脉留置针输液者,应严格掌握留置时间。普通静脉留置针有效期为3～5日,期间如局部出现红肿、渗出应及时拔除。

5. 常见输液故障及排除方法

(1)溶液不滴

原因	判断依据	好发情境	处理方法
针头滑出血管外（部分/全部）	局部肿胀、疼痛	穿刺时针尖斜面未完全进入静脉;输液肢体活动过度	拔出并更换针头,另选血管重新穿刺
针头斜面紧贴血管壁	局部无肿胀、无疼痛,轻轻挤压近针头端输液管感觉无阻力,可无回血	固定针翼时致针头端翘起;输液中改变肢体位置	调整针头位置或适当变换肢体位置
针头阻塞	局部无肿胀、无疼痛,轻轻挤压近针头端输液管感觉有阻力、无回血	血液回流后未及时处理而凝血	更换针头,另选静脉重新穿刺

原因	判断依据	好发情境	处理方法
压力过低	局部无肿胀、无疼痛,轻轻挤压近针头端输液管感觉无阻力、有回血	输液瓶位置过低;穿刺部位肢体抬举过高	提高输液瓶或放低肢体位置
静脉痉挛	局部无肿胀,沿静脉血流方向有痉挛性疼痛	输液肢体暴露寒冷环境或输入液体温度过低	局部热敷

当输液巡视时发现溶液不滴,可按以下流程处置:观察输液瓶内液体及高度(液体输完及时更换,压力过低则抬高输液瓶)→观察排气管、输液管、肢体是否受压→观察穿刺部位有无肿胀(局部肿胀则拔针)→无肿胀,查看有无回血,并询问局部是否疼痛,冷不冷,是否曾长时间血液回流。①有回血无疼痛,考虑针头斜面紧贴血管壁,调试针头角度;②有回血,沿静脉血流方向有痉挛性疼痛,考虑静脉痉挛,局部热敷;③无回血,轻轻挤压近针头端输液管感觉有阻力,考虑针头阻塞,拔针。

(2)输液器滴管内液面过高:取下输液瓶/袋并倾斜,使瓶/袋内针头露出液面且保持输液通畅,待滴管内液面露出后,倒挂输液瓶/袋,继续输液。

(3)输液器滴管内液面过低:一手折叠滴管下端的输液管,另一手轻轻挤压滴管,待液体进入滴管至所需高度后松手。

(4)输液器滴管内液面自行下降:首先检查输液器插头插入输液瓶塞时是否到达根部;若已插入到位,则考虑滴管上端输液管或滴管有裂隙,需更换输液器。

6. 静脉输液风险与防范

A. 输液于患者的风险及防范

(1)输液微粒污染与防范

危害	来源	预防
①阻塞血管,引起局部供血不足 ②形成血栓,造成血管栓塞和静脉炎 ③形成肺内肉芽肿,影响肺功能 ④引起血小板减少症和过敏反应 ⑤刺激组织产生炎症或形成肿块 其危害程度取决于微粒大小、形状、性质、血流阻断的程度及人体反应等	①药液生产制作工艺不完善,混入微粒 ②液体存放时间过长,橡胶塞被药液浸泡过久,腐蚀剥脱 ③输液用具混入微粒 ④输液环境不洁净 ⑤抽吸药液时混入微粒	①把好药液生产和保存关 ②严把输液操作关:输液前认真检查液体的质量,严格执行无菌技术操作,药液现用现配,净化治疗室和病房空气,采用密闭式一次性医用输液器等

（2）输液反应与防范

1）发热反应

原因	①输液器具清洁灭菌不彻底或被污染 ②输入溶液或药物制品不纯或保存不良 ③输液中未能严格执行无菌操作 由于以上原因输入了致热物质
预防	①输液前认真检查药液质量及输液用无菌物品包装、有效期 ②输液时严格遵循无菌技术操作原则
表现	输液过程中出现发冷、寒战、发热,轻者体温38℃左右,重者初起寒战,继之高热,伴头痛、恶心、呕吐、脉速等全身症状
处理	①反应轻者:减慢滴速或停止输液,及时通知医生 ②反应重者:立即停止输液,保留余液和输液器以备检验 ③对症处理:高热者物理降温,严密观察病情变化,必要时遵医嘱予抗过敏药物或激素治疗

2）循环负荷过重反应

原因	①患者原有心肺功能不良 ②输液速度过快,短期内输入过多液体,循环血容量急剧增加,心脏负担过重
预防	①控制输液速度和量,尤其老年、儿童、心肺功能不全的患者更需慎重 ②加强巡视,记录滴速
表现	患者突然出现呼吸困难、胸闷、咳嗽、咳粉红色泡沫样痰,严重时稀痰可由口鼻涌出,听诊肺部布满湿啰音
处理	①立即停止输液,保留静脉通路,请人迅速通知医生 ②病情允许情况下取端坐位,两腿下垂 ③给予高流量氧气吸入,湿化瓶内加入20％～30％乙醇溶液 ④遵医嘱给予镇静、平喘、强心、利尿和扩血管药物,稳定患者紧张的情绪 ⑤必要时进行四肢轮扎(止血带或血压计袖带)

3）空气栓塞

原因	①输液管内有空气 ②加压输液或输血时无人守护,液体输完未及时更换输液瓶/袋或拔针 ③拔出较粗的、近胸腔的深静脉导管后,穿刺点封闭不严密
预防	①认真检查输液器质量,保证各导管连接紧密,输液前排尽输液管内空气 ②输液过程中密切观察,加压输液或输血时应专人守护,液体输注完毕及时更换或拔针 ③拔出较粗的、近胸腔的深静脉导管后,必须立即严密封闭穿刺点
表现	患者突发胸闷、胸骨后疼痛,随即发生呼吸困难和严重发绀,伴有濒死感。听诊心前区可闻及响亮、持续的水泡声

处理	①立即将患者置于左侧头低足高位,以利于气泡向上漂移至右心室尖部,避开肺动脉入口,同时请人迅速通知医生 ②高流量氧气吸入 ③有条件时可使用中心静脉导管抽出空气 ④严密观察患者病情变化

4)静脉炎

原因	①穿刺不熟练或未严格执行无菌技术操作原则 ②长期静脉输注刺激性较强的药液 ③留置针保留时间过长
预防	①严格遵守无菌技术操作原则,静脉穿刺一次成功 ②刺激性较强的药液稀释后使用,并防止药液漏出血管外 ③长期静脉输液应有计划地更换输液部位,以保护静脉
表现	沿静脉走向出现条索状红线,局部发红、肿胀、灼热、疼痛,有时伴有畏寒、发热等全身症状
处理	①停止此静脉输液,患肢抬高、制动 ②局部用50%硫酸镁湿热敷 ③遵医嘱超短波理疗或用中药(如意金黄散)外敷等 ④如合并感染,遵医嘱予抗生素

B. 输液于护士的风险及防范

在输液过程中,针刺伤和抗肿瘤药物损伤是常见的护理职业暴露有害因素。其中,污染针头的伤害是导致护士发生血源性传播疾病的主要因素。抗恶性肿瘤药物可通过呼吸道、皮肤黏膜等途径给经常接触它的护士造成骨髓抑制、致癌、致畸、脏器损害等潜在危害,应加强防范。

（1）针刺伤

原因	①医院防护用品不足 ②护士:自我防护意识淡薄,操作不规范或操作时注意力不集中 ③患者:突然躁动、极度不配合等
预防	输液针刺伤最容易发生在针头使用后的丢弃环节 ①拔针时可戴手套 ②禁止手持针头随意走动 ③用后的针头直接放入耐刺、防渗漏的利器盒中,禁止用手分离使用过的针头等
处理	①保持镇静,戴手套者立即脱去手套 ②立即由近心端向远心端挤压,尽可能挤出伤口血液 ③用肥皂水清洗伤口,并在流动水下反复冲洗5min ④用0.5%碘伏消毒伤口、包扎 ⑤报告主管部门,填写锐器伤登记表 ⑥评估源患者,对受伤护士进行血清学检测,并根据评估结果实施相应的免疫措施

（2）抗肿瘤药物损害

原因	①配制药物时，瓶内压力过大以致排气时出现药液喷洒 ②排气时药液外溢 ③使用后的化疗药物空瓶、输液器处置不当 ④直接接触化疗患者的分泌物、呕吐物等
预防	①设立相对独立的化疗药物配药间，配备空气净化装置 ②配药时，穿戴防护用品，如 N95 口罩、防渗透防护服、护目镜、双层手套等 ③配药操作台面垫防渗透吸水垫，污染或操作结束及时更换 ④规范配制药液，防止药液外溢 ⑤输液时戴双层手套和一次性口罩，并采用全密闭式无针输注系统 ⑥化疗药物废弃物放置于有化疗药物标识的专用容器中
处理	①抗肿瘤药物外溢：立即标明污染范围，避免他人接触；穿戴防护用品后擦拭污染表面，再清水清洗 ②药液不慎溅在皮肤或眼睛：立即用清水反复冲洗 ③记录暴露情况，必要时就医治疗

学而思

王大爷，70 岁，因急性胃肠炎来院就诊。患者呕吐不止，同时伴有腹痛、腹泻。医嘱：5％葡萄糖 500ml＋维生素 C 2.0g＋维生素 B_6 0.2g＋10％氯化钾 10ml ivgtt st；0.9％氯化钠 500ml＋10％氯化钾 10ml ivgtt st；乳酸左氧氟沙星氯化钠注射液 0.2g（100ml）ivgtt Bid。

请思考：①为王大爷输液的目的是什么？②如何为王大爷安排输液顺序？③王大爷输液滴数调至多少合适？④输液过程中出现了溶液不滴，该如何处理？⑤输液结束，实习生小张为王大爷拔针，小张的左手食指不小心被针刺伤。小张该如何处理？⑥查阅资料发现，王大爷 HBsAg 阳性；小张在校期间接种过乙肝疫苗，但 HBsAb 阴性。接下来又该如何处理？

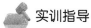 **实训指导**

临床情境：陈女士，30 岁。主诉发热（自测体温 39.1℃）、咽痛 1 天，以"急性化脓性扁桃体炎"收住入院。医嘱：头孢曲松钠 2g＋0.9％氯化钠注射液 100ml ivgtt qd……

经查阅病历，陈女士有青霉素过敏史。在上述医嘱前，护士已遵医嘱为患者完成了头孢皮试，结果为阴性。

实训任务：请评估陈女士病情、治疗目的等，选择合适的静脉和穿刺工具为陈女士行静脉输液。

1. 实训用物

（1）治疗车上层：医嘱执行单、输液贴、按医嘱准备的药物、注射盘（内有复合碘、棉签、胶布、敷贴、砂轮）、注射器、输液器、治疗巾、止血带、一次性手套、巡视单、手消毒剂。

（2）治疗车下层：锐器盒、黑色和黄色两种垃圾袋。

2. 操作流程与语言沟通

语言沟通	流程	操作内容
您好，我是您的责任护士，请说下您的名字。刚才皮试后感觉怎么样？好，医生给您开了头孢类消炎药，一会儿我来给您挂盐水。您以前打针吃药有过敏吗？最近喝酒了吗？需要先去上厕所吗？您想挂在哪只手？让我看一下。嗯，血管很好，就挂这里了。您稍等，我去准备下。	确认医嘱	双人核对医嘱
	评估决策	评估患者年龄、病情、药物过敏史及穿刺部位皮肤与血管等。选择合适的静脉穿刺部位、穿刺工具等
	准备工作	操作者自身准备 按需备物
	核对加药	备药、双人核对 检查药液 抽吸药物、加药、摇匀 再次核对、贴输液标签 将输液器针头插入瓶塞，关闭调节器
陈女士，我来给您挂盐水了。让我看下您的腕带。您这样躺着舒服吗？	核对安置	核对、解释 取合适卧位
陈女士，请把手伸出来，我给您垫一下。先扎止血带看看静脉情况。现在给您皮肤消毒，可能有点凉。手臂时保持不动。	排气消毒	再次检查药液、挂输液瓶 一次排气成功 戴手套、垫治疗巾 穿刺点上约6cm处扎止血带 皮肤消毒，待干 备输液贴
陈女士，请再说下您的名字。握拳，给您进针了。好了，您松拳，挂入通畅的，您感觉怎么样？好，那我帮您固定了。	穿刺固定	排气、再次核对 嘱握拳 持针翼15°~30°进针，见回血，再沿静脉走行进针少许 松拳、松止血带、松调节器 观察是否通畅，询问感受 脱手套、固定针头 撤止血带、治疗巾，整理衣袖
陈女士，盐水挂好了，我们再核对下您的信息。滴速是根据您的病情和药物性质调节的，您和您的家人不要去调节。输液过程中如果有不舒服或盐水不滴了，您可以按铃叫我们。我们也会经常过来看您的。您有其他需要吗？好的，那您先休息。	调速交代	调节滴速 再次核对 安置体位 整理用物 交代相关事项 洗手，记录
	观察处理	输液期间加强巡视 及时更换液体 发现问题及时处理
陈女士，今天的盐水挂完了，我来给您拔针。先核对下您的名字。您把手伸过来压住这里，按到不出血为止。我们会定时给您测体温。您可以多喝些水。如有不舒服及时告诉我们。您先休息一会儿。	拔针处置	输液毕，核对解释 快速拔针，局部按压 安置体位，整理床单位 健康宣教 分类处理用物 洗手、记录

3. 操作评分标准——密闭式周围静脉输液(头皮针)

自评得分	互评得分

操作项目	操作标准	分值	扣分说明	扣分
礼仪要求 (4分)	工作衣帽鞋穿戴整齐,符合规范;指甲修剪	2	一项不符扣1分	
	仪表整洁,举止大方;礼貌称呼,自我介绍	2	一项不符扣1分	
评估决策 (6分)	确认医嘱有效。结合案例评估患者年龄、病情、药物过敏史及穿刺部位皮肤与血管情况等	3	评估未结合案例酌情扣2~3分	
	根据评估结果,进行正确的输液决策(如选择合适的静脉穿刺部位、穿刺工具等)	3	决策与评估结果不符扣2~3分	
准备 (18分)	环境符合要求,规范洗手,戴好口罩	2	一项不符扣1分	
	备药,双人核对药液※ 备齐物品,放置合理,无菌物品有效	2 4	核查不规范扣2分,缺物品扣1分,放置不合理扣1分	
	加药※: 检查药液,打开并消毒瓶口 取注射器并检查 按医嘱规范抽吸药物,加入瓶内,摇匀 再次检查药液质量	2 1 3 1	消毒不规范扣2分 抽吸渗漏、未摇匀扣1分/项	
	再次检查药液,贴输液标签 检查并打开输液器,将输液管和通气管针头插入瓶塞,关闭调节器	2 1	一项不符扣1分	
操作过程 (45分)	携用物至患者床旁,正确核对患者身份※ 向患者解释并确认无药物过敏史 询问患者是否有特殊需要(如排便、体位) 协助取合适体位,选择合适静脉	2 2 1 2	核查缺项扣1分/项	
	备输液架(悬挂高度适当) 再次核对,挂输液瓶 排气(一次成功),检查无气泡	1 1 2	排气后仍有气泡扣3分	
	戴手套,垫治疗巾,扎止血带(距穿刺点6cm) 检查静脉情况 消毒(环形,直径大于5cm)、待干(期间备输液贴)	3 1 2	止血带距离、松紧不当扣1分/项,未查静脉情况扣1分 消毒方法、范围不当扣2分	
	穿刺※: 排气、检查无气泡,再次核对 穿刺(手法、角度正确) 一次性穿刺成功	2 2 3	退针一次扣2分	

操作项目	操作标准	分值	扣分说明	扣分
操作过程 (45分)	三松(松拳、松止血带、打开调节器) 观察是否通畅,询问患者感受	3 2	一项不符扣1分	
	脱手套,用敷贴正确固定针头	2	固定不美观扣1分	
	撤止血带、治疗巾,整理衣袖 根据年龄、病情、药物性质调节滴速	2 2	滴速未结合案例调节扣2分	
	再次核对患者信息,询问患者感受 安置合适体位,整理床单位及用物 交代注意事项	2 2 2	一项不符扣1分	
	洗手,记录	2	一项不符扣1分	
	输液期间加强巡视,及时更换液体,发现问题及时处理(口述)	2	未观察扣2分	
操作后 处理 (12分)	拔针: 输液毕,核对解释 轻揭敷贴,关闭调节器,迅速拔出针头 按压穿刺处1~2min(至无出血)	1 2 2	按压手法不准确扣2分	
	安置舒适卧位,整理床单位 交代注意事项 用物按院感要求分类处理(将头皮针和输液器插头剪至锐器盒) 洗手、记录	2 1 2 2	锐器处理不正确扣2分	
综合评价 (15分)	临床思维:具有安全意识,能结合案例评估,并根据评估结果适当改进操作过程,操作中能灵活处理有关情况	4	酌情扣分	
	体现人文关怀:尊重患者,适时与患者/家属沟通,及时满足其需要	4	酌情扣分	
	健康教育:内容有针对性,语言通俗易懂	3	酌情扣分	
	操作规范※,动作敏捷、准确、熟练有序,无菌观念强※	4	违反无菌原则但自行发现扣2分/次,余酌情扣分	
标有※为 关键指标	出现下列任一条判定不及格:			
	①未核对患者身份或核对无效			
	②多次违反无菌原则,溶液或穿刺针污染			
	③操作程序混乱			
总分	100	得分		
监考老师(签名):		监考时间:		

同学们,静脉输液为有创操作,输入的药液直接进入血液循环。相较于其他给药途径,静脉输液药效发挥更快,但发生不良反应的风险也更高。因此,我们仅学会如何操作是远远不够的,只有科学认识静脉输液各环节的风险并做好防范,才能确保患者静脉用药的安全。

学而习

临床情境:陈先生,54 岁。间歇发作上腹痛 1 月余,加重 1 周,晨解黑便 1 次。胃镜报告示"十二指肠球部溃疡,糜烂性胃炎"。医嘱:10%葡萄糖 500ml＋止血敏针 3.0g＋止血芳酸针 0.3g ivgtt qd,0.9%氯化钠 100ml＋奥美拉唑针 40mg ivgtt Bid。

静脉留置针输液术

实训任务:请为陈先生进行周围静脉留置针输液。

 导入案例评析

案例 7-6-1:一封小小的感谢信,信纸很薄,文字很少,但饱含了患方对王护士的感激之情,彰显了浓浓的护患情。

临床上有无数如王护士一样的优秀护士,他们以自己精湛的穿刺技艺、热忱的服务态度、暖心的沟通赢得了患者及家属的肯定。

众所周知,静脉输液是临床住院患者给药的重要方式。静脉穿刺无疑是考验一名护士"功力"最重要的环节。护士们能否练就稳、准、轻的"一针见血"技术,不仅直接影响患者的就医体验,更会影响护士在患者/家属心中的职业形象。特别是在危重患者的抢救中,护士的静脉穿刺技术还将直接影响患者的生命安危。

从咿呀学语的襁褓婴儿到步履蹒跚的耄耋老人,每个人的血管大小、脆性、深浅千差万别,每个人对扎针时的反应也各不相同。因此,要做到一针见血,演绎出"指尖上优美的芭蕾"并非易事。唯有狠下功夫,反复练习与不断思考,才能练就了不起的"针"功夫。

同学们,你们准备好了吗?

案例 7-6-2:①实习护士小丽:在两次穿刺未成功的情况下,小丽未能顾及患者的痛苦而欲再次穿刺,这说明小丽一开始未能站在患者角度设身处地为患者着想。后来,在带教老师和患者行为的感召下,小丽意识到自己行为的不当并主动向患者道歉。这是小丽认识上的一次转变,值得赞许。②带教老师周护士:不仅技术精湛,还富有同理心。既能体谅患者的痛苦,也能严格要求学生并不失对学生的爱护。这是一位具有良好职业素养的带教老师,是我们学习的榜样。③患者张大伯:这是一位道德高尚的人。张大伯能够积极配合学生实习,较好地履行了培养实习生的社会义务。同时,张大伯不计较个人的痛苦,以诚挚的态度教育、鼓励和信任实习护士小丽,令人敬佩!

一次静脉输液,折射出人性善良的光芒。这里借用护理学创始人南丁格尔的一句话与你共勉:"护士必须要有同情心和一双愿意工作的手"。

 形成性评价

(1～3 题共用题干)张女士,25 岁,因支气管扩张症入院治疗。护士按照医嘱给患者静脉输液。在连续输液 5 天后,患者右侧手臂沿静脉走行出现条索状红线。

1. 患者发生上述问题的可能原因是 （ ）

A. 针头斜面紧贴静脉壁　　　B. 输入致热物质　　　　　　C. 输入液体过多过快

D. 长期输入刺激性较强药物　E. 输液导管连接不紧密

2. 护士给予该患者的措施正确的是 （ ）

A. 患肢下垂,用70％乙醇热湿敷　　　　　B. 活动肢体,用硫酸镁热湿敷

C. 患肢下垂,用硫酸镁热湿敷　　　　　　D. 抬高患肢,用硫酸镁热湿敷

E. 抬高患肢,用生理盐水热湿敷

3. 预防静脉炎的措施不包括 （ ）

A. 严格执行无菌操作　　　B. 有计划地更换穿刺部位　　　C. 防止药液溢出血管外

D. 药物应充分稀释后应用　E. 输液前予糖皮质激素治疗

(4～8题共用题干)周大爷,72岁,因慢性阻塞性肺疾病、慢性支气管炎急性发作入院。上午9时静脉输液,滴速40滴/min(输液器点滴系数:15滴/ml)。10:30患者突然出现呛咳、呼吸急促、大汗淋漓、咳粉红色泡沫痰,查输液滴速72滴/min(经了解,为家属自行调节)。

4. 此时首先考虑 （ ）

A. 发热反应　　　　　　B. 细菌污染反应　　　　　C. 空气栓塞

D. 循环负荷过重反应　　E. 过敏反应

5. 护士首先要做的是 （ ）

A. 吸氧　　　　　　　　B. 立即通知医生　　　　　C. 立即停止输液

D. 安慰患者　　　　　　E. 四肢轮流结扎止血带

6. 护士应协助患者采取下列何种体位 （ ）

A. 左侧卧位　　　　　　B. 去枕平卧,头偏向一侧　　D. 端坐位,两腿下垂

C. 抬高头部45°　　　　 E. 头高足低位

7. (续6)选择上述体位的原因是 （ ）

A. 防止窒息　　　　　　B. 以利于呼吸　　　　　　C. 减少回心血量

D. 防止气栓阻塞肺静脉入口　E. 防止头晕

8. 为了减轻患者呼吸困难的症状,在医生未到前应立即 （ ）

A. 70％酒精湿化给氧　　　　　　B. 50％酒精湿化给氧

C. 25％酒精湿化给氧　　　　　　D. 予平喘药

E. 予强心利尿药

(9～12题共用题干)赵大伯,66岁,因病情需要行加压输液。当护士去治疗室取物品回到患者床旁时,大伯诉胸闷、胸骨后疼痛、眩晕、呼吸困难。

9. 该患者很可能出现了 （ ）

A. 心脏负荷过重反应　　　B. 心肌梗死　　　　　　C. 空气栓塞

D. 过敏反应　　　　　　　E. 心绞痛

10. 如果证实是液体输完未及时更换所致,护士应立即协助患者采取下列何种体位

（ ）

A. 取右侧卧位　　　　　　　　　B. 取左侧卧,头低足高位

C. 取仰卧位,头偏向一侧　　　　D. 取半坐卧位

E. 取端坐卧位,两腿下垂

11. 采用上述体位是为了避免气栓阻塞在　　　　　　　　　　　　　　　　( )

A. 主动脉入口　　　　　　　B. 肺静脉入口　　　　　　　C. 肺动脉入口

D. 上腔静脉入口　　　　　　E. 下腔静脉入口

12. 加压输液时,预防上述问题的关键是　　　　　　　　　　　　　　　　( )

A. 正确调节滴速　　　　　　　　　　B. 预防性服用舒张血管的药物

C. 预防性服用抗过敏药物　　　　　　D. 输液过程中应安排专人在患者床旁守护

E. 严格控制输液量

(13～14 题共用题干)王女士,34 岁,因急性肠炎遵医嘱予补液治疗。护士巡视病房时发现溶液不滴,局部组织隆起,挤压输液管无回血,患者感到穿刺局部疼痛。

13. 该患者发生了何种输液问题　　　　　　　　　　　　　　　　　　　( )

A. 输液瓶压力过低　　　　　　　　　　B. 针头阻塞

C. 静脉痉挛　　　　　　　　　　　　　D. 针头滑出血管外

E. 针头斜面紧贴血管壁

14. 正确的处理方法是　　　　　　　　　　　　　　　　　　　　　　　( )

A. 抬高输液瓶　　　　　　　　　　　　B. 另选静脉、更换针头重新穿刺

C. 变换肢体位置　　　　　　　　　　　D. 穿刺血管处行湿热敷

E. 用力挤压输液管直至输液通畅

(15～18 题共用题干)张女士,35 岁,因胃溃疡予静脉输液治疗。

15. 护士为该患者选择静脉输液的穿刺部位,不正确的是　　　　　　　　( )

A. 选择粗、直、弹性好的静脉　　　　　B. 穿刺部位避开关节

C. 不宜在静脉瓣处进针　　　　　　　　D. 由近心端向远心端选择血管

E. 不可在皮肤炎症处进针

16. 护士为该患者实施静脉输液操作,下述不妥的是　　　　　　　　　　( )

A. 根据患者年龄、病情、药物性质等选择穿刺部位

B. 在穿刺部位上方 5cm 处扎止血带

C. 进针时,针头与皮肤成 20°角

D. 在静脉上方或侧方进针

E. 拔针后用干棉签按压穿刺点

17. 该患者输液速度的调节与下列哪项无关　　　　　　　　　　　　　　( )

A. 药液的浓度　　　　　　　B. 药液的刺激性　　　　　　C. 患者的年龄

D. 治疗的要求　　　　　　　E. 输液量的多少

18. 护士巡视该患者时,发现其输液滴速 5 滴/min,穿刺局部无肿胀、无疼痛,轻轻挤压近针头端输液管无阻力,可见少量回血,肢体温暖,输液瓶高度合适。正确的处理方法是

　　　　　　　　　　　　　　　　　　　　　　　　　　　　　　　　( )

A. 调整针头或输液肢体的位置　　　　　B. 更换针头,重新穿刺

C. 更换输液器　　　　　　　　　　　　D. 用注射器推注生理盐水

E. 热敷局部血管

19. 刘先生,静脉输注青霉素第 9 天,出现发热(口温 38.5℃)、皮肤瘙痒、荨麻疹、腹痛

及关节疼痛,全身淋巴结肿大。此时首先考虑　　　　　　　　　　　　　（　　）

    A. 青霉素毒性反应　　　　B. 皮肤过敏反应　　　　C. 消化道过敏

    D. 消化道感染　　　　　　E. 血清病型反应

20. 雷女士,27 岁,急性阑尾炎术后。医嘱予静脉输液 800ml,病区护士为其计划 4h 滴完(输液器点滴系数:15 滴/ml)。该护士为其调节的输液速度约为　　　　　　　　（　　）

    A. 85 滴/min　　　　　B. 70 滴/min　　　　C. 60 滴/min

    D. 50 滴/min　　　　　E. 30 滴/min

 知识/能力拓展

参考答案

如何合理安排输液顺序

    在临床输液过程中,我们经常会遇到一位患者输注多组液体的情况。若输液顺序安排不当,很有可能导致药物稳定性下降、不良反应增加或最佳治疗效果难以发挥等问题。

    如何合理安排输液顺序? 除了遵循前述的补液基本原则(先晶后胶、先盐后糖、液种交替、补钾"四不宜"),还应基于以下方面的考虑:

    1. 基于病情与治疗需要:一般而言,首先使用治疗用药,以解决需优先处理的问题。如细菌感染者,应优先使用抗生素治疗;消化道出血者,止血药必然要放在首位输注。辅助用药可相对延后,如免疫调节剂、能量合剂等。

    2. 基于组间配伍禁忌:对于有配伍禁忌的两组药液应间隔使用,且间隔时间不可太短,否则药液可能在输液管甚至患者体内发生理化或药效学上的变化。

    3. 基于人体昼夜节律性变化:人体激素分泌呈昼夜节律性变化。如糖皮质激素分泌峰值在早晨的 7:00—8:00,故其使用时间通常安排在上午 8 时左右,如此可减轻对下丘脑-垂体-肾上腺皮质系统的反馈抑制,使疗效最好而毒性或副作用最低。

    4. 基于用药频次:给药频次主要由药物半衰期的长短和药物在体内清除的快慢决定,间隔时间太长或太短都可能影响药物的有效性和安全性。因此,在安排每日 2 次及以上频次的药液时,须保证合理的用药间隔时间。

    5. 基于具体的用药方案:此类情况多见于肿瘤患者的化疗方案中。由于肿瘤发病机制复杂,临床多采用联合用药。但各种抗肿瘤药物的物理和化学特性不同,若不注意输注顺序,有可能导致疗效降低,甚至发生严重不良反应。如当紫杉醇和顺铂联合用药时,由于紫杉醇主要通过肝脏代谢,若顺铂先于紫杉醇给药,顺铂可抑制肝 P450 酶,降低紫杉醇的清除率,从而造成紫杉醇药物蓄积,增加其骨髓抑制毒性,故正确的输注顺序是:紫杉醇组→顺铂组。此外,肿瘤患者的化疗方案中还会使用降低抗肿瘤药不良反应的药物(如激素类药、止吐药等),这些药物应在抗肿瘤药物使用前输注。

    同学们,临床疾病千变万化,为避免发生用药不良事件,确保患者输液安全,输液顺序应根据患者具体情况和药物因素个体化调整,切不可一概而论。

护理小革新

针刺伤是导致护士发生血源性传播疾病最主要的职业暴露因素。临床发现,护士因静脉输液引发的针刺伤最易发生在针头使用后的丢弃环节。

如何降低针刺伤发生率?请同学们课外以小组为单位(自由组合,每组6~7人),设计一款与静脉输液相关的针刺伤防护装置。

(郑云慧 吕 慧 周 丹)

任务七 静脉输血

静脉输血(blood transfusion)是将全血或成分血(如血浆、红细胞、白细胞、血小板等)通过静脉输入体内的方法,是临床急救和治疗疾病的重要措施之一。

学习目标

1.知识与技能目标:能够准确把握输血的适应证和禁忌证;能全面、规范地为患者做好输血前的各项准备工作;能遵循操作规程为患者正确实施静脉输血操作;能根据血液种类正确安排输入顺序和输注速度;能正确识别常见的输血反应,并采取恰当的措施预防和处理;能采取正确、有效的针刺伤防护措施。

2.情感态度与价值观目标:从输血发展史中感悟探索求真、开拓创新的科学精神;在实训中培养依法施护、严谨求实的工作作风;在小组学习中,培养团队协作精神和"敬佑生命、救死扶伤、甘于奉献、大爱无疆"的医者精神。

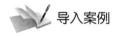 导入案例

案例7-7-1 流动的生命之花——输血发展史

输血作为抢救危重症患者的重要治疗手段,无疑是近代医学的巨大成就之一。但纵观其发展史,从饮血到输血,从输动物血到输人血,从输全血到输成分血,人类走过了数百年的漫漫求索路。

输血医学的起源可追溯至16—17世纪。1628年,英国科学家 William Harvey 首次发现了血液循环的规律。这一发现引发了人们对经静脉输血可能性的设想和研究。

1665年,英国科学家 Lower 首次实施犬-犬间的输血实验并取得了成功。两年后,Lower将少量羊血输入人体,未见明显不良反应。该实验引发了当时社会的震动。同期,法国医生 Denys 也用同样的方法将羊血输给一位患病的男孩取得了成功,但在一次给患者输注牛血时,患者出现了发热、腰疼、酱油色尿等不良反应,不久便死亡了。输血研究因该事件受到了法律限制,此后停滞了150余年。

直到 19 世纪初，一位英才的诞生给输血带来了曙光，他就是英国妇产科医生 Blundell。当时很多产妇在生产过程中因失血过多而死亡，Blundell 想到了输血。在研究了前人有关输血的报告后，Blundell 认为输血失败的原因是输入了异种血，并开始尝试人与人之间的输血研究。他设计了一套输血器材，将健康人的血液输给大出血的产妇。在接受输血的产妇中，有的成功获救了，有的失败死亡了。尽管如此，医学界在看到这一成果后还是虎躯一震："居然真的可以！"这是人类历史上首次具有临床意义的同种输血，一次输血史上跨越式的突破。

1900 年，输血领域最重要的人物——血型之父 Karl Landsteiner 闪亮登场了，他发现了人类红细胞血型。这一研究成果找到了过往输血失败的主要原因，也为实现配合性输血奠定了基础。从此，人类输血的历史揭开了新的发展篇章。Karl Landsteiner 也因此获得了 1930 年的诺贝尔生理学或医学奖。2001 年，世界卫生组织（WHO）将 Karl Landsteiner 的生日——每年的 6 月 14 日——定为"世界献血者日"。

1927 年以后，为解决血液的贮存与运输问题，人们又开始探索将血液中血浆、红细胞、血小板等成分分离的方法和技术。这为发展成分输血奠定了基础。1959 年，成分输血的概念被提出。20 世纪 70 年代，人类开始了成分输血的研究。如今，成分输血已成为临床常规输血技术。成分输血不仅让宝贵的血液资源得到了充分利用，更提高了输血的疗效和安全性，是输血史上一个重要的里程碑。

时至今日，无论是在血液的冷藏保管、同型输血、交叉配血、成分输血，还是在献血员的检测、输血器材的改进等方面，都取得了长足进步，但人们对输血的研究并未因此而止步。

读完上面这段文字，同学们有何感想？

案例 7-7-2　致敬无偿献血者

在国家卫生健康委、中国红十字会总会和中央军委后勤保障部卫生局联合发布的 2021 年世界献血者日宣传片中，有这样一段文字：

2021 年，我国自愿无偿献血人次达 1500 多万。

许许多多的无偿献血者都是多次献血者。他们无偿献血数十、数百次，捐出的血量是自身血量的数倍。在我国千人口献血率始终徘徊在 11‰ 左右时，是这些无偿献血者们成就了"健康中国"临床用血的安全与充足。

截至 2021 年 5 月 31 日，无偿献血的领头羊城市深圳累计无偿献血 471.7 万人次，献血量 943.4 吨，救助患者 157.2 万人次。

读完上面这段文字，同学们的内心有否被触动？你们是否愿意无偿献血？是否愿意为无偿献血做宣传？

主要知识点

1. 血液制品的种类

种类	品名	有效期	临床应用
全血	新鲜血	酸性枸橼酸盐葡萄糖(ACD)全血:2~6℃环境下可保存5天;枸橼酸盐葡萄糖(CPD)全血:2~6℃保存10天	常用于血液病患者
	库存血	2~6℃环境下可保存2~3周。库存血有效成分随保存时间延长而发生变化	多用于各种原因引起的大出血
血浆	新鲜冰冻血浆	−18℃以下环境保存,有效期1年。输注前在37℃水浴中融化,并于24h内输入,以免纤维蛋白原析出	补充血容量、蛋白质和凝血因子
	普通冰冻血浆	新鲜冰冻血浆保存超过1年后继续保存/新鲜冰冻血浆分离出冷沉淀层/超过保质期5天内的全血分离出血浆后,在−18℃以下环境保存,有效期4年	
红细胞	浓缩红细胞	2~6℃环境下保存2~3周	用于携氧功能缺陷及血容量正常的贫血者
	洗涤红细胞	去除99%血浆、90%白细胞及大部分血小板,2~6℃环境下保存24h	用于器官移植术后、免疫性溶血性贫血者
	悬浮红细胞	2~6℃环境下保存2~3周	用于战地急救、中小手术者
	去白细胞浓缩红细胞	2~6℃环境下保存2~3周	用于因白细胞抗体造成输血发热反应、免疫性贫血者
白细胞浓缩悬液		4℃环境下保存48h内有效;单采制成的粒细胞浓缩悬液,20~24℃环境下保存24h	用于粒细胞缺乏伴严重感染者
浓缩血小板		20~24℃环境下保存,普通采血袋有效期24h,专用血小板存储袋有效期5天	用于血小板减少/功能障碍引起的出血患者
其他	白蛋白制剂	2~6℃环境下保存,有效期5年,临床常用浓度为20%~25%	用于因外伤、肝硬化、肾病及烧伤等所致低蛋白血症患者
	……	……	……

2. 静脉输血的适应证

　　尽管输血技术已取得长足的发展,但与输血相关的免疫反应、感染等问题仍不同程度地威胁着患者健康。因此,临床实践中应遵循"能不输血的就不输,能少输血的不多输,必须输血的尽量采用成分输血或自身输血"的原则,严格掌握输血适应证。

　　(1)各种原因引起的大出血:失血量超过1000ml时,应及时补充全血或血液成分。

(2)贫血、低蛋白血症：输入全血、红细胞可纠正贫血；输入血浆、白蛋白可纠正低蛋白血症。

(3)严重感染：少量、多次输入新鲜血或成分血，可补充抗体、补体，增强机体抗感染能力。

(4)凝血功能障碍：对患有出血性疾病的患者，可输新鲜血或成分血，以改善凝血功能，有助于止血。

3.静脉输血的禁忌证

急性肺水肿、肺栓塞、充血性心力衰竭、恶性高血压、真性红细胞增多症、肾功能极度衰竭及对输血有变态反应者禁忌静脉输血。

4.静脉输血的原则

(1)输血前必须做血型鉴定及交叉配血试验。

(2)选用同型血液输注。紧急情况无同型血，可选用 O 型血(AB 型患者还可选 A 型或 B 型血)，但须一次少量输入，最多不超过 400ml，且输入速度要慢。

(3)患者如需再次输血，必须重新做交叉配血试验。

5.静脉输血前的准备

(1)患者知情同意：对于需输血治疗的患者，医生必须先向患者或家属说明输血的不良反应和经血传播疾病的可能性。患者或家属在充分了解输血的潜在危害后，有同意或拒绝输血的权力。如同意输血，须填写"输血治疗同意书"且医患双方签字

(2)备血：填写输血申请单，根据医嘱抽取患者静脉血标本 2ml，将血标本和输血申请单一起送至血库做血型鉴定和交叉配血试验。采血时禁止同时采集两个患者的血标本，以免发生混淆。

(3)取血：根据输血医嘱，护士凭取血单到血库取血，与血库人员共同查对患者姓名、性别、年龄、住院号、病室/门急诊、床号、血型、血液有效期、配血试验结果以及保存血的外观，确认无误后签字提血。血液自血库取出后，勿剧烈震荡，勿加温，室温下放置 15～20min 再输入。

(4)输血前核对：输血前与另一名护士再次进行核对(双人双重独立核对)，确认无误并检查血液无凝块后方可输血。

6.静脉输血操作注意事项

(1)在取血和输血过程中，要严格执行无菌操作及查对制度。输血前，务必由两名护士按照查对项目严格查对，以避免差错事故的发生。

(2)输血前后及两袋血之间需要滴注少量生理盐水，以防发生不良反应。

(3)血液内不可随意加入其他药品，如钙剂、酸性/碱性药品、高渗/低渗液体，以防血液凝集或溶解。

(4)严格掌握输血速度，对年老体弱、严重贫血、心肺功能不全者应谨慎，滴速宜慢。

(5)输血过程中，应加强巡视，观察有无输血反应的征象，并询问患者有无任何不适反应。一旦出现输血反应，应减慢或停止输血，并按相关输血反应进行处理。

(6)对急症输血或大量输血患者可行加压输血。加压输血时，护士须在床旁守护，输血完毕及时拔针，避免发生空气栓塞反应。

(7)输完的血袋送回输血科保留 24h，以备患者发生输血反应时分析原因。

7. 成分输血及操作注意事项

成分输血(component transfusion)是指使用血液分离技术,将新鲜血液快速分离成各种成分,然后根据患者的需要,输入一种或多种成分,以起到一血多用、减少输血反应的作用。

(1)特点:成分血中单一成分少而浓度高,除红细胞制品以每袋 100ml 为一单位外,其余制品,如白细胞、血小板、凝血因子等每袋规格均以 25ml 为一单位;②成分输血每次输入量为 200～300ml,意味着一次给患者输入多位供血者的血液。

(2)护理

1)红细胞输注:①选择比较粗大的静脉;②选用 170μm 滤网的输血器进行过滤,过滤面积大于 30cm²;③输注时间一般不超过 4h,洗涤红细胞必须在 24h 内输入;④悬浮红细胞在使用前必须充分摇匀,且不可加任何药物,尤其是乳酸林格液、5%葡萄糖或 5%葡萄糖生理盐水,否则容易发生凝固/凝集或溶血。

2)浓缩血小板输注:①选用特殊的血小板标准输血器;②输注速度要快,80～100滴/min;③运输、传递及输注过程中注意保暖,不要剧烈震荡,以免引起不可逆聚集。

3)血浆输注:①冰冻血浆在 35～37℃水浴中快速融化,尽快输用;②新鲜冰冻血浆不能保存于 4℃环境中;③选用带滤网的输血器,以免絮状沉淀物阻塞管道,输注速度 5～10ml/min;④同型输注。

4)血浆蛋白输注:①白蛋白不能与氨基酸、红细胞混合使用;②5%白蛋白输注速度为2～4ml/min,25%白蛋白输注速度为 5ml/min,儿童输注速度为成人的 1/4～1/2;③免疫球蛋白应单独输注,速度宜慢,前 30min 输注速度为 0.01～0.02ml/(kg·min),如无不良反应,将速度增至 0.02～0.04ml/(kg·min)。

(3)注意事项:①某些成分血,如白细胞、血小板存活期短,为确保成分输血的效果,以新鲜血为宜,且必须在 24h 内输入体内(从采血开始计时);②除白蛋白制剂外,其他各种成分血在输入前均需进行交叉配血试验;③成分输血时,若一次输入多个供血者的成分血,在输血前应根据医嘱给予抗过敏药物,以减少过敏反应的发生;④一般一袋成分血仅 25ml,数分钟内即可输完,故成分输血时,护士应全程守护在患者床旁进行严密监护,不能擅自离开患者,以免发生危险;⑤如患者成分输血的同时还需输全血,则应先输成分血,后输全血,以保证成分血能发挥最好的效果。

8. 自体输血

自体输血(autologous transfusion)是指采集患者体内血液或手术中收集自体失血,经过洗涤、加工,在术后或需要时再回输给患者本人的方法,即回输自体血。自体输血是最安全的输血方法。

(1)优点:①无需做血型鉴定和交叉配血试验,不会产生免疫反应,避免了抗原抗体反应所致的溶血、发热和过敏反应;②扩大血液来源,解决稀有血型患者的输血困难;③避免了因输血引发的艾滋病、肝炎及其他血源性疾病的传播;④术前实施的多次采血,能刺激骨髓造血干细胞分化,增加红细胞生成,促进患者术后造血。

(2)适应证:①胸腔或腹腔内出血,如脾破裂、异位妊娠破裂出血者;②估计出血量在1000ml 以上的大手术,如肝叶切除术;③手术后引流血液回输,一般仅能回输术后 6h 内的引流血液;④体外循环或深低温下进行心内直视手术;⑤患者血型特殊,难以找到供血者时。

(3)禁忌证:①胸腹腔开放性损伤达4h以上者;②凝血因子缺乏者;③合并心脏病、慢性阻塞性肺疾病或原有贫血的患者;④血液在术中受胃肠道内容物污染者;⑤血液可能受癌细胞污染者;⑥有脓毒血症或菌血症者。

(4)形式:①贮存式自体输血:即术前采集患者全血或血液成分并加以贮存,需要时再回输给患者。一般于术前3~5周开始,每周或隔周采血一次,直至术前3天止,以利机体应对因采血引起的失血,确保血浆蛋白恢复正常水平。②稀释式自体输血:于手术开始前采集患者血液,同时自静脉输入等量的晶体或胶体溶液,确保患者的血容量保持不变。所采集的血液在术中或术后输给患者。③回收式自体输血:是指用血液回收装置,将患者体腔积血、手术失血及术后引流血液进行回收、抗凝、洗涤等处理,再回输给患者。多用于脾破裂、输卵管破裂,血液流入腹腔6h内无污染或无凝血者。自体失血回输的总量应限制在3500ml以内。大量回输自体血时,应适当补充新鲜血浆和血小板。

9. 常见输血反应与防范

(1)发热反应(最常见)

原因	①由致热原引起,如血液、保养液或输血用具被致热原污染 ②多次输血后,受血者血液中产生白细胞和血小板抗体;当再次输血时,受血者体内产生的抗体与供血者的白细胞和血小板发生免疫反应,引起发热 ③输血时没有严格遵守无菌操作原则,造成污染
预防	①严格管理血库保养液和输血用具,有效预防致热原 ②严格执行无菌操作
表现	可发生在输血过程中或输血后1~2h内,患者初起发冷、寒战,继之出现高热,体温可达38~41℃;可伴有皮肤潮红、头痛、恶心、呕吐、肌肉酸痛等全身症状
处理	①反应轻者:减慢滴速,症状可自行缓解 ②反应重者:应立即停止输血,密切观察生命体征,给予对症处理(发冷者注意保暖,高热者给予物理降温),并及时通知医生 ③必要时遵医嘱给解热镇痛药和抗过敏药,如异丙嗪或肾上腺皮质激素等,并及时通知医生 ④将输血器、剩余血连同贮血袋一并送检

(2)过敏反应

原因	①患者为过敏体质 ②输入的血液中含有致敏物质,如供血者在采血前服用可致敏的药物或食物 ③多次输血的患者,体内可产生过敏性抗体。当再次输血时,抗原抗体相互作用而发生过敏反应 ④供血者血液中的变态反应性抗体随血液输给受血者,一旦与相应的抗原接触,即可发生过敏反应

预防	①正确管理血液和血制品 ②选用无过敏史的供血者 ③供血者在采血前4h内不宜吃高蛋白和高脂肪的食物,宜用清淡饮食或饮糖水 ④对有过敏史的患者,输血前根据医嘱给予抗过敏药物
表现	多发生在输血后期或即将结束输血时,反应轻重通常与症状出现的早晚有关 ①轻度反应:输血后出现皮肤瘙痒,局部或全身出现荨麻疹 ②中度反应:出现血管神经性水肿,多见于颜面部,表现为眼睑、口唇明显水肿;也可发生喉头水肿,表现为呼吸困难,两肺可闻及哮鸣音 ③重度反应:发生过敏性休克
处理	①轻度:减慢滴速,遵医嘱给予抗过敏药,如苯海拉明、异丙嗪或地塞米松 ②中、重度:立即停止输血,通知医生,根据医嘱肌内注射1∶1000肾上腺素0.5～1ml或静脉滴注氢化可的松或地塞米松等抗过敏药物 ③呼吸困难者:氧气吸入,严重喉头水肿者行气管切开 ④循环衰竭者:抗休克治疗 ⑤监测生命体征变化

（3）溶血反应——急性/速发型溶血反应

原因	①输入了异型血液,反应发生快,一般输入10～15ml血液即可出现症状,后果严重 ②输入了变质的血液:输血前红细胞已经被破坏、溶解,如血液贮存过久、保存温度过高、血液被剧烈震荡或被细菌污染、血液内加入高渗或低渗溶液或影响血液pH的药物等
预防	①认真做好血型鉴定与交叉配血试验 ②输血前认真查对,杜绝差错事故的发生 ③严格遵守血液保存规则,不可使用变质血液
表现	第一阶段:受血者血清中的凝集素与输入血中红细胞表面的凝集原发生凝集反应。患者出现头部胀痛、面部潮红、恶心、呕吐、心前区压迫感、四肢麻木、腰背部剧烈疼痛等反应 第二阶段:凝集的红细胞发生溶解,大量血红蛋白释放到血浆中,出现黄疸和血红蛋白尿(尿呈酱油色),同时伴有寒战、高热、呼吸困难、发绀和血压下降等 第三阶段:一方面,大量血红蛋白从血浆进入肾小管,遇酸性物质后形成结晶,阻塞肾小管;另一方面,由于抗原、抗体的相互作用,又可引起肾小管内皮缺血、缺氧而坏死脱落,进一步加重了肾小管阻塞,导致急性肾衰竭。表现为少尿或无尿、管型尿、蛋白尿、高钾血症、酸中毒,严重者可致死亡
处理	①立即停止输血,并通知医生 ②给予氧气吸入,建立静脉通道,遵医嘱给予升压药或其他药物治疗 ③将剩余血、患者血标本和尿标本送化验室进行检验 ④双侧腰部封闭,并用热水袋热敷双侧肾区,解除肾小管痉挛,保护肾脏 ⑤碱化尿液,遵医嘱静脉输注碳酸氢钠,以增加血红蛋白在尿液中的溶解度,减少沉淀,避免阻塞肾小管 ⑥严密观察生命体征和尿量,监测每小时尿量,做好记录 ⑦若发生肾衰竭,行腹膜透析或血液透析治疗;若出现休克症状,进行抗休克治疗 ⑧心理护理:安慰患者,消除其紧张、恐惧心理

（4）与大量输血有关的反应——出血倾向

原因	长期反复输血或输注超过患者原血液总量的库血：因为库存血中的血小板破坏较多,凝血因子减少而引起出血
表现	皮肤、黏膜瘀斑,穿刺部位大块淤血或手术伤口渗血
处理	①短时间输入大量库存血时,应密切观察患者的意识、血压、脉搏等变化,注意皮肤、黏膜或手术伤口有无出血 ②严格掌握输血量,每输库存血 3~5 个单位,应补充 1 个单位的新鲜血 ③根据凝血因子缺乏情况补充有关成分

（5）与大量输血有关的反应——枸橼酸钠中毒反应

原因	大量输血使枸橼酸钠大量进入体内,如果患者的肝功能受损,枸橼酸钠不能完全氧化和排出,与血中的游离钙结合而使血钙浓度下降
表现	患者出现手足抽搐、血压下降、心率缓慢。心电图出现 QT 间期延长,甚至心搏骤停
处理	遵医嘱每输入库存血 1000ml,静脉注射 10%葡萄糖酸钙 10ml

（6）输血相关传染病

原因	献血者患有感染性疾病,其血液制品带有病原体而未被检出
预防	①提倡无偿献血,严格血液筛查 ②规范血液制品制备采血 ③对血液制品/成分血进行病毒灭活 ④严格掌握输血适应证,提倡自体输血和成分输血 ⑤加强消毒隔离,做好职业防护
表现	可能出现的疾病,如艾滋病、乙型肝炎、丙型肝炎等
处理	已出现输血相关传染病者,及时通知医生,因病施治

（7）其他：如空气栓塞、细菌污染反应、体温过低等。

因此,严格把握采血、贮血和输血操作的各个环节,是预防输血反应的关键。

学而思

张先生,35 岁,因大量呕血急诊入院。初步诊断：胃溃疡,失血性休克。护理体格检查：血压 70/50mmHg,心率 130 次/min,脉搏细弱,表情淡漠,面色苍白,出冷汗。遵医嘱静脉输注 B 型全血 400ml st。

请思考：①张先生为什么需要输血？②静脉输血应遵循哪些原则？③输血前需要做哪些准备工作？④若张先生所输注的是库存血,该如何检查血液的质量？⑤输血开始的第一个 15min,滴速调至多少？为什么调至此滴速？⑥当输入全血 300ml 时,张先生出现了皮肤瘙痒,眼睑、口唇水肿。首先考虑什么问题？护士应如何处理？发生该问题的可能原因是什么？如何预防？⑦若张先生输血过程中出现了腰背剧痛,尿呈酱油色,提示出现了什么问题？发生此问题的原因是什么？当此问题发生时,该如何处理？护士应采取哪些措施以避免此问题的发生？⑧输血结束,血袋如何管理？

实训指导

临床情境:张先生,30岁。主诉贫血2月,乏力1周。门诊血常规报告提示:血红蛋白51g/L。医嘱:静脉输注A型悬浮红细胞2U st,地塞米松磷酸钠注射液5mg im(输血前)。

实训任务:经综合评估并经张先生知情同意后,备好输血用物,为张先生行周围静脉留置针输血。

1. 实训用物

(1)治疗车上层:医嘱执行单、注射盘(内有复合碘、棉签、胶布、敷贴、砂轮)、按医嘱准备的悬浮红细胞2U(置于冷链箱)和地塞米松磷酸钠注射液5mg、0.9%氯化钠溶液、输血器、注射器、治疗巾、止血带、一次性橡胶手套、巡视单、手消毒剂、PDA。

(2)治疗车下层:锐器盒、黑色和黄色两种垃圾袋。

2. 操作流程与语言沟通

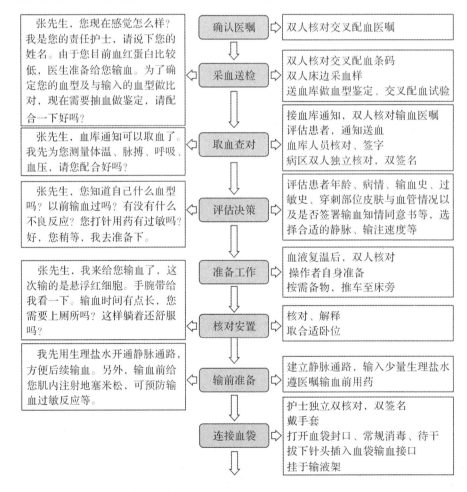

语言沟通	流程	操作要点
张先生,您现在感觉怎么样？我是您的责任护士,请说下您的姓名。由于您目前血红蛋白比较低,医生准备给您输血。为了确定您的血型及与输入的血型做比对,现在需要抽血做鉴定,请配合一下好吗？	确认医嘱	双人核对交叉配血医嘱
	采血送检	双人核对交叉配血条码 双人床边采血样 送血库做血型鉴定、交叉配血试验
张先生,血库通知可以取血了。我先为您测量体温、脉搏、呼吸、血压,请您配合好吗？	取血查对	接血库通知,双人核对输血医嘱 评估患者,通知送血 血库人员核对、签字 病区双人独立核对,双签名
张先生,您知道自己什么血型吗？以前输血过？有没有什么不良反应？您打针用药有过敏吗？好,您稍等,我去准备下。	评估决策	评估患者年龄、病情、输血史、过敏史、穿刺部位皮肤与血管情况以及是否签署输血知情同意书等,选择合适的静脉、输注速度等
张先生,我来给您输血了,这次输的是悬浮红细胞。手腕带给我看一下。输血时间有点长,您需要上厕所吗？这样躺着还舒服吗？	准备工作	血液复温后,双人核对 操作者自身准备 按需备物,推车至床旁
	核对安置	核对、解释 取合适卧位
我先用生理盐水开通静脉通路,方便后续输血。另外,输血前给您肌内注射地塞米松,可预防输血过敏反应等。	输前准备	建立静脉通路,输入少量生理盐水 遵医嘱输血前用药
	连接血袋	护士独立双核对,双签名 戴手套 打开血袋封口、常规消毒、待干 拔下针头插入血袋输血接口 挂于输液架

张先生，血已经输上了，您觉得还好吗？现在输血速度调节在每分钟15滴，15min后，如果没有不舒服，我会再适当给您调快一点。请再说下您的姓名。	⇦	调速核对	调节滴速，不超过20滴/min 观察15min无不良反应再根据病情、年龄等调滴速 再次核对
为了您的输血安全，请您和家属不要自行调节输注速度。如果有发冷、皮肤瘙痒或其他不舒服，请及时按铃告诉我们，我也会经常来看您的。现在请您好好休息。	⇦	安置交代	安置体位、整理床单位 交代注意事项 分类整理用物 洗手、记录
张先生，15min到了，您感觉怎么样？我再帮您测量体温、脉搏、呼吸、血压。如果没有不舒服的话，我把滴数调快点。	⇦	输注观察	输血15min后测生命体征，调滴数 输血期间加强巡视，有问题及时处理
张先生，您好！血已经全部输完了，再跟您核对下名字，看一下手腕带。我先用生理盐水冲一下输血管。您现在感觉如何？好的，现在拔针。您手伸过来按住这里，按到不出血为止。您有其他需要吗？呼叫按钮放您枕边，有任何不舒服请按铃。	⇦	核对处置	输血完毕，再次核对 继续输入少量生理盐水 拔针、按压 交代注意事项 安置舒适卧位，整理床单位 分类处理用物，血袋保留24h 洗手、记录，填写输血不良反应单

3. 操作评分标准——密闭式周围静脉输血

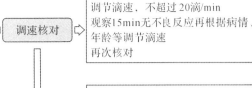

自评得分	互评得分

操作项目	操作标准	分值	扣分说明	扣分
礼仪要求 （4分）	工作衣帽鞋穿戴整齐，符合规范；指甲修剪	2	一项不符扣1分	
	仪表整洁，举止大方；礼貌称呼，自我介绍	2	一项不符扣1分	
评估决策 （6分）	确认医嘱有效。结合案例评估患者年龄、病情、输血史、过敏史、穿刺部位皮肤与血管情况以及是否签署输血知情同意书等	3	评估未结合案例酌情扣2～3分	
	根据评估结果，进行正确的输血决策（如选择合适的静脉、输注速度等）	3	决策与评估结果不符扣2～3分	

续表

操作项目	操作标准	分值	扣分说明	扣分
备血 (30分)	环境符合要求,规范洗手,戴好口罩	2	一项不符扣1分	
	2人核对交叉配血医嘱※ 打印交叉配血条码,检查标本容器	2 1	核对缺项扣1分/项	
	2人去床边采血样,送血库做血型鉴定及交叉配血试验	2	仅1人去床边采血样扣1分	
	接血库通知后双人核对输血医嘱 评估患者可输血,电话通知血库送血 血库人员核对无误后在交叉配血报告单上签名,并注明取血时间(口述)	1 1 1	一项不符扣1分	
	血库送血至病区后,2名医护人员独立检查以下内容※: 检查贮血袋有效期及有无渗漏 检查血液质量,发现有凝块、明显气泡、絮状物或粗大颗粒,未摇时分层不清或交界面出现溶血、红细胞呈紫红色不得输入 将配血单姓名、住院号与患者住院病历首页进行核对 核对配血单受血者信息与血袋受血者信息 核对配血单供血者信息与血袋供血者信息 核对配血单受血者血型与血型鉴定单血型 核对配血单上受血者血型与供血者血型 核对交叉配血结果 再2人各自使用自己的工号进行PDA扫描核对无误后,在交叉配血报告单上双签名,签核对时间	1 3 1 1 1 2 2 2 1	核查缺项扣1分/项,核查不规范扣5分,未独立双核对扣2分	
	血液复温后,2人核对输血医嘱 备齐物品,放置合理,无菌物品有效	2 4	核查不规范扣2分,缺物品扣1分,放置不合理扣1分	

操作项目	操作标准	分值	扣分说明	扣分
操作过程 （35分）	携用物至患者床旁,正确核对患者身份※ 向患者解释并确认无输血过敏史 询问患者是否有特殊需要（如排便、体位） 协助取合适体位 测量生命体征	2 2 1 1 2	核查缺项扣1分/项 未询问过敏史扣1分	
	按静脉输液法建立静脉通路,输入少量生理盐水 遵医嘱输血前用药	3 1	酌情扣分	
	2名医护人员再次独立双核对相关信息 确认无误在交叉配血报告单上双签名,签输血执行时间	2 1	未独立双核对扣2分	
	戴手套 轻轻摇匀血液 打开血袋封口、常规消毒、待干 二次核对,将输血器针头从生理盐水瓶中拔出,插入血袋输血接口,缓慢将血袋倒挂于输液架	1 1 2 3	消毒方法、范围不当扣2分 输血器插入方法不对扣2分	
	正确调节滴速:开始宜慢,小于20滴/min,观察15min无不良反应再根据病情、年龄等调节,成人40~60滴/min,儿童酌减	2	未结合案例调节扣2分	
	再次核对患者信息 安置合适体位,整理床单位 询问患者感受,交代注意事项	1 2 2	一项不符扣1分	
	分类整理用物 洗手,记录	2 2	一项不符扣1分	
	输血15min时再次PDA,测生命体征 输血期间加强巡视,有问题及时处理（口述）	1 1	未观察扣1分	

续表

操作项目	操作标准	分值	扣分说明	扣分
操作后处理（10分）	输血毕： PDA 扫描并记录输血结束时间 继续输入少量生理盐水冲洗管道	1 1	酌情扣分	
	拔针： 核对解释 轻揭敷贴，关闭调节器，迅速拔出针头，按压穿刺处 1~2min（至无出血）	1 1	按压手法不准确扣1分	
	安置舒适卧位，整理床单位 交代注意事项 用物分类处理（将输血器针头和输液器插头剪至锐器盒，血袋上记录结束时间，放入专用的回收箱，送输血科保留 24h） 洗手、记录 将交叉配血单粘贴在病历中，填写输血不良反应单（有输血反应由医生填写）	1 1 2 1 1	锐器处理不正确扣2分/项	
综合评价（15分）	临床思维：具有安全意识，能结合案例评估，并根据评估结果适当改进操作过程，操作中能灵活处理有关情况	4	酌情扣分	
	体现人文关怀：尊重患者，适时与患者/家属沟通，及时满足其需要	4	酌情扣分	
	健康教育：内容有针对性，语言通俗易懂	3	酌情扣分	
	操作规范※，动作敏捷、准确、熟练有序，无菌观念强※	4	违反无菌原则但自行发现扣2分/次，余酌情扣分	
标有※为关键指标	出现下列任意一条判定不及格：			
	①使用过期物品			
	②输血核对内容错误			
	③多次违反无菌原则，血液或穿刺针污染			
	④操作程序混乱			
总分	100	得分		
监考老师（签名）：		监考时间：		

同学们，为确保患者输血的安全、有效，在静脉输血的实操环节，我们应严格执行双查双签名制度和无菌技术操作原则，做好静脉输血风险的防范。

学而习

临床情境:陈阿姨,54岁,间歇发作上腹痛1月余,加重1天,晨起呕血3次、解黑便1次。急诊胃镜检查报告:十二指肠球部溃疡,糜烂性胃炎。血常规报告示:Hb 49g/L。医嘱:静脉输全血400ml st。

实训任务:请为陈阿姨进行周围静脉留置针输血。

 导入案例评析

案例7-7-1:随着输血理论与技术的迅速发展,如今任何因失血、贫血、血小板减少及凝血功能障碍的疾病都可能进行血液成分的替代治疗,输血也因此成为危重症患者抢救过程中不可或缺的重要治疗手段。

从输血医学的发展历程中我们清晰地感知到:输血救人技术并非一蹴而就,而是经历了漫长的探索过程。输血史上一个又一个"第一次"的背后,凝聚着一代又一代科学家的努力与智慧,汇聚了无数先人的辛勤付出。我们要从输血发展史中汲取精神养分,学习科学家们胸怀天下、敢于创新、实事求是的科学精神,精益求精、追求极致的工作作风以及不畏困难、勇毅前行的人生态度。

案例7-7-2:红色,是生命的颜色、历史的记忆、时代的激情和畅想。无偿献血者,是红色力量的传播者,是凡人中挺身而出的英雄。他们用滴滴热血,传递着人间温暖。

读着文中的一个个数字,我的心里热乎乎的。这一个个数字的背后,是像陈小青(国家无偿献血宣传员、无偿献血者代表)、郭明义(时代楷模、雷锋传人)这样的无偿献血者们长期的热情付出。他们一次次往返于同样的地点,一次次重复着同样的动作,为的是给挣扎中的生命送去一份生的希望。

生命有限,爱心无限!我可爱的同学们,你们是否愿意用实际行动践行"人道、博爱、奉献"精神,为生命、为家庭、为城市的幸福贡献自己的一份力量呢?

形成性评价

(1~3题共用题干)张女士,22岁,因急性再生障碍性贫血入院治疗。实验室检查:红细胞计数$2.1×10^{12}$/L,血红蛋白60g/L,白细胞计数$3.0×10^9$/L,血小板计数$55×10^9$/L。

1.该患者最适宜输入下列哪种血液制品 ( )

A.新鲜血　　　　　　　　　B.新鲜冰冻血浆　　　　　　　C.5%白蛋白

D.白细胞浓缩悬液　　　　　E.库存血

2.该患者输血前的准备工作中,错误的一项是 ( )

A.血液从血库取出后勿剧烈震荡　　　　　B.让患者签署知情同意书

C.血液取出后可适当加温　　　　　　　　D.输血前先静脉滴注少量生理盐水

E.需做血型鉴定和交叉配血试验

3.为该患者静脉输血时,不妥的是 ( )

A.输血前需两人核对无误方能输入　　　　B.在血中可加入防止过敏反应的药物

C.如血浆变红,细胞呈暗紫色不能使用　　D.输血过程中认真听取患者的主诉

E. 输血开始 15min 内,速度宜慢

(4~11 题共用题干)李先生,36 岁,因上消化道出血、失血性休克收住入院。患者表情淡漠,尿少,血压 65/40mmHg,脉率 148 次/min,脉搏细弱,急需大量输血。

4. 该患者输血的目的是 （　　）

A. 补充血容量　　　　　　　　B. 增加血红蛋白　　　　　　　C. 补充凝血因子

D. 增加白蛋白　　　　　　　　E. 增加抗体

5. 该患者最适宜输入下列哪种血液制品 （　　）

A. 浓缩红细胞　　　　　　　　B. 新鲜冰冻血浆　　　　　　　C. 5%白蛋白

D. 白细胞浓缩悬液　　　　　　E. 全血

6. 该患者在输入大量库血时,应防止发生 （　　）

A. 低血钾、酸中毒　　　　　　B. 低血钾、碱中毒　　　　　　C. 高血钠、酸中毒

D. 高血钾、酸中毒　　　　　　E. 高血钾、碱中毒

7. 若大量输注库血时,患者出现手足抽搐、血压下降,首先考虑 （　　）

A. 过敏反应　　　　　　　　　B. 溶血反应　　　　　　　　　C. 发热反应

D. 休克　　　　　　　　　　　E. 枸橼酸钠中毒反应

8. (续 7)此时应遵医嘱使用 （　　）

A. 10%氯化钾　　　　　　　　B. 5%碳酸氢钠　　　　　　　C. 11.2%乳酸钠

D. 10%葡萄糖酸钙　　　　　　E. 异丙肾上腺素

9. 输血快结束时,李先生出现了皮肤瘙痒、眼睑水肿、呼吸困难等反应。此时首先考虑

（　　）

A. 发热反应　　　　　　　　　B. 过敏反应　　　　　　　　　C. 溶血反应

D. 肺水肿　　　　　　　　　　E. 枸橼酸钠中毒

10. (续 9)此时为该患者采取的护理措施中,不妥的是 （　　）

A. 轻者减慢输血速度,重者立即停止输血　　B. 碱化尿液

C. 监测生命体征变化　　　　　　　　　　　D. 给予吸氧

E. 严重喉头水肿者行气管切开

11. (续 9)为预防该问题的发生,下列措施正确的是 （　　）

A. 输血速度宜慢

B. 遵医嘱静脉注射葡萄糖酸钙

C. 严格管理血库保养液

D. 供血者采血前 4h 内不吃高蛋白和高脂食物

E. 认真做好血型鉴定和交叉配血试验

(12~14 题共用题干)郝先生,32 岁。在输入全血 100ml 时出现高热、头痛、恶心、呕吐。

12. 此时首先考虑 （　　）

A. 发热反应　　　　　　　　　B. 过敏反应　　　　　　　　　C. 溶血反应

D. 细菌污染反应　　　　　　　E. 枸橼酸钠中毒反应

13. (续 12)导致上述反应的因素不包括 （　　）

A. 血液保养液被污染　　　　　　　　　　　B. 多次输血

C. 输血用具被污染   D. 输血前红细胞已变质溶解

E. 违反无菌操作原则,血制品被污染

14.(续12)出现该反应时,下列措施不妥的是   （   ）

A. 密切观察病情   B. 行物理降温   C. 及时通知医生

D. 遵医嘱给抗过敏药物后继续输血   E. 暂停输血

15. 蒋先生,36 岁,因凝血功能障碍收住入院。医嘱血小板 1U 输注。护士在执行该医嘱时,不正确的做法是   （   ）

A. 采用双人核对法   B. 输注前轻摇血袋

C. 缓慢输注血小板   D. 血液内不能加入其他药物

E. 记录输注时间及血型、血量

参考答案

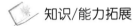 知识/能力拓展

直系亲属间可否输血?

"医生,听说输血会有感染肝炎甚至艾滋病的风险。要不,我妈就输我的血吧,我俩同型,况且我的身体里本来就流着我妈的血。"

以上情境不仅出现在影视作品中,临床上也经常会有患者直系亲属要求把自己的血液输给家人的情况。

事实上,这种"亲上亲"的输血方法很危险! 因为直系亲属间互助输血存在输血相关移植物抗宿主病(TA-GVHD)的风险。

本质上输血是移植的一种。输入的血液中会含有活性淋巴细胞,如果这些活性淋巴细胞输到没有血缘关系的受血者体内,并且受血者不存在免疫系统功能低下或受损的情况,受血者自身的淋巴细胞就会识别、排斥并杀死这些入侵的活性淋巴细胞,因而供血者的淋巴细胞一般不会在受血者体内存在。但若是直系亲属间输血,供血者和受血者的一部分遗传基因相同,受血者就难以辨识出供血者的淋巴细胞。这些外来的具有免疫活性的淋巴细胞便会喧宾夺主,在受血者体内分裂增殖,然后向受血者的皮肤、消化道、肝、肾等组织器官发动攻击,使受血者出现高热、皮疹、恶心、呕吐、黄疸、腹泻、肝功能异常或衰竭等严重症状,甚至死亡。因此,临床输血的原则是尽量避免使用亲属供者的血液。

由于特殊原因无法规避直系亲属输血时,可通过血液辐照技术,把供者血液中的活性淋巴细胞杀灭,再输入受血者体内。尽管如此,还是不建议直系亲属之间供血。

护理小课堂

献血,看似平凡、简单的举动,却能筑起全民健康的堡垒,呵护急需救治的生命,让人与人之间充满爱与温情。

无偿献血,传承红色精神! 请同学们课外以小组为单位(自由组合,每组 6~7 人),制作"无偿献血"海报,并到社区开展科普宣讲。

（沈 卉 郑云慧 周 丹）

项目八　标本采集

随着现代医学的发展,诊断疾病的方法日益增多,但借助患者的血液、体液、分泌物等标本进行检验依然是基本的诊断方法。准确、可靠的标本检验结果对明确诊断、制定防治措施、判断预后起着至关重要的作用。而标本检验结果的准确性,很大程度基于标本的采集质量。临床常用的血液、分泌物、排泄物标本一般由护士采集。因此,为保证检验标本的质量,护士应熟练掌握标本采集方法。

任务一　静脉血标本采集

静脉血标本采集(intravenous blood sampling)是自静脉抽取血标本的方法。临床常用于静脉采血的部位有四肢浅静脉、股静脉等。

学习目标

1.知识与技能目标:能根据患者年龄、病情、治疗措施、标本采集目的等正确选择标本容器、采集时间、部位及量;能遵循操作规程为患者正确实施静脉血标本采集操作;能正确识别并处置静脉采血中遇到的问题;能采取正确、有效的针刺伤防护措施。

2.情感态度与价值观目标:从优秀护士的故事中体会护者仁心,树立"人本、专注"的职业精神;从案例讨论和实训中增强责任意识,培养依法施护的行为习惯和自我保护意识;通过小组学习,培养团队协作精神和创新能力。

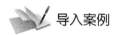 **导入案例**

案例 8-1-1　"飞针"采血

2022年11月8日,央视新闻、人民日报争相报道了厦门弘爱医院癫痫中心"95后"护士王洋的静脉"飞针"采血法。视频中的他,右手拇指与食指轻轻一弹,针头瞬间精准刺入手臂静脉,血液随即迅速流入采血管。

是基于什么让王洋练成了这项本领?原来,王洋在工作中经常接触10岁以下的小患者,他们常常需要扎针抽血,但孩子们怕疼,常以哭闹的方式抗拒扎针。

为了减轻孩子们的痛苦,王洋决心苦练"飞针"采血法。在老师的指点下,王洋坚持每天练习,连上、下班路上都在模拟飞针的手势。半年时间"飞针"上万次,终于练就了"飞针"采血的绝技。

此后,癫痫中心的孩子们采血时再也不躲他了,大人们也纷纷向王洋投来赞许的目光。"天呐,这么快!""一点都不痛!""没感觉!""快、稳、准"……患者们的肯定让王洋越来越自信,"飞针"也越来越精准。他直言,现在越来越喜欢护理工作了。

看完上面这则报道,同学们有何感想?

案例 8-1-2　粗心不是借口

急诊监护室,一酮症酸中毒昏迷患者需紧急采血、输液。

护士小 B 采完静脉血标本后急急离开了,紧接着护士小 A 来为患者静脉输液。

小 A 发现患者左手手臂有点发绀,摸上去凉凉的,于是卷起袖子查看,赫然发现其肘关节上方居然还扎着止血带。显然这是刚才小 B 采血后忘记取下来了。小 A 立即将止血带取了下来。幸好小 A 工作仔细,发现及时,未酿成大祸。

同学们,这个案例警示了什么?

 主要知识点

1. 标本采集的原则

为了保证标本的质量,在采集各种检验标本时,均应遵循以下基本原则:

(1)遵照医嘱:采集各种标本均应严格按照医嘱执行。护士应认真查对,对检验申请单有疑问时,应及时核实。

(2)充分准备:采集标本前护士应明确标本采集的相关事宜,根据检验目的选择合适的标本容器并贴上标签或条形码,向患者交代配合事项。

(3)严格查对:采集前认真查对医嘱,核对检验申请单、标签或条形码、标本采集容器、患者的床号、姓名、住院号及腕带等,确认无误方可进行。

(4)正确采集:确保采集时间、标本容器、标本量及抗凝剂的使用等符合检验专业分析前质量控制的要求。如血液、尿标本原则上应于晨起空腹采集;血培养标本,采集时不仅要严格遵守无菌技术操作原则,而且要尽量在使用抗生素前采集,若已使用抗生素或其他药物,应在血药浓度最低时采集,并在检验申请单上注明。

(5)及时送检:标本采集后不可放置过久,同时要保证标本输送过程中的安全性,防止过度震荡、标本容器破损、标本污染等。如血培养标本应采用密封的塑料袋和硬质防漏的容器运送;若运送到参考检验室,应使用符合生物安全规定的包装,并且在 2h 之内送至检验室孵育或上机。如不能及时送检,应将血培养瓶置于室温下,切勿冷藏或冷冻。特殊标本(如动脉血气分析等)应注明采集时间、体温等相关信息,并立即送检。

2. 静脉血标本采集的目的

(1)全血标本:即抗凝血标本,主要用于对血细胞成分的检查,如血细胞计数和分类、形态学检查等。

(2)血浆标本:抗凝血经离心所得,主要用于凝血因子测定和部分临床生化检查,如内分泌激素、血栓等检查。

(3)血清标本:不加抗凝剂的血,用于大部分临床生化检查和免疫学检测,如测定肝功能、血清酶、脂类、电解质等。

（4）血培养标本：用于培养检测血液中的病原菌。

3. 静脉血标本采集装置——真空采血系统

真空采血系统是利用真空负压原理，通过特定的连接装置将人体静脉血液转移至标本盛装容器的器械组合。核心组件包括真空采血管、采血针和持针器。该装置具有采血量准确、安全性能好、分离血清效果好、操作方便及可一针采多管血样的特点，临床上已逐渐代替注射器血标本采集。

标准真空采血管采用国际通用的头盖和标签颜色来显示管内添加剂的种类，可根据检测需要选择相应的盛血试管。下表为常用真空采血管类型及适用检测范围。

试管类型	管盖颜色	标本类型	适用检测范围
无添加剂的试管	白色	血清	临床生化、临床免疫学检测
促凝管	红色	血清	临床生化、临床免疫学检测
血清分离管	深黄色	血清	临床生化、临床免疫学检测
肝素锂抗凝管	深绿色	血浆	血氨、血液流变学检测
血浆分离管	浅绿色	血浆	临床生化检测
肝素钠抗凝管	棕色	血浆	临床生化、细胞遗传学检测
EDTA-K 管	紫色	全血	血液学检测、交叉配血
草酸盐或乙二胺四乙酸或肝素/氟化物	浅灰色	血浆	葡萄糖检测
凝血管	浅蓝色	全血	凝血功能、血小板功能检测
红细胞沉降率管	黑色	全血	红细胞沉降率检测
ACD管	黄色	血清	HLA 组织分型、亲子鉴定、DNA 检测等
CPDA 管	黄色	血清	细胞保存
微量元素检测管	深蓝色	全血	微量元素检测

4. 静脉血标本采集的部位

通常采用四肢浅静脉、股静脉等。

（1）四肢浅静脉：成人一般取肘部静脉（如贵要静脉、肘正中静脉、头静脉等），肥胖者可取腕部及手背静脉。

（2）股静脉：新生儿股静脉与髋关节、股动脉、股神经位置较近，穿刺易导致这些部位的损伤，应禁忌。

（3）颈外静脉：常用于婴幼儿的静脉采血。

5. 静脉血标本的采集顺序

如一位患者需同时采集多个血标本，其采集顺序为：血培养瓶→柠檬酸钠抗凝采血管→血清采血管→肝素抗凝采血管→EDTA 抗凝采血管→葡萄糖酵解抑制采血管。

采集多种血培养标本时，注入顺序为：厌氧瓶→需氧瓶→霉菌血培养瓶。

6. 静脉血标本采集注意事项

（1）严格执行查对制度及无菌技术操作原则。

(2)掌握正确的采血时间:理想的采血时间是上午7—9时,但有的标本采集时间有特殊的要求。①血液生化检验标本:清晨空腹采集。②血培养标本:寒战或发热初起时采集,抗生素应用前采集最佳。③促肾上腺皮质激素及皮质醇血标本:常规采血时间点为8:00、16:00和24:00,因为其生理性分泌有昼夜节律性。④女性性激素血标本:采集前应与患者核对生理周期。⑤药物浓度监测:具体采血时间遵医嘱,采血前与患者核对末次给药时间。⑥口服葡萄糖耐量试验:采血前3天正常饮食,试验日先空腹采血,随后将75g无水葡萄糖溶于300ml温水中,5min内喝完。在服第一口糖时计时,并于服后2h采血,其他时间点采血则遵医嘱。

(3)掌握正确的采血部位:①输液者,最好在输液结束3h后采血。对于输注成分代谢缓慢且严重影响检测结果(如脂肪乳剂等)的宜在下次输液前采血。紧急情况下须在输液时采血,宜在输液的对侧肢体或同侧肢体输液点的远端采血,并告知检验人员。②乳癌患者不宜在术侧手臂采血。③严禁经血液透析管采血。

(4)掌握正确的采血方法:①止血带结扎时间一般不超过1min。②根据不同检验目的留取血量,如一般血培养标本取血5ml,亚急性细菌性心内膜炎采血10~15ml。③血清标本注意防溶血,全血标本防血液凝固,血培养标本防污染。

(5)采血后,局部应按压至出血停止,不宜屈肘按压。标本送检应及时,送检过程中保持采血管竖直、管塞向上,放入避光、防水、防漏且箱内有泡沫海绵的密闭箱。

(6)特殊注意事项:①如患者在采血过程中出现晕厥,宜立即停止采血,拔出采血针止血;将患者置于平卧位,松开衣领;观察患者意识恢复情况及脉搏、呼吸、血压变化。②如患者空腹采血时出现低血糖,可予以口服糖水,若生命体征不稳定应立即呼叫并采取急救措施。

学而思

陈先生,55岁,饭店用餐后出现恶心、呕吐、腹痛。餐后5h内共呕吐4次,腹泻6次,均为水样便。在补液治疗的基础上,医嘱:查尿常规、粪常规、粪便细菌培养、血常规、电解质、肝肾功能等。

请思考:①为陈先生采集标本时应遵循哪些原则?②如何为陈先生选择正确的血标本容器?③采集上述血标本时,如何安排采血顺序?何时采集?④做肝功能检查前,护士与陈先生须进行哪些必要的沟通与交流?⑤采集血电解质标本时,采血量是多少?采集此标本应注意哪些事项?⑥采集血常规标本时应注意哪些事项?⑦采血过程中,陈先生突然出现晕厥,该如何处理?

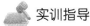 实训指导

临床情境:吕先生,40岁,因慢性腹泻收治入院。为明确诊断,医嘱:查尿常规、粪常规、血常规、肝功能。

实训任务:请综合评估吕先生情况,选择合适的标本容器及穿刺部位为吕先生采集静脉血标本(肝功能)。

1. 实训用物

(1)治疗车上层:检验申请单、注射盘(内有复合碘、棉签、胶布等)、一次性密闭式双向采血针及真空采血管(贴有标签或条形码)、一次性垫巾、止血带、手套、PDA、手消毒剂。

(2)治疗车下层:锐器盒、黑色和黄色两种垃圾袋。

2. 操作流程与语言沟通

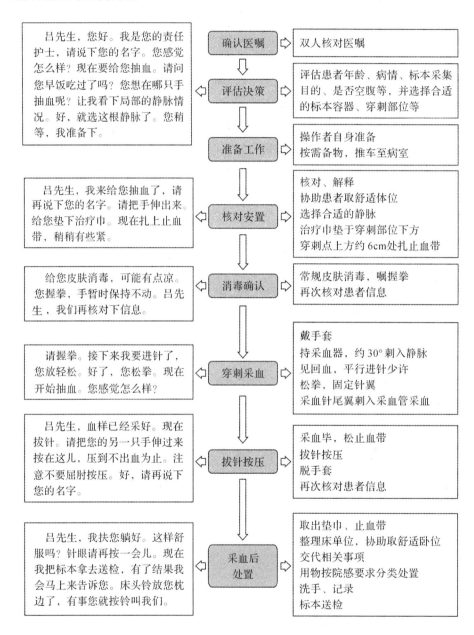

吕先生,您好。我是您的责任护士,请说下您的名字。您感觉怎么样?现在要给您抽血。请问您早饭吃过了吗?您想在哪只手抽血呢?让我看下局部的静脉情况。好,就选这根静脉了。您稍等,我准备下。

确认医嘱 → 双人核对医嘱

评估决策 → 评估患者年龄、病情、标本采集目的、是否空腹等,并选择合适的标本容器、穿刺部位等

准备工作 → 操作者自身准备 按需备物,推车至病室

吕先生,我来给您抽血了,请再说下您的名字。请把手伸出来。给您垫下治疗巾。现在扎上止血带,稍稍有些紧。

核对安置 → 核对、解释 协助患者取舒适体位 选择合适的静脉 治疗巾垫于穿刺部位下方 穿刺点上方约6cm处扎止血带

给您皮肤消毒,可能有点凉。您握拳,手暂时保持不动。吕先生,我们再核对下信息。

消毒确认 → 常规皮肤消毒,嘱握拳 再次核对患者信息

请握拳。接下来我要进针了,您放轻松。好了,您松拳。现在开始抽血。您感觉怎么样?

穿刺采血 → 戴手套 持采血器,约30°刺入静脉 见回血,平行进针少许 松拳,固定针翼 采血针尾翼刺入采血管采血

吕先生,血样已经采好。现在拔针。请把您的另一只手伸过来按在这儿,压到不出血为止。注意不要屈肘按压。好,请再说下您的名字。

拔针按压 → 采血毕,松止血带 拔针按压 脱手套 再次核对患者信息

吕先生,我扶您躺好。这样舒服吗?针眼请再按一会儿。现在我把标本拿去送检,有了结果我会马上来告诉您。床头铃放您枕边了,有事您就按铃叫我们。

采血后处置 → 取出垫巾、止血带 整理床单位,协助取舒适卧位 交代相关事项 用物按院感要求分类处置 洗手、记录 标本送检

3. 操作评分标准——四肢浅静脉真空采血器采血

自评得分	互评得分

操作项目	操作标准	分值	扣分说明	扣分
礼仪要求 （4分）	工作衣帽鞋穿戴整齐，符合规范；指甲修剪	2	一项不符扣1分	
	仪表整洁，举止大方；礼貌称呼，自我介绍	2	一项不符扣1分	
评估决策 （6分）	确认医嘱有效。结合案例评估患者年龄、病情、治疗情况、标本采集目的、局部皮肤与血管情况及是否已按要求进行采血前准备（如空腹）	3	评估未结合案例酌情扣2~3分	
	根据评估结果，进行正确的采血决策（如选择合适的标本容器、穿刺部位等）	3	决策与评估结果不符扣2~3分	
准备 （8分）	环境符合要求，规范洗手、戴好口罩	2	一项不符扣1分	
	选择合适的标本容器※，贴标签或条形码 用物齐全，放置合理，无菌物品有效	2 4	核查不规范扣1分，缺物或放置不合理扣1分	
操作过程 （55分）	携用物至患者床旁，正确核对患者身份※ 向患者解释 协助取合适体位	4 2 1	核查缺项扣1分/项 未解释扣2分	
	选择合适的静脉※，嘱患者握拳 将一次性治疗巾垫于穿刺部位下方	5 2	未查静脉情况扣3分	
	在穿刺点上方约6cm处扎止血带	5	止血带位置、松紧度不合适扣2分/项	
	常规消毒穿刺部位皮肤，直径不少于5cm※，待干	5	消毒方法、范围不当扣2分/项	
	再次核对患者身份及标本条形码	3	一项不符扣1分	
	戴手套	2		
	穿刺※：取下真空采血针护针帽，手持采血针与穿刺点呈30°刺入静脉，见回血再平行进针少许 用胶布固定针翼	5 1	退针一次扣2分	
	采血：将采血针尾翼刺入真空管，采血至需血量	5	标本采集后处置方法不正确扣5分	
	多管采血：再接入所需的真空管，采血顺序正确 血清标本注意防溶血，全血标本防血液凝固，血培养标本防污染（口述）	4 3	一项不符扣1分	
	松止血带：在开始采集第一管血时松止血带，使用时间不超过1min	3	扎止血带时间超过1min扣2分	
	拔针按压：采血毕，迅速拔针，按压穿刺点1~2min 采血针丢入利器盒，脱手套	3 2	一项不符扣1分	

续表

操作项目	操作标准	分值	扣分说明	扣分
操作后处理（12 分）	再次核对患者身份和条形码上的信息	2	一项不符扣 1 分	
	取出一次性垫巾、止血带	2	一项不符扣 1 分 锐器处理不正确扣 2 分	
	整理床单位,协助患者取舒适卧位	1		
	交代相关事项	1		
	用物按院感要求分类处置	2		
	洗手、记录	2		
	采血管保持竖直,管塞向上,放入密闭箱,及时送检	2	缺项扣 2 分	
综合评价（15 分）	临床思维:具有安全意识,能结合案例评估,并根据评估结果适当改进操作过程;操作中能灵活处理有关情况	4	酌情扣分	
	体现人文关怀:具有同理心,尊重患者感受,适时与患者/家属沟通,及时满足需要	4	酌情扣分	
	健康教育:内容有针对性,语言通俗易懂	3	酌情扣分	
	操作规范※,动作敏捷、准确、熟练有序,无菌观念强※	4	违反无菌原则但自行发现扣 2分/次,余酌情扣分	
标有※为关键指标	出现下列任意一项判定不及格:			
	①未核对患者身份或核对无效			
	②在输液侧肢体输液点的近心端采血			
	③违反无菌原则,穿刺针污染			
	④标本容器错误、血清标本溶血、全血标本凝固、血培养标本污染			
	⑤操作程序混乱			
总分	100	得分		

监考老师(签名): 　　　　　　　　　　　　　　监考时间:

　　同学们,静脉血标本检测结果的准确性首先基于标本采集的质量。如临床检测钾离子时,如果血标本出现溶血或在输液侧肢体采血,就可能因错误的高血钾/低血钾给医疗、护理工作带来慌乱,甚至可能对医生的诊治造成误导,最终损害患者的利益。因此,务必严把静脉血标本采集的质量关。

学而习

　　临床情境:张先生,38 岁,因肺部感染出现反复发热,体温高达 39.4℃。医嘱:血培养＋药敏试验。
　　实训任务:请为张先生采集血标本。

静脉血标本采集术

导入案例评析

案例 8-1-1："飞针"采血,顾名思义,就是像射飞镖一样快、准、稳,往往是患者还没反应过来,针就已经扎进血管。由于进针迅速、准确且轻巧,患者的疼痛感往往较轻,甚至没有感觉,因而碰到会"飞针"的护士,患者自然就能轻松面对采血了。

事实上,临床工作中有"飞针"本领的护士并不在少数。但练就"飞针"本领,并非一蹴而就。一方面需要护士有扎实的人体解剖学知识;另一方面,要像王洋护士那样有日复一日刻苦练习、不断钻研的恒心和心怀患者的仁心。

同学们,看完有关王洋"飞针"采血的报道,你的内心是否有一种跃跃欲试的冲动? 别急,我们先按照操作规程熟练掌握静脉血标本采集技术,在此基础上再进行操作方法的改良。

案例 8-1-2：止血带本是辅助护士进行静脉穿刺的工具,短时间使用可阻断血流,使局部血管充盈,便于穿刺。长时间束缚可造成局部缺血坏死,给患者安全带来威胁。

这是一起护理不良事件。在本案例中,护士小 B 操作中未能严格执行静脉采血操作规程(正确操作:穿刺时见回血,平行进针少许→采血→松止血带),操作后的用物整理环节也未认真核查,加之患者处于昏迷状态,以致止血带始终未被松解。幸好护士小 A 随后来到患者床边,并且观察细致,及时发现了问题,从而有效避免了一起危害事件的发生。

此事件亦向我们敲响了警钟!

同学们,生命面前无小事。面对护士小 B 的这一行为,我们千万莫拿粗心做借口。对待护理工作,我们要常怀"五心":爱心、专心、耐心、细心和责任心。

形成性评价

(1～7 题共用题干)刘先生,60 岁,因高脂血症、糖尿病、冠心病来院检查。护士遵医嘱抽血查血常规、电解质、血脂、血糖、血淀粉酶、肝功能、肾功能等。

1. 该患者适宜的采血时间是 (　　)

A. 随时 　　　　　B. 睡前 　　　　　C. 晚饭前

D. 服药后 2h 　　　E. 次日晨起空腹

2. 采集该患者血标本前需要核对的内容不包括 (　　)

A. 床号 　　　　　B. 送检日期 　　　　　C. 检验项目

D. 姓名 　　　　　E. 住院时间

3. 血电解质标本容器宜选用 (　　)

A. 清洁干燥试管 　　　　　　　　　B. 肝素钠试管

C. 柠檬酸钠试管 　　　　　　　　　D. 草酸钠试管

E. 草酸钾试管

4. (续 3)为该患者采集血电解质标本时,下列方法错误的是 (　　)

A. 根据采血量选择合适的无菌注射器

B. 按静脉注射法行静脉穿刺,见回血抽取所需血量

C. 注射器采血时避免特别用力抽吸

D. 顺着容器壁缓慢注入血液和泡沫

E. 血液不可震荡

5. 下列检查项目中,需采集全血标本的是 （　　）

A. 血淀粉酶 　　　　　 B. 血脂 　　　　　　　 C. 血常规

D. 肝功能 　　　　　　 E. 肾功能

6. (续5)为患者采集该标本,以下描述错误的是 （　　）

A. 仔细核对患者的床号、姓名 　　　 B. 嘱患者握拳,选择合适静脉

C. 采血部位用碘伏消毒两次 　　　　 D. 用注射器采血毕,松止血带、松拳,快速拔针

E. 血标本不可摇动以防溶血

7. 为该患者采集肝功能标本时,下列方法错误的是 （　　）

A. 所用试管内应盛有抗凝剂

B. 常规消毒皮肤,直径不少于5cm

C. 用真空采血器采血时,先拔真空管,后拔去针头

D. 注入血液的真空管不需要摇动

E. 采血用针头等应安全处置

(8～9题共用题干)周先生,患亚急性感染性心内膜炎,医嘱采集血培养标本。

8. 该患者采血量为 （　　）

A. 1ml 　　　 B. 2ml 　　　 C. 5ml 　　　 D. 8ml 　　　 E. 10ml

9. 为该患者采集血培养标本,以下描述错误的是 （　　）

A. 若已使用抗生素,应在检验申请单上注明

B. 严格无菌技术操作

C. 必须清晨空腹采集

D. 消毒剂不可混入培养瓶内

E. 若采集前已使用抗生素,应在血药浓度最低时采集

10. 陆老伯,72岁,患高血压10年,长期服用排钾利尿剂控制血压,现因低血钾收入院。其右手背进行静脉输液(内含10%氯化钾溶液)。4h后医嘱抽血复查血钾。护士采血时不宜选择的部位是 （　　）

A. 右肘正中静脉 　　　　 B. 右股静脉

C. 左手背静脉 　　　　　 D. 左肘正中静脉

E. 左股静脉

📖 知识/能力拓展

参考答案

空腹采血检测项目及要求

1. 空腹采血的检测项目包括(不限于)以下几方面:

(1)糖代谢:如空腹血糖、空腹胰岛素、空腹C肽检测等。

(2)血脂:如总胆固醇、甘油三酯、高密度脂蛋白胆固醇、低密度脂蛋白胆固醇、载脂蛋白 A_1、载脂蛋白B、脂蛋白a、载脂蛋白E、游离脂肪酸检测等。

(3)肝、肾功能及免疫球蛋白、抗核抗体测定等血清免疫学检查。

(4)血液流变学(血黏度)检测。

(5)骨代谢标志物:如骨钙素、Ⅰ型胶原羧基端肽β特殊序列、骨碱性磷酸酶等检测。

(6)血小板聚集率(比浊法)。

2.空腹采血的原因

由于血糖、血脂等指标在进食后会升高,胰岛素等指标也会因进食产生波动。因此,空腹状态下采血可确保以上检验项目结果的准确性。另外,临床上大多数检验指标的参考值范围都是正常人群在空腹状态下所测,因而空腹状态下采血可确保数据比照的有效性。

3.空腹要求

至少禁食 8h,以 12～14h 为宜,但不宜超过 16h,因为空腹时间过长亦会造成检查结果的不准确,有的人饿久了还容易出现低血糖反应。

空腹采血时间一般安排在上午 7:00—9:00,空腹期间可少量饮水。

护理小革新

临床实践中发现,病房护士每次采集完血标本后,都会将血标本放入标本收集袋,然后封袋口、贴标签,最后由转运工人将标本袋放入转运箱。

如果每天患者的采血次数比较多,护士就需要一遍遍打开血标本袋,增加工作量的同时,开、封袋口的环节还容易污染标本袋。转运工人的手接触了污染的标本袋后,再去握门把手、按电梯按钮,还有可能造成医院环境的污染,增加院感发生的风险。

如何解决血标本装入血标本袋时多次打开的麻烦和避免标本袋污染的风险?请同学们课外以小组为单位(自由组合,每组 6～7 人)进行讨论,并设计一款便携式血标本收集架。

(张学萍 郑云慧 周 丹)

任务二 动脉血标本采集

通过动脉血标本采集(arterial blood sampling),并对动脉血中的氧分压、氧饱和度、二氧化碳分压和 pH 值等指标进行检测,有助于判断患者有无缺氧、二氧化碳潴留及酸碱平衡紊乱等。

学习目标

1.知识与技能目标:能结合患者的年龄、病情、治疗情况、局部皮肤与血管、血液循环情况等正确选择穿刺部位;能遵循操作规程为患者正确实施动脉血标本采集操作;能正确识别并处置动脉采血中遇到的问题;能够正确做好防护,预防职业暴露。

2.情感态度与价值观目标:从案例讨论中增强责任意识,培养依法施护的行为习惯和自我保护意识;在实训中,培养"人本、专注"的职业精神;在小组学习中,培养团队协作精神和创新能力。

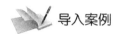 导入案例

案例 8-2-1　凌乱的早晨

某日,如往常一样,医护人员正在办公室开晨会。这时,来自 5 床家属的吵闹声打破了这份安静。

这是一位 50 岁出头的中年女性,正扯着大嗓门对护士长喊道:"护士长啊,我要向你投诉。我们家老史本来病情就很重,你们一次又一次来抽血,我已经很心痛了。可今天早上抽血的那位护士,居然来回退针好几次才把血抽出来。她不仅不反思自己水平不好,还怪我家老史的血管不好。你说气不气人? 你一定要好好批评那个护士! 以后老史的护理不要她做了,换个好点的护士来!"

该家属为何如此生气? 本案例给了同学们哪些启示?

案例 8-2-2　被退回的血标本

医院呼吸科新来了一名年轻的护士小王。王护士以前所在科室很少抽动脉血,因而采集动脉血标本这项操作显得有些生疏。于是,她通过不断刷视频的方式来复习动脉血标本采集方法。

一天,王护士值夜班,接到医嘱给 3 床的吴阿姨采集动脉血气标本。核对医嘱后,王护士立即备物、选择动脉、消毒、进针、采血、送检……一切都很顺利。

正当王护士为其他患者测生命体征的时候,检验科来电话了。原来吴阿姨的动脉血标本有血凝块,无法做血气分析,需要重新采集动脉血标本。这下王护士不知所措了……

同学们,你们能否帮王护士找出动脉血标本发生凝固的原因?

 主要知识点

1. 采集动脉血标本的目的

(1)采集动脉血进行血液气体分析。

(2)判断患者氧合及酸碱平衡情况,为诊断、治疗、用药提供依据。

(3)做乳酸和丙酮酸测定等。

2. 动脉血标本常见的采血部位

动脉血标本采集部位应结合患者的年龄、病情、治疗情况、局部皮肤与血管以及血液循环情况等正确选择。

(1)桡动脉:手腕部的桡动脉位置表浅,易于触及,穿刺成功率高,为首选动脉采血部位。但部分患者可能存在手部尺动脉侧支循环不良,故桡动脉穿刺前应先行 Allen 试验以了解桡动脉和尺动脉间的侧支循环情况。

Allen 试验方法:嘱患者握拳约 30s。操作者用手指同时按压患者的桡动脉和尺动脉以阻断血流,数秒后,嘱患者张开手指,此时手掌因缺血变苍白。接着,操作者松开压迫尺动脉的手指,桡动脉保持压迫,观察手掌颜色恢复的时间。手掌颜色在 5～15s 内恢复正常,提示

尺动脉血供良好,该侧桡动脉可用于穿刺;如 5～15s 内未恢复,则提示该侧手掌侧支循环不良,不适宜在该侧桡动脉穿刺。

桡动脉穿刺点为距腕横纹约 1～2cm(一横指)、距手臂外侧 0.5～1.0cm、动脉搏动最强处;或以桡骨茎突为基点,向尺侧移动 1cm,再向肘部方向移动 0.5cm,动脉搏动最强处,穿刺角度与皮肤成 45°～90°。

(2)股动脉:管径粗大、血流量大、搏动强、易于穿刺。主要适用于血容量不足、血压低、桡动脉搏动不明显者。其穿刺点位于腹股沟韧带中点下方 1～2cm 或耻骨结节与髂前上棘连线中点,股动脉搏动最明显处,穿刺时与皮肤成 90°。

(3)肱动脉:肱动脉直径较桡动脉粗,但肱动脉周围有正中神经伴行,穿刺时应防止损伤神经。因外固定等原因不能使用桡动脉时,可选用肱动脉进行动脉穿刺。其穿刺点位于肘窝上 2cm 靠内侧,肱二头肌内侧沟动脉搏动最明显处,穿刺角度与皮肤成 45°。

3. 采集动脉血标本的注意事项

(1)严格执行查对制度和无菌技术操作原则。

(2)采血前评估患者情况:有出血倾向者慎用动脉穿刺法采集;患者洗澡、运动、情绪激动,需休息约 30min 后再采血;新生儿选择桡动脉穿刺,忌股动脉穿刺,因为新生儿股动脉位置与髋关节、股静脉和股神经距离较近,穿刺易导致这些部位的损伤。

(3)动脉血气分析检验申请单上应注明患者采血时的体温和采血时间,吸氧者还需注明氧疗方法、吸氧浓度和氧疗时间。

(4)使用非预设型动脉采血器(即一次性塑料注射器)采血时,需独立配制抗凝剂,并注意抗凝剂配制时间、浓度、量,以免标本稀释影响检验结果。

(5)采集动脉血标本时,注射器内不能有气泡,拔针后立即密封针头,隔绝空气,并充分混匀,防止凝血。拔针后局部用无菌纱布或沙袋加压止血,压迫止血至不出血为止。

(6)采血后立即送检,并在 30min 内完成检测。标本运送过程中应避免剧烈震荡。如无法在规定时间内完成检测,应置于 0～4℃环境下低温保存。

学而思

黄先生,43 岁,2h 前骑自行车与汽车相撞,伤后 25min 被送往医院。主诉胸闷、胸痛、呼吸困难。查体:心率 106 次/min,血压 92/60mmHg,呼吸 25 次/min,血氧饱和度 94%。胸部 X 线片检查显示:左侧胸 4～5 肋多处肋骨骨折,左侧肺压缩 40%,左侧胸腔积气,气管纵膈略向右移动。医嘱:动脉血气分析 once。

请思考:①为黄先生行动脉血气分析的目的是什么?②如何为黄先生选择正确的血标本容器?③血标本何时采集?首选哪个部位采血?该部位采集前应做哪些准备?④采血量是多少?采血时应注意哪些事项?⑤采血后,护士与黄先生须进行哪些必要的沟通与交流?⑥若采血后穿刺局部出现 5cm×5cm 血肿,该如何处理?

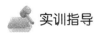 **实训指导**

临床情境:杨阿姨,65 岁,因反复咳嗽、咳痰 10 余年,加重 2 天,拟"COPD 急性发作"收治入院。医嘱:动脉血气分析 once。

实训任务:综合评估杨阿姨情况,并选择合适的采血部位为杨阿姨采集动脉血标本。

1. 实训用物

(1)治疗车上层:检验申请单、注射盘(内有复合碘、棉签、胶布等)、无菌纱布、无菌手套、一次性动脉采血器(内含橡胶塞)、标签或条形码、一次性治疗巾、小垫枕、PDA、手消毒剂。

(2)治疗车下层:锐器盒、黑色和黄色两种垃圾袋。

2. 操作流程与语言沟通

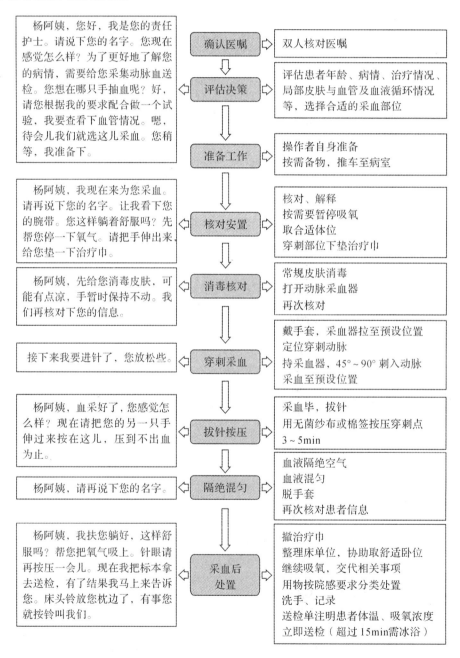

杨阿姨,您好,我是您的责任护士。请说下您的名字。您现在感觉怎么样?为了更好地了解您的病情,需要给您采集动脉血送检。您想在哪只手抽血呢?好,请您根据我的要求配合做一个试验,我要查看下血管情况。嗯,待会儿我们就选这儿采血。您稍等,我准备下。

| 确认医嘱 | 双人核对医嘱 |

| 评估决策 | 评估患者年龄、病情、治疗情况、局部皮肤与血管及血液循环情况等,选择合适的采血部位 |

| 准备工作 | 操作者自身准备
按需备物,推车至病室 |

杨阿姨,我现在来为您采血。请再说下您的名字。让我看下您的腕带。您这样躺着舒服吗?先帮您停一下氧气。请把手伸出来,给您垫一下治疗巾。

| 核对安置 | 核对、解释
按需要暂停吸氧
取合适体位
穿刺部位下垫治疗巾 |

杨阿姨,先给您消毒皮肤,可能有点凉,手暂时保持不动。我们再核对下您的信息。

| 消毒核对 | 常规皮肤消毒
打开动脉采血器
再次核对 |

接下来我要进针了,您放松些。

| 穿刺采血 | 戴手套,采血器拉至预设位置
定位穿刺动脉
持采血器,45°~90°刺入动脉
采血至预设位置 |

杨阿姨,血采好了,您感觉怎么样?现在请把您的另一只手伸过来按在这儿,压到不出血为止。

| 拔针按压 | 采血毕,拔针
用无菌纱布或棉签按压穿刺点3~5min |

杨阿姨,请再说下您的名字。

| 隔绝混匀 | 血液隔绝空气
血液混匀
脱手套
再次核对患者信息 |

杨阿姨,我扶您躺好,这样舒服吗?帮您把氧气吸上。针眼请再按压一会儿。现在我把标本拿去送检,有了结果我马上来告诉您。床头铃放您枕边了,有事您就按铃叫我们。

| 采血后处置 | 撤治疗巾
整理床单位,协助取舒适卧位
继续吸氧,交代相关事项
用物按院感要求分类处置
洗手、记录
送检单注明患者体温、吸氧浓度
立即送检(超过15min需冰浴) |

3. 操作评分标准——经桡动脉采集动脉血标本

	自评得分	互评得分

操作项目	操作标准	分值	扣分说明	扣分
礼仪要求 （4分）	工作衣帽鞋穿戴整齐,符合规范;指甲修剪	2	一项不符扣1分	
	仪表整洁,举止大方;礼貌称呼,自我介绍	2	一项不符扣1分	
评估决策 （6分）	确认医嘱有效。结合案例评估患者年龄、病情、局部皮肤与血管及血液循环情况等	3	评估未结合案例酌情扣2～3分	
	根据评估结果,进行正确的采血决策(如选择合适的采血部位等)	3	决策与评估结果不符扣2～3分	
准备 （8分）	环境符合要求,规范洗手、戴好口罩	2	一项不符扣1分	
	选择合适的标本容器※,贴标签或条形码	2	核查不规范扣1分,缺物或放置不合理扣1分	
	用物齐全,放置合理,无菌物品有效	4		
操作过程 （55分）	携用物至患者床旁,正确核对患者身份※ 向患者及家属说明目的及配合方法 根据需要为患者暂停吸氧 协助取合适体位	4 2 2 2	核查缺项扣1分/项 未解释扣2分 缺项扣2分	
	选择桡动脉,做Allen试验	4	试验不规范扣2分	
	穿刺部位下垫治疗巾	2	一项不符扣1分	
	常规消毒皮肤,直径至少8cm※(消毒2遍,待干)	4	消毒方法、范围不当扣2分/项	
	检查并打开一次性动脉采血器	2	酌情扣分	
	再次核对患者身份及条形码信息	4	一项不符扣2分	
	采血※: 操作者戴无菌手套 取出采血器,将针栓推至底部,拉至预设位置(3ml采血器预设至1.6ml) 除去护针帽 定位动脉:左手食指和中指放在动脉搏动最强处或腕横纹上二横指处,将动脉固定于两指间 采血器与皮肤成45°～90°角进针,采血针进入动脉后血液自然涌入采血器 血液液面达预设位置后拔针 取无菌纱布或棉签按压穿刺点3～5min	2 4 1 2 5 2 2	退针扣2分/次 按压手法不准确扣2分	
	隔绝空气:将采血器针头垂直插入橡皮塞,卸去针头,盖上专用针帽(针筒内不得留有空气)	4	一项不符扣1分	
	将采血器颠倒混匀5次,掌心搓动5s※	4	一项不符扣1分	
	脱手套 再次规范核对患者信息※	1 2	一项不符扣1分	

续表

操作项目	操作标准	分值	扣分说明	扣分
操作后处理（12分）	取下治疗巾	1	锐器处理不正确扣2分	
	整理床单位,协助患者取舒适卧位	2		
	继续吸氧,交代相关事项	2		
	用物按院感要求分类处置	2		
	洗手、记录	2		
	在送检单上注明患者体温、吸氧浓度	1		
	立即送检(超过15min需冰浴)	2		
综合评价（15分）	临床思维:具有安全意识,能结合案例评估,并根据评估结果适当改进操作过程,操作中能灵活处理有关情况	4	酌情扣分	
	体现人文关怀:具有同理心,尊重患者感受,适时与患者/家属沟通,及时满足需要	4	酌情扣分	
	健康教育:内容有针对性,语言通俗易懂	3	酌情扣分	
	操作规范※,动作敏捷、准确、熟练有序,无菌观念强※	4	违反无菌原则但自行发现扣1分/次,余酌情扣分	
标有※为关键指标	出现下列任一条判定不及格:			
	①未核对患者身份或核对无效			
	②违反无菌原则,穿刺针污染			
	③标本容器错误/血标本凝固			
	④操作程序混乱			
总分	100	得分		
监考老师(签名):		监考时间:		

采集动脉血进行血气分析是临床诊断呼吸衰竭和酸碱平衡紊乱最可靠的指标。同学们除了掌握正确的血气分析标本采集方法,还应学会正确解读血气分析报告,以便及时了解危重患者的病情变化。

学而习

临床情境:李阿姨,75岁,因反复咳嗽、咳痰20余年,咳黄脓痰伴胸闷、气急1周,以"慢性阻塞性肺疾病"收住入科,予补液、抗炎、平喘、化痰、吸氧等治疗。今日医嘱:采集动脉血气分析标本。

实训任务:请为李阿姨经桡动脉采集血气分析标本。

动脉血标本采集术

导入案例评析

案例 8-2-1: 在本案例中,护士遭家属投诉的主要原因是技术不精湛且缺乏同理心。

"健康所系,性命相托……"是每一位护理专业的学生步入神圣医学学府时庄严许下的誓言。誓言从口出,便应成为信仰。

亲爱的同学们,望你们能牢记自己的承诺。只有脚踏实地学好专业知识,掌握专业技能,未来才能承担起"除人类之病痛,助健康之完美"的神圣使命。

案例 8-2-2: 在临床中,有关血标本不合格被检验科退回的现象时有发生。重新留取血标本,不仅给患者造成不必要的痛苦和经济负担,且极易引起护患冲突;对于危重患者,还可能因化验结果的延误而耽误病情的诊断与治疗。

在本案例中,王护士由于操作不当造成动脉血标本发生了凝固。该标本出现血凝块的可能原因有以下三方面:①采血后未立即摇匀或摇匀时间不够;②采血量过多而抗凝剂相对不足,或查对不仔细,未发现抗凝剂已失效;③与患者自身疾病有关,如红细胞增多症、脾切除术后血小板升高等。

由此提醒同学们,为防止动脉血标本发生凝固,采血前一定要仔细评估患者病情,认真检查动脉血气针或抗凝剂的质量;采血时保证采血量和抗凝剂的准确;采血后将采样管颠倒混匀 5 次,掌心搓动 5s,以确保血标本摇匀。

形成性评价

(1~8 题共用题干)王女士,45 岁,因"呼吸衰竭"入住呼吸科氧疗。护士遵医嘱采集动脉血标本。

1.该患者采集动脉血标本是为了 ( )

A. 交叉配血　　　　　　　　　　B. 查血常规

C. 进行血液气体分析,判断患者氧合和酸碱平衡情况

D. 查血生化　　　　　　　　　　E. 细菌培养

2.该患者首选采血部位是 ( )

A. 足背动脉　　　　B. 股动脉　　　　C. 肱动脉

D. 桡动脉　　　　　E. 头皮动脉

3.护士为该患者采集动脉血标本的最佳时间是 ( )

A. 清晨空腹　　　　B. 餐前 30min　　　　C. 餐后 30min

D. 临睡前　　　　　E. 暂停吸氧后

4.护士采集动脉血标本时,无需准备 ( )

A. 干燥注射器　　　　B. 无菌纱布　　　　C. 无菌软木塞

D. 碘伏　　　　　　　E. 止血带

5.护士用一次性普通注射器采集动脉血标本时,注射器应先抽取少量 ( )

A. 肝素液　　　　　　　　　　B. 10%葡萄糖酸钙溶液

C. 液体石蜡　　　　　　　　　D. 草酸钠溶液

E. 0.9%氯化钠溶液

6. 该患者的动脉血标本检验申请单须注明　　　　　　　　　　　　　　　（　　）

　　A. 采血时间　　　　　　　　　　　　B. 氧疗方法和浓度

　　C. 氧疗时间　　　　　　　　　　　　D. 体温

　　E. 以上都要

7. 护士为该患者行桡动脉血标本采集前行 Allen 试验。护士向患者说明 Allen 试验目的正确的是　　　　　　　　　　　　　　　　　　　　　　　　　　　　　（　　）

　　A. 了解手指末梢血液循环　　　　　　B. 了解手部有无神经损伤

　　C. 了解桡动脉和尺动脉间侧支循环情况　D. 了解手部有无静脉损伤

　　E. 了解手部有无动脉损伤

8. (续 2)护士在该部位为患者采集动脉血标本时,不正确的操作是　　　　　（　　）

　　A. 评估患者病情和治疗情况

　　B. 消毒后,右手持注射器,与动脉走向呈 20°刺入

　　C. 拔针后,立即将针尖斜面刺入软木塞,轻轻搓动注射器

　　D. 拔针后再次核对

　　E. 采血后立即送检

(9～10 题共用题干)张先生,36 岁,因"多发伤"入住 ICU 治疗。现机械通气治疗第 3天,王护士经股动脉采集血气分析标本。

9. 股动脉采血时,不正确的操作是　　　　　　　　　　　　　　　　　　　（　　）

　　A. 穿刺点为腹股沟股动脉搏动明显处

　　B. 患者取屈膝仰卧位

　　C. 穿刺部位消毒范围≥8cm

　　D. 右手持注射器,与动脉走向呈 90°刺入

　　E. 拔针后,迅速隔绝空气

10. 有关动脉血标本采集后的宣教内容不正确的是　　　　　　　　　　　　　（　　）

　　A. 按压时间 3～5min　　　　　　　　B. 按压至不出血为止

　　C. 穿刺部位肢体避免剧烈运动　　　　D. 穿刺部位可热敷,当日尽量不洗澡

　　E. 若局部出现肿胀、疼痛,应及时通知医护人员

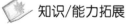 知识/能力拓展

参考答案

动脉血气分析结果判读

　　当我们拿到一份患者的动脉血气分析结果时,可按下列步骤进行解读:

　　第 1 步:评价氧合。接受氧疗的患者,应记录吸入氧浓度(FiO₂),然后计算 PaO₂/FiO₂比值。PaO₂/FiO₂ 比值的正常范围为 400～500mmHg。比值下降提示气体交换异常。

　　第 2 步:评价 pH 值。pH 值通常在 7.35～7.45。通过 pH 值可判断患者是酸中毒还是碱中毒。

　　第 3 步:评价标准碳酸氢根(sHCO₃⁻)和碱剩余(BE)。sHCO₃⁻ 和 BE 异常提示代谢性酸碱紊乱。若 sHCO₃⁻ 和 BE 在正常范围,可排除代谢性酸碱紊乱;若 sHCO₃⁻ 升高、BE 正

值,提示代谢性碱中毒。

第4步:评价动脉血二氧化碳分压($PaCO_2$),以鉴别呼吸性酸碱紊乱。$PaCO_2$ 升高可引起酸中毒,降低提示碱中毒。由于 $PaCO_2$ 与呼吸深度、呼吸频率密切相关,因此与 PaO_2 相比,$PaCO_2$ 升高超过预期值是反映呼吸衰竭更为敏感的指标。

第5步:评价其他指标。通过评价电解质,并计算阴离子间隙(计算公式为 $Na^+ + K^- - Cl^- + HCO_3^-$,正常参考范围 $6 \sim 14mmol/L$),以进一步评价代谢性酸中毒。有条件时测定血红蛋白、血糖和乳酸浓度,有助于确定酸碱异常的原因。

第6步:重复评价。治疗开始后,需要复查血气分析以了解治疗反应,指导进一步治疗。

近年来,有学者提出通过制作动脉血气分析判读 Excel 电子表,输入 pH 值、动脉血二氧化碳分压($PaCO_2$)、实际碳酸氢根(HCO_3^-)、钠离子(Na^+)、氯离子(Cl^-)等相关参数,便可自动显示酸碱失衡类型。

护理小课堂

同学们,下表是一位入住 ICU、接受氧疗患者的动脉血气分析报告。你能读懂其中的意义吗?

课下请以小组为单位(自由组合,每组 $6 \sim 7$ 人),对该患者的血气分析结果进行判断,并提交答案。

项目	结果	正常值
pH	7.28	$7.35 \sim 7.45$
PaO_2(mmHg)	66	$95 \sim 100$
$PaCO_2$(mmHg)	48	$35 \sim 45$
$sHCO_3^-$(mmol/L)	18.4	$22 \sim 27$
BE(mmol/L)	-7	$-2 \sim +2$
K^+(mmol/L)	3.1	$3.5 \sim 5.5$
Na^+(mmol/L)	130	$135 \sim 155$
Cl^-(mmol/L)	96	$96 \sim 106$
Ca^{2+}(mmol/L)	1.04	$2.25 \sim 2.75$
葡萄糖(mmol/L)	14.9	$3.9 \sim 6.1$
乳酸(mmol/L)	5.2	$0.5 \sim 1.7$
血红蛋白(g/L)	90	$120 \sim 160$

(胡园敏 郑云慧 周 丹)

任务三　咽拭子标本采集

正常人咽颊部分泌物培养可见口腔正常菌群,但不致病。当机体抵抗力下降并有其他外部因素共同作用下,咽颊部可出现感染并导致疾病的发生。

咽拭子(throat swab)培养能分离出咽部致病菌,有助于白喉、化脓性扁桃体炎、急性咽喉炎等疾病的诊断。

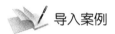

1.知识与技能目标:能根据患者病情、感染部位、诊断目的等选择正确的采集方式和采集部位;能遵循操作规程为患者正确实施咽拭子标本采集操作;能认真做好防护,预防职业暴露。

2.情感态度与价值观目标:从案例讨论中培养评判性思维和自我保护意识;在实训中培养"人本、专注"的职业精神;通过小组学习,培养团队协作精神和创新能力。

导入案例

案例 8-3-1　阿光的困惑

在新型冠状病毒肺炎流行期间,阿光所在单位要求员工每隔一天做一次咽拭子采样。阿光按照单位的要求定时去核酸采样点检测。

刚开始,有件事让阿光很是困惑:有的工作人员在采样时会要求他张口发长"啊",有的只要求他张口,并明确告知不用"啊"。

后来,他请教了当医生的同学,总算把这事整明白了。

咽拭子采样时,到底要张口发"啊"还是不用? 同学们知道吗?

案例 8-3-2　向侵权说"不"

小王是一名内科病房的护士。一次,正当她全神贯注地给一位女性患者采集咽拭子标本时,忽然感觉旁边的家属正拿着手机在录视频。待采集结束,小王向家属进行了确认,原来家属录制的确实是自己刚才操作的视频。

尽管小王自信自己采集标本的整个过程做得很规范、流畅,患者家属也说明了自己拍视频并无他意,只是为了记录妈妈配合操作的瞬间,但对于家属未经自己同意,一声不吭地录制自己操作的视频,小王心中还是有些不舒服。她在犹豫:让家属即刻删除? 还是随它去呢?

同学们,家属这么做是否属于侵权行为? 遇到类似情形,护士该如何处理?

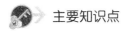

主要知识点

1. 咽拭子标本采集的目的

从咽部及扁桃体采取分泌物做细菌培养或病毒分离、核酸检测,以协助诊断。

2. 咽拭子标本采集的部位

(1)一般在咽后壁、扁桃体隐窝、侧壁采集,拭子避免触及舌、悬雍垂、口腔黏膜和唾液。

(2)采集真菌培养标本,应取口腔溃疡面上的分泌物。

3. 咽拭子标本采集的注意事项

(1)最好在应用抗生素之前采集标本。

(2)避免交叉感染。

(3)避免在进食后 2h 内留取标本,以防呕吐。

(4)正确填写申请单:申请单除了患者基本信息,还应注明患者的临床诊断、症状、是否使用了抗生素、检测目的及标本采集时间。

(5)采集标本前仔细查看病变部位,采集时应小心、迅速、准确地在病变部位采集,防止触及舌、悬雍垂、口腔黏膜和唾液。做真菌培养时,先用无菌盐水湿润的拭子清洁溃疡表面,弃去,再用第二根拭子在溃疡区域擦拭并停留 3～5s,避免接触正常组织;疑为白喉时,应在咽喉部灰白色假膜上采集。

(6)咽拭子标本应于采样后 30min 内送检,避免由于送检时间过长而干燥。用于新型冠状病毒分离和核酸检测的标本应尽快检测。在 24h 内检测的标本可置于 4℃环境下保存,24h 内无法检测的标本则应置于−70℃或以下保存(无−70℃保存条件,则于−20℃冰箱暂存)。标本运送期间避免反复冻融。

学而思

李奶奶,70 岁,因"发热、咳嗽、全身乏力 2 天"来院就诊。患者神志清,咳嗽明显,体温 39.3℃。医嘱予咽拭子标本采集。

请思考:①李奶奶采样咽拭子标本的目的是什么? ②如何为李奶奶选择正确的标本容器? ③该标本什么时候采集? 哪个部位采集? 采集时该注意什么? ④若采样过程中,李奶奶出现了恶心、呕吐,该如何处理?

实训指导

临床情境:周婆婆,69 岁。主诉发热(39.2℃)、食欲不振、四肢酸痛、剧烈咽痛 1 天余。医嘱予咽拭子标本采集。

实训任务:请评估周婆婆的病情、感染部位等,并进行口咽拭子采样。

1. 实训用物

(1)治疗车上层:检验申请单、压舌板、无菌咽拭子培养试管及配套采集棒、标签或条形码、密封袋、PDA、手消毒剂。

(2)治疗车下层:黑色和黄色两种垃圾袋。

2. 操作流程与语言沟通

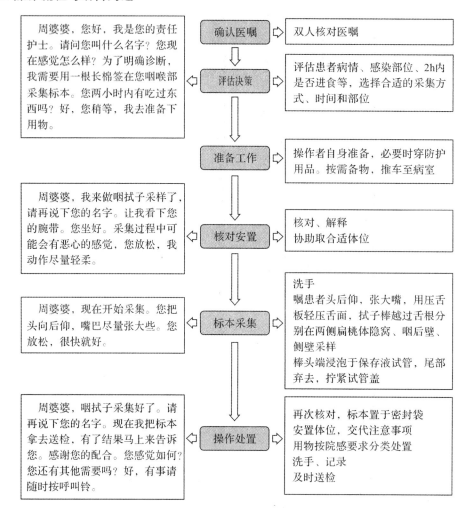

周婆婆，您好，我是您的责任护士。请问您叫什么名字？您现在感觉怎么样？为了明确诊断，我需要用一根长棉签在您咽喉部采集标本。您两小时内有吃过东西吗？好，您稍等，我去准备下用物。

确认医嘱 ⇨ 双人核对医嘱

评估决策 ⇨ 评估患者病情、感染部位、2h内是否进食等，选择合适的采集方式、时间和部位

准备工作 ⇨ 操作者自身准备，必要时穿防护用品。按需备物，推车至病室

周婆婆，我来做咽拭子采样了，请再说下您的名字。让我看下您的腕带。您坐好。采集过程中可能会有恶心的感觉，您放松，我动作尽量轻柔。

核对安置 ⇨ 核对、解释 协助取合适体位

周婆婆，现在开始采集。您把头向后仰，嘴巴尽量张大些。您放松，很快就好。

标本采集 ⇨ 洗手 嘱患者头后仰，张大嘴，用压舌板轻压舌面，拭子棒越过舌根分别在两侧扁桃体隐窝、咽后壁、侧壁采样 棒头端浸泡于保存液试管，尾部弃去，拧紧试管盖

周婆婆，咽拭子采集好了。请再说下您的名字。现在我把标本拿去送检，有了结果马上来告诉您。感谢您的配合。您感觉如何？您还有其他需要吗？好，有事请随时按呼叫铃。

操作处置 ⇨ 再次核对，标本置于密封袋 安置体位，交代注意事项 用物按院感要求分类处置 洗手、记录 及时送检

3. 操作评分标准——口咽拭子标本采集

	自评得分	互评得分

操作项目	操作标准	分值	扣分说明	扣分
礼仪要求 (4分)	工作衣帽鞋穿戴整齐,符合规范,指甲修剪	2	一项不符扣1分	
	仪表整洁,举止大方;礼貌称呼,自我介绍	2	一项不符扣1分	
评估决策 (6分)	确认医嘱有效。结合案例评估患者病情、感染部位、心理状态及配合程度,确认2h内未进食	3	评估未结合案例酌情扣2~3分	
	根据评估结果,制订正确的咽拭子采集计划	3	决策与评估结果不符扣2~3分	

操作项目	操作标准	分值	扣分说明	扣分
准备 （13分）	环境符合要求，规范洗手、戴口罩 根据需要穿戴防护用品	3 3	一项不符扣1分	
	选择合适的标本容器[※]，贴标签或条形码 用物齐全，放置合理，无菌物品有效	2 5	核查不规范扣1分，缺物或放置不合理扣1分	
操作过程 （50分）	携用物至患者床旁，正确核对患者身份[※] 向患者解释 协助取合适体位（坐位，头后仰，张大嘴）	4 3 4	核查缺项扣1分/项 未解释扣3分 酌情扣分	
	洗手 嘱患者去除鼻前孔表面的分泌物（口述） 操作者一手准备压舌板，一手准备咽拭子棒	3 3 3	未落实手卫生扣3分	
	采样[※]： 用压舌板轻压舌面 将咽拭子棒越过舌根 在扁桃体隐窝稍用力来回擦拭至少3次 再在咽后壁、侧壁擦拭至少3次 避免接触舌、悬雍垂、口腔黏膜和唾液	3 3 3 3 3	一项不符扣3分	
	将咽拭子采集棒垂直插入试管，棒头端浸泡于保存液 折痕处断开咽拭子采集棒，弃去部分弃于医疗垃圾袋 拧紧试管盖	3 3 3	一项不符扣3分	
	再次核对患者信息 将标本放置于密封袋内	3 3	未核对扣3分	
操作后处理 （12分）	协助患者取舒适卧位 交代相关事项 脱防护用品，用物按院感要求分类处置 洗手、记录 立即送检	2 2 4 2 2	一项不符扣2分	
综合评价 （15分）	临床思维：具有安全意识，能结合案例评估，并根据评估结果适当改进操作过程，操作中能灵活处理有关情况	4	酌情扣分	
	体现人文关怀：具有同理心，尊重患者感受，适时与患者/家属沟通，及时满足需要	4	酌情扣分	
	健康教育：内容有针对性，语言通俗易懂	3	酌情扣分	
	操作规范[※]，无菌观念强[※]，严格查对和职业防护，动作敏捷、熟练有序	4	违反无菌原则但自行发现扣2分/次，余酌情扣分	

续表

操作项目	操作标准		分值	扣分说明	扣分
标有※为关键指标	出现以下任一条判定不及格：				
	①未核对患者身份或核对无效				
	②违反无菌原则，咽拭子污染				
	③操作程序混乱				
总分		100	得分		
监考老师(签名)：			监考时间：		

咽试子标本采集的操作相对简单，但以下两项请同学们高度重视：一是做好双向防护；二是注意取样的部位和咽拭子棒转动的时间，以确保取到准确的标本。

学而习

临床情境：陈女士，31岁。1周前外出参加会议，返回家中后出现发热(体温38.7℃)、咳嗽、咽痛。医嘱：采集咽拭子标本。

实训任务：请为陈女士采集咽拭子标本。

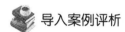 导入案例评析

案例8-3-1： 在新型冠状病毒肺炎发生前，普通大众对咽拭子采样还相对陌生。随着疫情的暴发和持续，咽拭子采样曾一度成为人们日常生活的一部分。

相信大家一定还记得，医生曾经为我们检查咽部时，都会嘱咐一句："张口，发'啊'音。"其用意是，张口发长"啊"时，悬雍垂上提，咽后壁会暴露得更清晰，这样有助于医生清楚地观察我们的咽部。同理，咽拭子采样时，被采样者发长"啊"时，有助于工作人员准确采样。

但疫情流行期间，被采样的人群中可能存在已感染新型冠状病毒的患者，当其发长长的"啊"音时，瞬间会产生大量的含有病毒的气溶胶和飞沫，从而增加采样医护人员和其他被采样者感染新型冠状病毒的风险。因此，进行新型冠状病毒核酸采样时，被采样者只需头后倾、张大嘴即可，不要求发长"啊"。

案例8-3-2： 随着智能手机的普及和社交网络的活跃，如今人们拿出手机随手拍个照、发段视频已成为生活的常态。但请知悉，未经当事人允许随意拍摄他人，并公开其肖像，属于违法行为。

在本案例中，尽管患者家属拍摄视频并无恶意，但在未征得护士同意的情况下擅自拍摄其操作过程，不仅可能侵犯护士的肖像权，还可能造成护士分神，使护理工作受到干扰。

因此，护理工作中如遇到未经自己允许的拍照、录像，护士们有权拒绝对方的无礼行为。但请注意沟通方式，如提醒"这里不让拍哦"，以机动灵活的方式婉言拒绝或让拍摄者自行删除。若对方置之不理或一意孤行，可寻求外力，如向医院保卫科、总值班汇报，在他们帮助下删除相关影像资料。必要时，还可寻求警方的帮助。

📖 **形成性评价**

(1~6题共用题干)柏先生,43岁,医生怀疑其感染新型冠状病毒,医嘱采集咽拭子标本。

1.护士为柏先生行口咽拭子采集,正确的采集部位是 　　　　　　　　　　　　(　)

A.咽后壁、扁桃体隐窝、侧壁　　　　　　　　B.舌根、咽后壁及扁桃体隐窝

C.舌头、口腔黏膜　　　　　　　　　　　　　D.舌根、悬雍垂

E.舌根、咽后壁

2.护士在给柏先生采集口咽拭子时,每个部位至少应擦拭几次 　　　　　　　(　)

A.1次　　　　　　　　　　B.2次　　　　　　　　　　C.3次

D.5次　　　　　　　　　　E.随意

3.采集咽拭子标本时,以下描述正确的是 　　　　　　　　　　　　　　　(　)

A.采集标本时动作灵敏而轻柔　　　　　B.采集前先漱口,以清除咽喉部杂质

C.嘱患者张口发"啊"音以充分暴露咽喉部　D.采集部位包括舌根、咽后壁等

E.该患者只需采集口咽拭子标本

4.护士为柏先生采集口咽拭子后,处理不正确的是 　　　　　　　　　　　(　)

A.咽拭子采集棒垂直插入试管

B.咽拭子采样棒头端不完全浸泡在保存液中

C.折断处断开咽拭子采集棒,拧紧盖子

D.咽拭子采集棒弃去部分弃于医疗垃圾袋

E.及时送检标本

5.护士为柏先生采集口咽拭子后,该标本在室温下放置时间不宜超过 　　　(　)

A.1h　　　　　　　　　　B.2h　　　　　　　　　　C.3h

D.4h　　　　　　　　　　E.5h

6.如果该标本已按时送达实验室,且24h内能够完成检测,期间可置于多少℃环境保存

　　　　　　　　　　　　　　　　　　　　　　　　　　　　　　　　(　)

A.0　　　　　　　　　　　B.4　　　　　　　　　　　C.−4

D.−8　　　　　　　　　　E.−20

(7~9题共用题干)周女士,30岁,畏寒,高热(口温40℃左右)数日,同时有咽痛、鼻塞、流涕。遵医嘱做咽拭子培养。

7.咽拭子标本采集最易出现下列哪项反应 　　　　　　　　　　　　　　　(　)

A.恶心　　　　　　　　　　B.头晕　　　　　　　　　　C.发热

D.心跳骤停　　　　　　　　E.腹痛

8.(续7)基于此,应告知患者采样前多少时间内避免进食 　　　　　　　　(　)

A.30min　　　　　　　　　B.1h　　　　　　　　　　C.2h

D.3h　　　　　　　　　　　E.4h

9.护士为该患者采集咽拭子标本时,无需准备的物品是 　　　　　　　　　(　)

A.咽拭子采样管　　　　　　B.快速手消毒剂　　　　　　C.听诊器

D.密封袋　　　　　　　　　E.压舌板

10.陈女士,48岁,疑口腔真菌感染,遵医嘱做咽拭子培养,其标本采集部位是 （   ）
A.溃疡面　　　　　　　B.软腭　　　　　　　　C.两侧腭弓
D.扁桃体　　　　　　　E.咽部

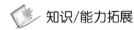

知识/能力拓展

参考答案

查肺炎支原体,取咽拭子还是抽血?

肺炎支原体是导致儿童社区获得性肺炎的重要病原菌,其病情轻重程度不一,部分重症患儿可因难治性肺炎支原体肺炎而导致严重后遗症,甚至危及生命。早期诊断、进行有效的治疗是减少重症病例的关键。

目前临床上检测肺炎支原体的方法有肺炎支原体培养分离、抗体检测、PCR技术(检测咽拭子标本中的支原体DNA)等。其中病原体培养分离是诊断肺炎支原体感染的"金标准",但由于检测耗时,容易耽误早期诊断和治疗,显然不适用于急性感染期患儿。

肺炎支原体IgG晚于IgM抗体出现,IgM抗体在肺炎支原体肺炎病程的早期(4～5天内)亦未产生。另外,年幼婴儿因产生抗体能力较弱,还可能出现IgM抗体检测的假阴性,而此时采集咽拭子标本检测支原体DNA的阳性率则相对比较高。因此,感染早期可采集咽拭子标本查支原体DNA,必要时可采用咽拭子支原体DNA检测联合抽血查IgM抗体。

护理小革新

临床中,现有的咽拭子标本采集操作需要医护人员使用一根长棉签对患者的口咽/鼻咽进行采样。采集过程中,由于拭子对咽部的刺激,常常有患者因咳嗽、恶心、打喷嚏而使飞沫溅出。若被检者为传染性疾病患者,大量含有细菌/病毒的飞沫、气溶胶可增加医护人员职业暴露及医院感染暴发的风险。

如何避免上述风险?请同学们课外以小组为单位(自由组合,每组6～7人)进行讨论,并设计一款防感染且同时兼具压舌、照明的咽拭子标本采集装置。

(沈　丽　杨菊琴　郑云慧)

项目九 危重症患者常用急救术

危重症患者是指那些病情严重,随时可能发生生命危险的患者。挽救危重症患者的生命是急救最基本的目的。

护士对临床常用急救技术的掌握程度将直接影响危重症患者抢救方案的实施和抢救成败。因此,护士需要熟练掌握临床常用急救术。本项目主要介绍心肺复苏、洗胃法、氧气吸入法、吸痰法(注:后两项详见项目五)。

任务一 心肺复苏

心肺复苏(cardiopulmonary resuscitation,CPR)是针对呼吸心跳停止的急危重患者紧急采取的促进心脏、呼吸有效功能恢复的措施,即应用胸外心脏按压形成暂时的人工循环以恢复心脏的自主搏动和血液循环,应用人工通气代替自主呼吸以恢复自主呼吸,达到促进患者苏醒和抢救生命的目的。

心肺复苏主要由三部分组成,包括基础生命支持、高级心血管生命支持和心搏骤停后的治疗。其中,基础生命支持又称现场急救,是采用徒手和(或)辅助设备来维持心搏骤停患者呼吸和循环的最基本抢救方法,其关键要点包括胸外心脏按压、开放气道、人工通气,有条件时可考虑实施电除颤治疗。

学习目标

1.知识与技能目标:能正确进行呼吸、心搏骤停的判断;能按照正确的方法进行成人胸外心脏按压和人工呼吸;能正确判断心肺复苏是否成功。

2.情感态度与价值观目标:从案例学习中体会"人道、博爱、奉献"的红十字精神,培养"时间就是生命"的急救意识和临危不乱、处变不惊、从容应对突发事件的心理素质;通过进社区开展"心肺复苏,救在身边"为主题的急救技能宣讲活动,增强公民责任意识和社会参与意识。

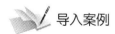 导入案例

案例 9-1-1 一瞬间

"感谢贵校培养出品德高尚的学生! 如果没有晓敏同学的挺身而出,我们都不敢想象后果……"这是中学生小海的家长为感谢护理专业大三学生晓敏同学的救人义举,向她所在学

校送上的一封感谢信。事情是这样的:

那是一个夏日的傍晚,晓敏和好友坐在返回宾馆的大巴上。正当大巴驶下高速时,细心的晓敏发现前排的一位男生躺在座椅上,呼吸急促,晓敏便问男生哪儿不舒服。此时的男生已说不出话,只是微弱地点点头。

晓敏将车窗微微打开以确保空气流通。正当晓敏准备转身拿矿泉水给男生时,发现他晕过去了。晓敏立即呼之,无反应,又迅即伸手摸了摸男生的颈动脉,搏动消失。她一边大声呼喊"司机快靠路边停车,有人晕过去了,赶紧拨打 120",一边果断把自己身上的防晒衣铺在车中央的空旷处,并让好友帮忙将男生平躺在衣服上,就地施行胸外心脏按压和口对口人工呼吸。

4 个循环后,男生渐渐睁开了眼睛,120 救护车也很快赶到了现场。晓敏一路护送男生到医院,接着又帮忙挂号缴费,一直忙到男生父母到达医院后才离开。

同学们,生命有时就在一瞬间。如果你们在院外碰到类似情形,是否也会像晓敏姐姐一样挺身而出?

案例 9-1-2　生死竞速

周先生,31 岁,身高 175cm,体重 100kg。最近他喜欢上了打羽毛球。

一个周六的下午,周先生约了好友到市体育馆打球。

刚打完一场,周先生突然倒地。幸好球馆里有几位医生也在打球,他们见状立马飞奔而去。发现周先生呼叫无反应、颈动脉搏动消失,他们迅速拨打 120、施行胸外心脏按压和人工呼吸。体育馆工作人员见状也马上取来了自动体外除颤仪(AED)。

在 120 救护车未到之前,现场人员轮流为周先生进行胸外心脏按压和口对口人工呼吸,期间用 AED 除颤 3 次。经过近 20min 的复苏,周先生终于转为自主心律。

120 救护车迅速将周先生转往附近的三甲医院。在距周先生倒地半个多小时后,他终于苏醒并能够说话了。

后经医院急诊冠脉造影,发现周先生心脏左前降支 80% 堵塞,予施行经皮冠状动脉介入治疗(percutaneous coronary intervention,PCI)。3 天后,周先生离开重症监护室转入心血管内科病房。

同学们,当你们读这则故事的时候,是否也为周先生捏了一把汗?周先生的故事对你们有何启发?

 主要知识点

1. 心搏骤停发生的原因

心搏骤停(cardiac arrest,CA)是指心脏有效射血功能的突然停止,是临床上最危重的急症。导致心搏骤停的原因主要分为心源性和非心源性两类。

心源性心搏骤停是由于心脏本身的病变所致。冠心病及其并发症是导致成人心搏骤停的最主要病因。

非心源性心搏骤停是因其他疾病或因素影响到心脏所致,如各种原因引起的呼吸停止、严重的电解质和酸碱平衡失调、严重创伤致低血容量等。这些病因可直接或间接影响心脏的电活动和生理功能,或引起心肌收缩力减弱、心输出量降低,或影响到心脏的自律性致心律失常,或引起冠状动脉灌注不足、心肌严重缺血缺氧等,并最终导致心搏骤停的发生。

2. 心搏骤停的诊断标准

(1)意识突然丧失,可伴有全身短暂性抽搐和大小便失禁。

(2)大动脉搏动消失。

(3)呼吸停止或先呈叹息样呼吸,继而停止。

(4)面色苍白或青紫,双侧瞳孔散大。

3. 心搏骤停后的紧急处理

(1)评估患者反应:呼之无反应,大动脉搏动消失,无呼吸。

(2)立即按铃呼叫医护团队准备抢救车和除颤仪。

(3)立即开始 30 次胸外心脏按压和 2 次人工呼吸的复苏周期。

(4)密切监测患者的颈动脉搏动,评价心肺复苏效果。

4. 心肺复苏术的目的

(1)通过实施基础生命支持技术,恢复患者的循环、呼吸功能。

(2)保证重要脏器的血液供应,尽快促进心跳、呼吸功能的恢复。

5. 现场 CPR 操作要点及注意事项

(1)胸外心脏按压部位、按压频率和按压深度要正确。成人按压部位在胸部正中(胸骨下半部);按压频率为 100～120 次/min,操作者以双音节进行数数,要求 15～18s 内完成按压 30 次;按压深度至少为 5cm,但不超过 6cm。

(2)胸外心脏按压方法要正确。注意两臂伸直,两肘关节固定不动,双肩位于双手的正上方。按压时,掌跟用力,手指离开胸壁,按压力度适当,避免发生胸骨、肋骨骨折。放松时,手掌根部既不要离开胸壁,也不要倚靠在患者胸壁上施加任何压力,以使胸廓充分回弹,保证充足的回心血量。按压和放松的时间大致相等。

(3)人工通气时,吹气量以胸廓上抬为准。一次吹气约 1s,避免过度通气。因为 CPR 期间,肺血流量大幅减少,为维持正常的通气/血流比例,通气量不宜过大。此外,通气量过大还可导致胃胀气,胃内容物反流,吸入性肺炎的风险加大。由于胃胀气,又可使膈肌抬高,限制肺的活动,从而降低呼吸系统的顺应性。

(4)在患者尚未置入高级气道时,按压与通气之比为 30∶2;当置入高级气道后,则每 6 秒给予 1 次通气,即每分钟 10 次。过频的通气将增加胸腔内压力,减少静脉回心血量,降低心输出量。

(5)注意事项:①分秒必争,就地抢救。现场急救应力争在心搏骤停后 4min 内进行,以提高抢救成功率。②判断患者有无反应时,摇动肩部不可用力过猛,以免加重损伤。判断时间不应超过 10s。③两人进行 CPR,应每 5 个循环或 2min 交换位置,避免长时间按压影响按压效果。交换应在 5s 内完成。④尽量减少中断,如除颤或安置人工气道时,中断不应超过 10s。

6. 判断心肺复苏有效的标志

(1)按压期间,每一次按压可以摸到一次大动脉搏动,说明按压有效。停止按压后,可触及颈动脉搏动,收缩压达 60mmHg 以上,说明患者自主循环已恢复。

（2）出现自主呼吸。

（3）瞳孔由散大开始回缩。

（4）末梢循环改善：患者面色、口唇、指甲及皮肤等色泽由发绀转为红润。

（5）有眼球活动、睫毛反射、对光反射出现，甚至手脚开始抽动，肌张力增加。

学而思

张女士，52岁，因"急性心肌梗死"收入院，紧急行冠脉造影，提示左前降支中段90%狭窄，左回旋支中段80%狭窄。入院不久，患者心电监护仪出现如下波形：

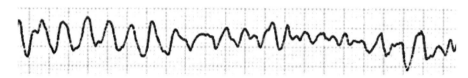

请思考：①上述心电图提示张女士发生了什么情况？②护士立即冲入病房，发现患者呼之不应，颈动脉搏动消失，无呼吸，此刻该如何施救？③胸外心脏按压的部位在哪里？按压频率是多少？按压深度是多少？④如何开放气道？⑤按压与通气之比是多少？⑥如何判断心肺复苏有效？何时判断？⑦若经过现场急救，张女士脉搏恢复，但无呼吸，接下来该如何处理？

实训指导

临床情境：李先生，65岁，诊断"急性心肌梗死"。刚入住病房不久，李先生在病床上突发心搏骤停。

实训任务：请紧急评估，即刻启动心肺复苏术。

1. 实训用物

除颤仪、抢救车、心脏按压板，必要时备脚踏凳。

2. 操作流程与语言沟通

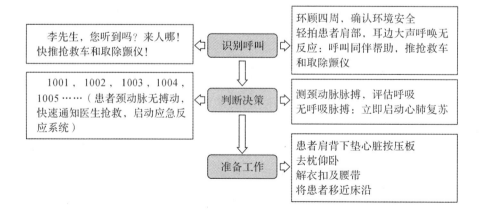

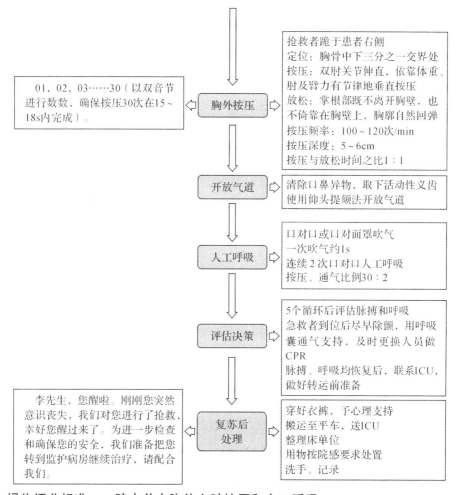

3. 操作评分标准——院内单人胸外心脏按压和人工呼吸

自评得分	互评得分

操作项目	操作标准	分值	扣分说明	扣分
礼仪要求 （4分）	工作衣帽鞋穿戴整齐,符合规范;指甲修剪	2	一项不符扣1分	
	仪表整洁,举止大方;礼貌称呼,自我介绍	2	一项不符扣1分	
评估决策 （10分）	评估周围环境,确保安全	2	未评估扣2分	
	判断患者状况、呼救: 观察面色	1		
	呼叫并轻拍双肩(或压迫眶上神经)	3	肩部摇动过猛扣3分	
	无反应:呼叫他人帮助,推抢救车和取除颤仪	1		
	看并说出呼救时间	1		
	判断脉搏、呼吸※:没有呼吸、脉搏,立即启动 心肺复苏术	4	判断时间>10s扣4分	

续表

操作项目	操作标准	分值	扣分说明	扣分
准备 (8分)	放置按压板 去枕仰卧 掀盖被,解衣扣,松腰带 将患者移近床沿,安放脚垫或跪于床上	2 2 2 2	一项不符扣2分	
胸外 心脏按压 (23分)	快速定位:胸骨中下三分之一交界处※	3	定位不清晰扣3分	
	按压手法※: 按压时:两臂伸直,两肘关节固定不动,双肩位于双手正上方,掌跟用力,手指离开胸壁,力度适当 放松时:掌根部既不要离开胸壁,也不倚靠在胸壁上,使胸廓充分回弹 按压和放松时间大致相等	4 3 2	按压姿势或手法不标准扣1分/次 按压未充分回弹扣1分/次	
	按压频率:100~120次/min※	3	频率不符扣1分/次	
	按压深度:5~6cm※	3	深度不符扣1分/次	
	胸外按压中断时间限制在10s以内	5	中断超过10s扣5分	
开放气道 (5分)	检查口、鼻腔有无分泌物或异物 清除口鼻可视异物※,取下活动性义齿 使用仰头提颏法开放气道※:一手小鱼际置患者前额,用力向后压使其头部后仰,另一手食指、中指置于下颌骨下方,将颏部向前上抬起	1 1 3	开放气道手法不准确扣3分	
人工呼吸 (15分)	口对口或口对面罩吹气: 患者口鼻部盖一单层纱布/隔离膜 用保持头后仰的拇指和食指捏住患者鼻孔 深吸一口气后屏气,双唇包住患者口部(不留空隙)用力吹气,一次吹气约1s※ 吹气毕,松开捏鼻孔的手,头稍抬起,侧转换气,同时观察胸部复原情况 连续2次口对口人工呼吸 按压、通气比例30:2	1 2 5 3 2 2	吹气时间过短或过长扣1分,潮气量过大或过小扣2分	
评价决策 (10分)	5个循环后评估脉搏、呼吸恢复情况 急救者到位后,尽早除颤,用呼吸囊通气支持,及时更换人员予高质量CPR(口述) 有脉搏,无呼吸:每6~8s一次人工呼吸,直至高级气道建立(口述) 脉搏、呼吸均恢复:判断患者反应,并联系ICU,做好转运前准备(口述)	4 2 2 2	评估缺项扣2分/项 口述不正确扣2分/项	

续表

操作项目	操作标准	分值	扣分说明	扣分
复苏后处理（10分）	说出抢救成功时间	2	一项不符扣2分	
	协助患者穿好衣裤，予心理支持	2		
	搬运至平车，送ICU（口述）	2		
	整理床单位，用物按院感要求处置	2		
	洗手、记录	2		
综合评价（15分）	临床思维：具有安全意识，能结合案例评估，并根据评估结果适当改进操作过程，操作中能灵活处理有关情况	4	酌情扣分	
	体现人文关怀：具有同理心，尊重患者感受，适时与患者/家属沟通，及时满足需要	4	酌情扣分	
	健康教育：内容有针对性，语言通俗易懂	3	酌情扣分	
	操作规范＊，动作敏捷、熟练、准确，时间适宜	4	酌情扣分	
标有※为关键指标	出现下列任意一条判定不及格：			
	①动作缓慢，判断脉搏、呼吸超时，30s内没有实施心脏按压和人工呼吸			
	②按压位置、力度不正确，造成胸骨、肋骨骨折			
	③未开放气道			
	④人工呼吸时，患者胸廓无起伏			
	⑤操作程序混乱，动作不熟练			
总分	100	得分		
监考老师（签名）：		监考时间：		

　　同学们，在实施心肺复苏前，一定要先环顾四周，确认周围环境安全后方可施救。实施过程中，应重视胸外心脏按压的手法、力度、施救者体力等因素，因为这些因素很大程度上决定了救援质量，关乎被施救人的生命能否延续。有家属陪伴者，应及时与家属沟通，给予家属心理支持。

学而习

　　临床情境：张先生，60岁，拟"心绞痛"收住入院。今天上午在病房走廊行走时，突发意识丧失，晕倒在地，恰巧被巡视病房的护士发现。经查，患者颈动脉搏动消失，即刻启动心肺复苏术。

　　实训任务：请立即为张先生施行胸外心脏按压和人工呼吸。

单人心肺复苏术

院内双人心肺复苏术

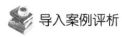 导入案例评析

　　生活中最危急的情况莫过于心搏骤停了，心搏骤停在各种场合时有发生。心脏一旦停止跳动，心脏泵血的功能即刻丧失，血液就会因失去推动循环的动力而停止流动，从而造成

全身各组织器官缺血、缺氧。

脑组织对缺血、缺氧最敏感,因而也最先受到损害。一般心搏骤停发生后的几秒钟内,由于脑血流量急剧减少,患者即可发生意识丧失,伴局部或全身抽搐。停搏 60s 左右可出现瞳孔散大。停搏 4～6min,脑组织即可发生不可逆的损害。因此,当心搏骤停发生后,时间就是生命! 及时、正确胸外心脏按压、人工呼吸、AED 除颤是抢救心搏骤停患者的关键。

案例 9-1-1、案例 9-1-2 中的被施救者小海和周先生无疑是幸运的,在他们心搏骤停发生时,都遇上了热心且懂得急救技术的医护人员。他们在第一时间为被施救者启动了高质量的心肺复苏。

这些在他人危急时刻勇于出手救人的医护人员,用行动展示了当代医护工作者的高尚情操和社会责任感,弘扬了社会主义核心价值观。他们是好样的,是英雄,是我们学习的榜样!

令人遗憾的是,在我们的生活中,很多人并没有如小海和周先生那样幸运。他们往往因身边人不懂如何科学施救而错失救治时机,从而导致悲剧的发生。在此,老师建议同学们能够利用业余时间积极参与红十字志愿服务活动,到大众中去普及心肺复苏、AED 除颤等常用急救技术,帮助更多的人正确识别心搏骤停,掌握正确的心肺复苏和 AED 除颤方法。

在**案例 9-1-2** 中,周先生的体重指数达 32.65,很年轻(31 岁),但心脏左前降支已有80%堵塞,提示该患者可能存在不健康的生活方式。因此,在此老师提醒大家,日常要养成健康的生活方式,同时也希望大家能够成为健康生活方式的传播者。

形成性评价

(1～15 题共用题干)章大伯,59 岁,工作中不小心触电晕倒在地,意识丧失,大动脉搏动消失,自主呼吸停止,发绀,瞳孔散大。

1. 该患者出现了什么问题 ( )

A. 心搏骤停   B. 脑疝   C. 心功能衰竭

D. 呼吸衰竭   E. 肝功能衰竭

2. 判断上述问题的主要依据是 ( )

A. 神志突然丧失   B. 大动脉搏动消失   C. 呼吸停止

D. 瞳孔散大   E. 发绀

3. 该患者现场救护的黄金时间是倒地后 ( )

A. 4min 内   B. 8min 内   C. 10min 内

D. 15min 内   E. 30min 内

4. 该患者应立即采取下列哪项措施 ( )

A. 按压人中   B. 心肺复苏   C. 迅速转运

D. 气管插管   E. 静脉输液

5. 现场 CPR 包括三个步骤,其中 A 是 ( )

A. 人工循环   B. 人工呼吸   C. 开放气道

D. 胸外按压   E. 动脉注射

6. 对该患者进行 CPR,应遵循的步骤是 （　　）

A. A-C-B 　　　　　B. C-B-A 　　　　　C. B-A-C

D. C-A-B 　　　　　E. B-C-A

7. 为该患者胸外心脏按压时,按压者双手放置位置是 （　　）

A. 胸骨上半部 　　　B. 胸骨中部 　　　C. 胸骨中上部

D. 胸骨中下三分之一交界处　　E. 剑突

8. 为该患者胸外心脏按压的频率为 （　　）

A. 100～120 次/min 　　B. 100～140 次/min 　　C. 80～100 次/min

D. 60～80 次/min 　　E. 60～100 次/min

9. 为该患者胸外按压深度为:胸骨下陷 （　　）

A. 4～5cm 　　　B. 5～6cm 　　　C. 6～7cm

D. 3～4cm 　　　E. 7～8cm

10. 每 30 次胸外心脏按压一般控制在多少时间 （　　）

A. 10～12s 　　　B. 12～14s 　　　C. 15～18s

D. 20～22s 　　　E. 22～24s

11. 对该患者进行 CPR,打开气道的最常用方式为 （　　）

A. 仰头提颏法 　　B. 推举托颌法 　　C. 托颌法

D. 环状软骨压迫法　　E. 以上都不对

12. 心肺复苏时,为避免过度通气,一次吹气时间持续多久 （　　）

A. 0.5s 　　　B. 1s 　　　C. 2s

D. 3s 　　　E. 以上都不对

13. 单人施救时,胸外心脏按压和人工呼吸比例为 （　　）

A. 30∶2 　　　B. 15∶2 　　　C. 30∶1

D. 15∶1 　　　E. 以上都不对

14. 心肺复苏过程中,因检查脉搏、治疗等中断胸外心脏按压时间应限制在 （　　）

A. 5s 以内 　　　B. 10s 内 　　　C. 12s 内

D. 15s 内 　　　E. 20s 内

15. 抢救过程中,章大伯心电图提示室颤。终止心室颤动最迅速、有效的方法是 （　　）

A. 人工呼吸 　　　B. 连续心前区捶击 　　　C. 电击除颤

D. 胸外心脏按压 　　　E. 立即静脉注射胺碘酮

知识/能力拓展

腹部提压心肺复苏法

参考答案

心搏骤停因其突发性、致命性而成为人类共同面临的"死敌"。由于传统标准心肺复苏(STD-CPR)实施时受到胸外按压禁忌证的限制,加之实施 STD-CPR 过程中部分患者存在肋骨或胸骨骨折、肺损伤等风险,因而影响了心搏骤停患者 CPR 的成功率。

腹部提压心肺复苏（AACD-CPR）是针对胸外按压禁忌证患者，通过对心搏骤停患者提拉与按压腹部，改变腹内压力使膈肌上下移动，进而改变胸腔压力发挥"腹泵"和"胸泵"等多泵效应，达到建立人工循环与呼吸的目的。

根据施救空间以及被施救者是否能平卧、是否存在呼吸支持、有无联合胸外按压等情形，AACD-CPR 可分为标准化、多元化和个体化等操作方法。以下以 AACD-CPR 标准化操作方法为例进行介绍。

AACD-CPR 标准化操作方法适用于有适度空间的医疗场所。具体步骤如下：①施救者跪在患者一侧（身体中线垂直于患者肚脐与剑突中点连线），双手抓紧仪器手柄；②启动仪器，将仪器置于患者的中上腹部自动吸附；③根据指示以 100 次/min 的速率进行腹部提压，上提力度为 10～30kg，下压力度为 40～50kg。提压过程中，操作者肘关节不可弯曲；提压时仪器面板要与患者平行，垂直提压，避免前后左右晃动；④操作完毕，施救者双手指按压吸附处皮肤，移除仪器。

当心搏骤停患者无胸外按压禁忌证时可协同运用 AACD-CPR 与 STD-CPR 技术，AACD-CPR 可以对 STD-CPR 的抢救环节进行协同加强，提高 CPR 的效率和效果。

当心搏骤停患者存在胸外按压禁忌证时，可运用 AACD-CPR 方法。开放气道、协助呼吸、建立循环、放置电极贴片、除颤时无需停止按压，可有效提高心搏骤停患者 CPR 的成功率。

护理小课堂

心肺复苏是抢救心搏骤停患者的重要技术，已成为全世界第一救命技术。但每年有很多因触电、溺水、心脏原因等导致心搏骤停的人却因周围人们急救知识的缺乏而错失了最佳救治时机。因此，增强公民急救意识，普及心肺复苏技术是一件十分重要而有意义的事。

请同学们课外以小组为单位（自由组合，每组 6～7 人），进社区开展"心肺复苏，救在身边"为主题的急救技能宣讲活动。

（黎梦笋　郑云慧　王艳萍）

任务二　洗胃

洗胃（gastric lavage）是将胃管插入患者胃内，反复注入和吸出一定量的液体，从而清除胃内未被吸收的毒物或刺激物的一种灌洗方法，临床常用于急性食物或药物中毒患者的救治。

学习目标

1. 知识与技能目标：能够准确把握洗胃的适应证和禁忌证；能根据患者病情、所服毒物的种类、医院现有设备等，正确选择洗胃方法和洗胃溶液；能遵循操作规程正确、规范地为急性中毒患者实施洗胃术。

2. 情感态度与价值观目标：从案例学习中，正确认识生命的意义和价值，树立"敬业、奉献、人本、专注、协作"的职业精神,养成依法施护的行为习惯。通过小组学习,培养团队合作精神和创新意识。

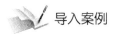　导入案例

案例 9-2-1　抉择

2022 年春天的一个下午,急诊室收治了一名服毒昏迷的少女。这是少女第三次选择轻生。她的母亲由于赌气拒绝签署洗胃知情同意书。

同学们,假如此刻你是值班护士,你会如何处理?

案例 9-2-2　生命的奇迹

下午 3 时多,医院急诊科李护士接到 120 急救电话:"一名口服百草枯 20ml 的 35 岁男性患者将马上到达你院。"

"百草枯中毒?!!!"听完李护士的复述,急诊医生又重复了一遍。不是没有听清,而是深知百草枯的毒性。

还来不及多想,患者很快就被送入了急诊 ICU。立即建立静脉通路、告病危、签署洗胃知情同意书、活性炭洗胃。

当医生仔细询问完病史、完成体格检查后,护士又遵医嘱予大剂量激素及环磷酰胺行冲击治疗,并创新性地使用了面罩呼吸。同时,又与血透室医护人员联系,给予床旁血液透析及灌流治疗。

一周后,患者的生命体征终于平稳。胸部 CT 复查显示:肺部仅少量渗出,未出现肺纤维化表现。患者被转至内科病房继续观察、治疗,期间患者一度出现了转氨酶升高(860 U/L),经调整用药后,患者的肝功能逐渐恢复正常。

在内科病房住院期间,医护人员与患者进行了多次沟通和心理疏导。患者的心结被打开了,更加积极地配合治疗。

在多次检验、复查胸部 CT 未见异常后,患者顺利出院了。出院当天,家属送来了锦旗表达谢意:"特别感谢你们! 你们真了不起! 是你们给了我儿子第二次生命!"

读到故事的结尾,同学们是否也为患者的重生而高兴?

　主要知识点

1. 洗胃的目的

(1)解毒:用于急性食物或药物中毒。通过灌洗清除胃内毒物或刺激物,减少毒物吸收;还可利用不同的对抗剂进行中和解毒。服毒后 4～6h 内洗胃最有效。

(2)减轻胃黏膜水肿:用于幽门梗阻患者。通过洗胃,减轻潴留物对胃黏膜的刺激,减轻胃黏膜水肿、炎症。

2. 洗胃的禁忌证

口服强酸强碱等强腐蚀性毒物、肝硬化伴食管胃底静脉曲张、近期有上消化道出血、胃

穿孔患者禁忌洗胃。

3. 常用的洗胃溶液

(1)氰化物中毒:用3％过氧化氢溶液催吐,1:15000～1:20000高锰酸钾溶液洗胃。

(2)有机磷农药中毒:①敌敌畏:用2％～4％碳酸氢钠溶液或1:15000～1:20000高锰酸钾溶液洗胃。②1605、1059、4049:用2％～4％碳酸氢钠溶液洗胃。禁忌高锰酸钾溶液洗胃,否则可氧化成毒性更强的物质。③敌百虫:用1:15000～1:20000高锰酸钾溶液洗胃。禁忌碳酸氢钠溶液洗胃,因为敌百虫遇碱性药物可分解出毒性更强的敌敌畏。

(3)巴比妥类(安眠药)中毒:用1:15000～1:20000高锰酸钾溶液洗胃、硫酸钠导泻,禁忌硫酸镁导泻。尽管硫酸钠、硫酸镁均可在肠道内形成高渗透压,阻止肠道水分和残存的巴比妥类药物的吸收,促其尽早排出体外,但硫酸钠对心血管和神经系统没有抑制作用,不会加重巴比妥类药物的中毒。

(4)灭鼠药中毒:①抗凝血素类(敌鼠钠等):用温水洗胃,硫酸钠导泻。②有机氟类(氟乙酰胺等):用0.2％～0.5％氯化钙或淡石灰水洗胃,硫酸钠导泻。③无机化合物类(磷化锌):用1:15000～1:20000高锰酸钾溶液或0.2％硫酸铜溶液洗胃。由于磷化锌易溶于油类物质,忌用脂肪性食物。

(5)发芽马铃薯中毒:用1％活性炭悬浮液。

4. 洗胃方法及注意事项

(1)常用方法:①口服催吐。②全自动洗胃机洗胃。

(2)洗胃液的温度:以25～38℃为宜。水温过高可致血管扩张,血液循环加速,增加毒物的吸收。水温过低,可刺激胃壁,促进胃肠蠕动,加速毒物进入小肠,同时冷刺激还可引起患者寒战不适。

(3)洗胃液的量:服毒患者洗胃所需液体总量依毒物性质及服毒量而定,至少2～5L,有时可达6～8L。每次洗胃液量300～500ml。当洗出液转为清亮,可结束洗胃。

(4)洗胃注意事项:①洗胃前充分评估洗胃获益与风险。注意了解患者中毒情况,包括中毒时间、途径、毒物种类、性质、量等。②准确把握洗胃禁忌证和适应证。当患者吞服强酸、强碱等腐蚀性物质时,禁忌洗胃,可迅速予口服物理性对抗剂(如牛奶、豆浆、蛋清、米汤等)以保护胃黏膜。昏迷、严重心肺疾病患者洗胃应谨慎。③急性中毒清醒病例,应紧急采用口服催吐法,必要时进行洗胃,以减少毒物的吸收。插管动作应轻、快,切勿损伤食管黏膜或误入气管。④中毒物质不明时,及时抽取胃内容物送检,先用温开水或者生理盐水洗胃。待毒物性质明确后,再合理选择对抗剂洗胃。⑤为服用有机磷等农药的患者洗胃时,参与抢救者须采取防护措施,确保自身安全。⑥注意灌入量与吸出量的平衡。一次洗胃液量过多可致胃内液体反流致窒息、急性胃扩张、迷走神经兴奋致反射性心搏骤停等并发症。⑦洗胃过程中注意观察患者的生命体征、意识、瞳孔、面色、口鼻腔黏膜情况、口中气味及水中毒、低钾血症、低氯性碱中毒等洗胃并发症。若患者感觉腹痛、吸引出血性液或出现休克、呼吸困难等现象,应立即停止洗胃,通知医生,并采取急救措施。⑧有机磷农药中毒患者洗胃后留置胃管24h。⑨洗胃后观察患者中毒症状有无得到缓解或控制。对服毒自杀者,注意保守秘密和隐私,并耐心劝导,做好针对性心理支持,帮助其改变认知。

学而思

孙女士,35岁,与其父争吵后服毒自杀,1h后被家人发现紧急送往医院。入院时意识尚清,但拒绝告知所服毒物。

请思考:①应迅速采用何种方法帮孙女士解毒?②何种情况下禁忌洗胃?③如果为孙女士洗胃,自口腔插入胃管的长度是多少?如何测量?如何确认胃管在胃内?④在服毒物质不明时,应选择何种洗胃溶液?洗胃液温度多少合适?每次洗胃液的量是多少?如果每次洗胃液量过多会出现哪些问题?⑤毒物鉴定发现,孙女士所服毒物为灭鼠药磷化锌,此时应为其选择何种洗胃溶液?⑥洗胃过程中,护士应重点观察哪些方面?⑦如果洗胃过程中遇上停电,护士该如何处理?⑧洗胃过程中,护士发现洗胃机进液多、出液少,并且孙女士突然开始呕吐,吐出大量洗胃液,此时护士又该如何处理?⑧洗胃后,孙女士哪些食物暂时不可食用?为什么?

 实训指导

临床情境:张女士,42岁,因与婆婆争吵,一气之下口服乐果。2h后,出现腹痛、头晕,家人发现后立即将其送往当地医院急诊室。医嘱:洗胃。

实训任务:请评估张女士病情、所服毒物种类,并选择合适的洗胃溶液紧急为张女士洗胃。

1. 实训用物

(1)全自动洗胃机及附件(进水管、出水管、进胃管)、洗胃溶液(遵医嘱根据毒物性质配制,总量10000~20000ml,温度25~38°)。

(2)治疗车上层:治疗盘内置无菌洗胃包、液体石蜡、棉签、塑料围裙、胶布、牙垫、咬口器、止血钳、试管、手电筒、听诊器、手消毒剂,必要时备开口器、压舌板、舌钳。

(3)治疗车下层:有刻度的水桶和污物桶、黑色和黄色两种垃圾袋。

2. 操作流程与语言沟通

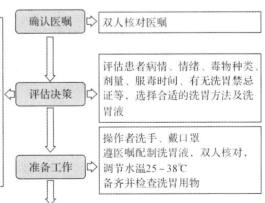

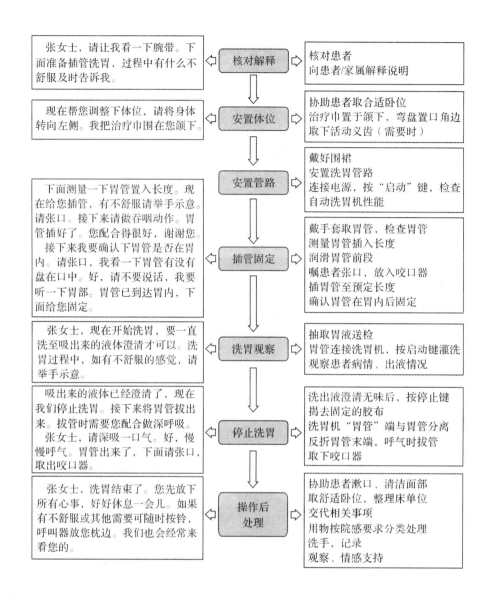

张女士，请让我看一下腕带。下面准备插管洗胃，过程中有什么不舒服及时告诉我。

核对解释 → 核对患者
向患者/家属解释说明

现在帮您调整下体位，请将身体转向左侧。我把治疗巾围在您颌下。

安置体位 → 协助患者取合适卧位
治疗巾置于颌下，弯盘置口角边
取下活动义齿（需要时）

安置管路 → 戴好围裙
安置洗胃管路
连接电源，按"启动"键，检查自动洗胃机性能

下面测量一下胃管置入长度。现在给您插管，有不舒服请举手示意。请张口。接下来请做吞咽动作。胃管插好了。您配合得很好，谢谢您。
接下来我要确认下胃管是否在胃内。请张口，我看一下胃管有没有盘在口中。好，请不要说话，我要听一下胃部。胃管已到达胃内，下面给您固定。

插管固定 → 戴手套取胃管，检查胃管
测量胃管插入长度
润滑胃管前段
嘱患者张口，放入咬口器
插胃管至预定长度
确认胃管在胃内后固定

张女士，现在开始洗胃，要一直洗至吸出来的液体澄清才可以。洗胃过程中，如有不舒服的感觉，请举手示意。

洗胃观察 → 抽取胃液送检
胃管连接洗胃机，按启动键灌洗
观察患者病情、出液情况

吸出来的液体已经澄清了，现在我们停止洗胃。接下来将胃管拔出来。拔管时需要您配合做深呼吸。
张女士，请深吸一口气。好，慢慢呼气。胃管出来了，下面请张口，取出咬口器。

停止洗胃 → 洗出液澄清无味后，按停止键
揭去固定的胶布
洗胃机"胃管"端与胃管分离
反折胃管末端，呼气时拔管
取下咬口器

张女士，洗胃结束了。您先放下所有心事，好好休息一会儿。如果有不舒服或其他需要可随时按铃，呼叫器放您枕边。我们也会经常来看您的。

操作后处理 → 协助患者漱口、清洁面部
取舒适卧位，整理床单位
交代相关事项
用物按院感要求分类处理
洗手，记录
观察、情感支持

3. 操作评分标准——全自动洗胃机洗胃术

自评得分	互评得分

操作项目	操作标准	分值	扣分说明	扣分
礼仪要求（4分）	工作衣帽鞋穿戴整齐,符合规范;指甲修剪	2	一项不符扣1分	
	仪表整洁,举止大方;礼貌称呼,自我介绍	2	一项不符扣1分	

操作项目	操作标准	分值	扣分说明	扣分
评估决策 （6分）	确认医嘱有效。结合案例评估患者病情、情绪、口腔黏膜及有无活动义齿；了解毒物种类、剂量、服毒时间、有无洗胃禁忌证等	3	评估未结合案例酌情扣2～3分	
	根据评估结果，制订正确的洗胃计划（如确认是否洗胃及选择洗胃液；昏迷或生命体征异常者，先行气管插管再洗胃）	3	决策与评估结果不符扣2～3分	
准备 （10分）	环境符合要求，规范洗手、戴口罩	2	一项不符扣1分	
	双人核对洗胃液，遵医嘱配制洗胃液，调节水温25～38℃	3	未双人核对扣1分，未测温扣1分	
	根据患者情况及医院条件准备用物，做到用物齐全，放置合理	5	物品准备不当、缺项扣1分/项；放置不合理扣1分	
操作过程 （55分）	核对、解释、正确指导※ 清醒患者取坐位或左侧卧位，昏迷患者予去枕平卧，头偏向一侧 铺治疗巾于患者颌下，弯盘置口角边 取下活动义齿（需要时）	4 3 2 1	未解释扣2分 一项不符扣1分	
	戴好围裙 安置洗胃管路："进液管"管端置于洗胃液桶内，管口浸没液面下；"胃管"管端，与引流袋连接置于治疗车上；"排液管"管端置于污水桶内，污物桶置床头下 连接电源，按"启动"键，检查机器性能	1 2 1	一项不符扣1分	
	插胃管： 戴手套、取胃管、检查胃管是否通畅 测量插入长度（前额发际至剑突的距离＋10cm） 用液体石蜡润滑胃管前段（插入长度的1/3） 嘱患者张口，放入咬口器（不能配合者使用开口器和压舌板） 插管：方法正确，深度适宜（自口腔插入约55～60cm）※	3 3 1 1 4	一项不符扣1分 测量方法不当扣3分 插管方法不当扣3分，深度不合适扣2分	
	证实胃管在胃内※（三种方法） 用胶布固定胃管	3 2	未抽吸胃液扣2分	
	灌洗： 抽吸胃内容物，留取标本送检 将胃管连接洗胃机洗胃，灌洗方法正确※ 灌洗液量适当 灌洗彻底※ 观察病情及出液情况	3 5 3 3 3	未抽吸扣2分 灌洗方法不当扣4分 观察不全扣1～2分	

续表

操作项目	操作标准	分值	扣分说明	扣分
	拔管： 待洗出液澄清无味后，按"停止"键 如需反复洗胃，遵医嘱保留胃管，并接一次性胃肠减压器（口述） 停止洗胃，揭去固定的胶布 将洗胃机的"胃管"管端与胃管分离 反折胃管，呼气时拔出 取下咬口器	1 1 1 1 2 1	方法不当扣1分	
	协助患者漱口、清洁面部 帮助患者取舒适卧位，整理床单位	1 2	一项不符扣1分	
操作后处理 （10分）	清理用物，清洁洗胃机的三管（将进液管、胃管、排液管同时放入含氯消毒液中，按"启动"键，自动清洗各管腔30min；然后将洗胃机"胃管"管端与引流袋连接，"进液管"管端置清水桶内，"排液管"管端置污水桶内，清水2000ml反复冲洗），最后将胃管、排液管同时提出水面，待机器内的水完全排尽后关机，放置固定地点备用	3	处置不当扣1分/项	
	交代注意事项 洗手、记录 观察、情感支持（口述）	1 2 1	一项不符扣1分	
综合评价 （15分）	临床思维：具有安全意识，能结合案例评估，并根据评估结果适当改进操作过程，操作中能灵活处理有关情况	4	酌情扣分	
	体现人文关怀：具有同理心，尊重患者感受，适时与患者/家属沟通，及时满足其需要	4	酌情扣分	
	健康教育：内容有针对性，语言通俗易懂	3	酌情扣分	
	操作规范*，动作敏捷、熟练、有条不紊	4	酌情扣分	
标有※为 关键指标	出现下列任意一条判定不及格：			
	①两次以上插管失败			
	②造成患者不必要的身体伤害			
	③未正确指导患者或言语不当，造成患者情绪伤害			
	④操作程序混乱，动作不熟练			
总分	100	得分		
监考老师（签名）：		监考时间：		

同学们,大多数洗胃的患者是因受到精神上的打击或遭遇多种挫折、思想负担重、心理承受能力差、产生绝望轻生的情绪而服毒自杀。因此,洗胃成功后,我们应与患者进行深入的沟通,在保守其秘密、尊重其隐私权的同时,做好针对性的心理支持。

学而习

临床情境:顾先生,45 岁,因家庭琐事与家人发生争吵后口服地西泮数十片。家属发现后迅速拨打"120"急救电话,并紧急送往医院急诊科。入院时意识清醒,经全面评估后,医嘱予洗胃等治疗。

实训任务:请评估顾先生病情、所服毒物种类,并选择合适的洗胃方法、溶液紧急为顾先生洗胃。

自动洗胃机洗胃

 导入案例评析

案例 9-2-1:随着我国法律制度的逐渐完善和人们维权意识的不断增强,知情同意权已越来越被患方所重视。

《中华人民共和国民法典》第一千二百一十九条规定:医务人员在诊疗活动中应当向患者说明病情和医疗措施。需要实施手术、特殊检查、特殊治疗的,医务人员应当及时向患者具体说明医疗风险、替代医疗方案等情况,并取得其明确同意;不能或者不宜向患者说明的,应当向患者的近亲属说明,并取得其明确同意。与此同时,《中华人民共和国民法典》第一千二百二十条规定了未尽说明义务免责的情形:第一,必须是抢救生命垂危患者的紧急情况,不立即实施相应的医疗措施患者就有生命危险;第二,必须是不能取得患者或其近亲属意见的情况;第三,必须经过医疗机构负责人或者授权负责人批准;第四,必须是治疗本病相应的医疗措施。以上 4 个条件需同时满足。

洗胃术是临床抢救服毒患者的一项重要急救技术,同时也是一项侵入性操作。依据《民法典》规定,实施洗胃操作前需取得患者或家属的知情同意。

由于本案例中的患者为昏迷者,无法取得其本人的意见,因而只能取得其代理人(患者母亲)的意见。但患者的母亲由于正在赌气,拒绝签署洗胃知情同意书。很明显,患者代理人的行为会直接损害患者的生命利益。

在此情形下,医护人员一方面要向家属充分交代风险,强调洗胃对抢救生命的必要性;另一方面,如家属仍拒绝签署知情同意书,医护人员应告知医疗机构负责人,同时做好应急准备,待医疗机构负责人批准后即刻予以洗胃。

此外,本案例中的少女已有屡次自杀的行为,说明导致其自杀的根本原因/问题依然存在。即使本次救治成功了,患者还有可能再次出现自杀行为。因此,若本次能够救治成功,医护人员有必要与患者进行一次深入的沟通,在理解、接纳其负面情绪的基础上,让其宣泄不良情绪,进而了解其自杀原因或存在问题,给予诚恳、细致的关怀和耐心疏导,帮助其重拾生活的信心。同时,告知家属给予患者更多的关心和心理安慰,让患者感受到家庭的温暖,从中获取自信和力量。若患者为抑郁症者,需及时请心理科医生给予专业的心理或药物干预。

案例 9-2-2:百草枯是一种高效能除草剂。对人体具有很强的毒性,百草枯中毒的患者病死率极高,目前无特效解毒剂。

无疑,本案例中的患者是幸运的。其成功获救主要基于以下4点:一是医护人员有一颗敬畏生命、尊重生命的心。尽管百草枯中毒没有特效解毒药,但只要患者一息尚存,医护人员绝不轻言放弃。二是多学科团队协作。正因为有急诊科、血透室医护人员的共同努力,才使得患者体内的毒物被尽早地清除。三是创造性地使用面罩呼吸。通过使用面罩减少患者氧气吸入,从而减少其体内氧自由基的形成,减轻肺损伤。四是注重人文关怀。通过加强与患者的沟通,打开了患者心结,帮助其重拾生活的信心。

通过以上案例的学习,同学们从中收获了什么?

形成性评价

(1~4题共用题干)周女士,38岁,与家人争吵后服毒被送往医院急诊室。患者处于昏迷状态,所服毒物性质不明。

1.诊断该患者昏迷深浅程度最具价值的指标是　　　　　　　　　　　（　　）

A. 生命体征　　　　　　　B. 瞳孔　　　　　　　　C. 肌张力

D. 面容　　　　　　　　　E. 对疼痛刺激的反应

2.护士正确的处理措施是

A. 禁忌洗胃　　　　　　　　　　B. 向家属问清毒物名称后再洗胃

C. 观察后再决定是否洗胃　　　　D. 待清醒后再洗胃

E. 先抽出胃内容物送检,再洗胃

3.在服毒物质不明时,该患者洗胃溶液选用　　　　　　　　　　　　（　　）

A. 1:15000 高锰酸钾　　　　　　B. 生理盐水

C. 2%碳酸氢钠　　　　　　　　　D. 1%硫酸铜

E. 蛋清水

4.下列哪种药物中毒时禁忌洗胃　　　　　　　　　　　　　　　　　（　　）

A. 敌敌畏　　　B. 磷化锌　　　C. 氰化物　　　D. DDT　　　E. 浓盐酸

(5~7题共用题干)刘××,22岁,因抑郁症服安眠药自杀。正在服药时被家长发现,15min后送至医院急诊科。经询问,已服用10粒安眠药。

5.该患者可采用以下何种方法迅速解毒　　　　　　　　　　　　　（　　）

A. 催吐　　　B. 洗胃　　　C. 导泻　　　D. 利尿　　　E. 注射药物

6.(续5)该患者每次洗胃液量为多少毫升合适　　　　　　　　　　　（　　）

A. 100~200　　B. 200~250　　C. 300~500　　D. 600~700　　E. 700~800

7.(续5)该患者洗胃液的合适温度是

A. 20~24℃　　B. 25~38℃　　C. 39~41℃　　D. 42~45℃　　E. 46~48℃

(8~14题共用题干)刘大伯,农民,因夫妻争吵服毒自杀。家人发现其频繁呕吐,随之抽搐,紧急送往医院急诊科。查体:唾液多,心率缓慢,双侧瞳孔缩小,呈浅昏迷状态。

8.该患者最可能的诊断是　　　　　　　　　　　　　　　　　　　（　　）

A. 破伤风　　　　　　　B. 安眠药中毒　　　　　　C. 有机磷中毒

D. 脑血管意外　　　　　E. 低血钾

9.（续8）此种情形下,患者一个突出的表现是 （ ）

A. 恶心、呕吐 　　　　　　　　B. 呼吸困难

C. 呼出气体有特殊蒜臭味 　　　D. 兴奋、躁动

E. 腹痛、腹泻

10. 如果检测发现是乐果中毒,下列哪项措施不正确 （ ）

A. 脱去污染衣物 　　　　　　　B. 清除呼吸道分泌物

C. 给氧 　　　　　　　　　　　D. 高锰酸钾溶液洗胃

E. 监测生命体征

11. 如果检测发现是敌百虫中毒,忌用碱性药物洗胃是因为 （ ）

A. 可增加毒物的溶解度 　　　　B. 可抑制毒物排出体外

C. 可抑制心血管和神经系统 　　D. 可损伤胃黏膜

E. 可生成毒性更强的敌敌畏

12. 该患者在服毒后多少时间内洗胃最有效 （ ）

A. 48h 内 　　B. 24h 内 　　C. 12h 内 　　D. 8h 内 　　E. 4~6h 内

13. 该患者洗胃时选择何种体位 （ ）

A. 坐位 　　　　　　B. 半坐位 　　　　　　C. 左侧卧位

D. 右侧卧位 　　　　E. 端坐位

14. 洗胃过程中,护士发现患者洗出液为血性液体。正确的处理是 （ ）

A. 立即停止洗胃 　　　B. 减慢洗胃速度 　　　C. 立即减少灌入液量

D. 立即测量血压 　　　E. 立即检查腹部

15. 李女士,29 岁,与家人争吵后口服大量巴比妥钠,急送医院后予洗胃、导泻。该患者的胃灌洗液与导泻剂应分别采用 （ ）

A. 4%碳酸氢钠,硫酸钠 　　　　B. 0.9%氯化钠,硫酸镁

C. 0.1%硫酸铜,硫酸镁 　　　　D. 温开水,硫酸镁

E. 1：15000 高锰酸钾,硫酸钠

知识/能力拓展

参考答案

血液灌流在急性中毒中的应用

血液灌流是将患者血液从体内引到体外,通过灌流器中吸附剂的吸附作用,达到清除有毒、有害物质的血液净化治疗方法。一般接触毒物 4~6h 内,血中毒物浓度达高峰,尽早行血液灌流可高效清除血中的毒物。

对于重度中毒患者,尤其是无特殊解毒剂的药物中毒患者,血液灌流可起到短时间内快速清除患者体内的毒物、减少严重并发症、有效提高抢救成功率的目的。

近年来,有学者发现,血液净化联合血液灌流或血液灌流联合连续性血液净化治疗在急性有机磷农药中毒中具有良好的效果。

护理小革新

洗胃术是临床抢救服毒患者的一项重要急救技术,但在洗胃过程中,常发生胃管移位、患者自主拔管、管路咬瘪等问题,进而影响洗胃效果,危及患者的生命安全。

如何解决上述问题?请同学们课外以小组为单位(自由组合,每组 6～7 人)展开讨论,并设计一款与洗胃相关的胃管固定装置。

（黎梦笋　郑云慧　王艳萍）

参考文献

[1]Cuerci B,Chanan N,Kaur S,et al. Lack of Trealment Persistence and Treatment Nonadherence as Baniers to Glycaemic Control in Patients with Type 2 Diahetes [J]. Diabeyrs Ther,2019,10(2):437-449.

[2]Kim D,Lee O. Effects of Audio-Visual Stimulation on Hand Hygiene Compliance among Family and Non-Family Visitors of Pediatric Wards:A Quasi-Experimental Pre-post Intervention Study[J]. Journal of Pediatric Nursing,2019,46:E92-E97.

[3]Gould D J,Jane C,Edward P,et al. Survey to explore understanding of the principles of aseptic technique:Qualitative content analysis with descriptive analysis of confidence and training[J]. American Journal of Infection Control,2018,46(4):393-396.

[4]Gabriel L O,Waldemar V,Giuseppe L,et al. Pre-analytical phase management:a review of the procedures from patient preparation to laboratory analysis[J]. Scand J Clin Lab Invest,2017,77(1/8):153-163.

[5]曹秋君,吴燕.预防血培养标本污染的最佳证据集合[J].中国实用护理杂志,2020,36(36):2876-2881.

[6]陈海滨.氧合指数对预测急性肺损伤的预后价值评估[J].中华航海医学与高气压医学杂志,2020,27(1):105-107.

[7]陈闪闪,孙育红,郭红,等.术后危重患者转运的最佳证据总结[J].中华现代护理杂志,2022,28(30):4167-4172.

[8]丁溢姣,项俊之,唐亚慧,等.血液灌流联合血液透析治疗急性重度有机磷中毒的Meta分析[J].中华急诊医学杂志,2023,32(2):224-229.

[9]杜桦,钟洁,张芒芒.延长鼻胃管置入深度对降低重症脑卒中患者误吸率的作用[J].中国实用神经疾病杂志,2016,19(15):135.

[10]端烨,陈一丹,唐迎迎,等.2021版INS输液治疗实践标准中无菌不接触技术的解读[J].护理学杂志,2021,36(20):48-51.

[11]冯向侃,闫永海,张晓娜,等.普通病房护士对老年住院患者口腔护理认知水平的调查[J].中国实用护理杂志,2022,13(6):967-972.

[12]桂屏,叶淑华,谢玉英,等.子午流注择时穴位贴敷对妇科腹腔镜术后患者胃肠功能的影响[J].中华护理杂志,2020,55(9):1376-1380.

[13]韩慧,沈丽,慧斌,等.留置导尿管理提醒软件在留置导尿日常管理中的应用[J].中华现代护理杂志,2017,23(6):817-820.

[14]胡斌春,王华芬.护理管理与临床护理技术规范[M].杭州:浙江大学出版社,2021.

[15]蒋海华,粟东云,奉赛芝,等.Z型注射法结合留置气泡技术在注射氟维司群患者中的应用效果[J].解放军护理杂志,2017,34(23):74-76.

[16]乐爱平,刘威,曹磊,等.临床用血不良事件智能路径化实时控制与输血安全预警[J].中国输血杂志,2017,30(2):116-119.

[17]李慧平,郭佩,王欣.医院内输血相关不良事件分析[J].中国输血杂志,2020,33(5):503-505.

[18]李文娟,王海播,王靓,等.成人住院患者失禁相关性皮炎结构化皮肤护理方案的证据总结[J].中华现代护理杂志,2022,28(14):1884-1890.

[19]李小寒,尚少梅.基础护理学[M].7版.北京:人民卫生出版社,2022.

[20]李鑫,刘亚华,王立祥,等.《中国心肺复苏专家共识》之腹部提压心肺复苏临床操作指南[J].解放军医学杂志,2019,44(6):536-540.

[21]李雪,张文光,牛雅斌,等.基于德尔菲法的难免压力性损伤预测评价指标的构建[J].护理研究,2021,35(22):4012-4017.

[22]林洋,王芳,王寒,等.不同插管深度的中药保留灌肠对慢性盆腔炎患者疗效影响的Meta分析[J].循证护理,2022,8(21):2857-2862.

[23]刘仁杰,常双喜,李宝珠,等.重症肺炎合并Ⅰ型呼吸衰竭经鼻高流量湿化氧疗临床效果评价[J].中国呼吸与危重监护杂志,2021,20(9):656-660.

[24]刘焱斌,刘涛,崔跃,等.鼻拭子与咽拭子两种取样方法在新型冠状病毒肺炎核酸筛检中的比较研究[J].中国呼吸与危重监护杂志,2020,19(2):141-143.

[25]刘肄嫒,陈宏,王玉涛,等.中药穴位贴敷促进腹部手术患者术后胃肠功能恢复的效果[J].中华现代护理杂志,2019,25(13):1685-1688.

[26]卢姣娣,石双姣,钟竹青.微量泵在血管活性药物使用中的最佳证据总结[J].中华现代护理杂志,2023,5(29):581-589.

[27]马春园,王桂杰.酸碱平衡紊乱的程序化分析:附4例案例分析[J].中华危重病急救医学,2017,29(5):436-441.

[28]苗苗,杨文章,陆薇,等.延长鼻胃管置入深度至幽门对高龄老年患者肠内营养并发症及营养改善效果评价[J].齐鲁护理杂志,2022,28(11):44-46.

[29]蒲萍,关甜晶,赵红,等.经口气管插管患者负压吸引式牙刷口腔护理效果的Meta分析[J].护理学杂志,2019(10):64-67.

[30]邱季,潘爱红,杨樟卫,等.输液顺序智能调控对促进静脉合理用药的效果分析[J].中国药房,2020,31(4):495-499.

[31]瞿茜,商薇薇,胡婉婷,等.成人雾化吸入护理实践的最佳证据总结[J].中华现代护理杂志,2021,27(20):2697-2702.

[32]全军热射病防治专家组,全军重症医学专业委员会.中国热射病诊断与治疗专家共识[J].解放军医学杂志,2019,44(3):181-196.

[33]宋青青,罗方伶,唐倩,等.低分子肝素皮下注射操作的最佳证据总结[J].中华护理杂志,2023,58(2):232-237.

[34]汪晖,吴欣娟,马玉芬,等.呼吸道传染病产生气溶胶高风险护理操作防护专家共识[J].中华护理杂志,2020,55(12):1784.

[35]汪正权,陆雯,高金丹,等.热射病的降温方式进展[J].中华急诊医学杂志,2021,30(9):1157-1160.

[36]王蓓丽,郭玮,潘柏申.卫生行业标准《WS/T 661—2020 静脉血液标本采集指南》解读[J].中华医学杂志,2021,101(21):1610-1613.

[37]王琼,李汶雨,李佩,等.AIDET 沟通模式在复诊脑卒中患者中的应用[J].中华现代护理杂志,2021,27(1):103-107.

[38]王淑粉,张俊梅,蒋秋焕,等.《静脉血液标本采集指南》的内容调整及临床应用研究[J].护理研究,2022,36(2):341-344.

[39]温娜,刘常清,胡倩,等.术中难免压力性损伤申报管理对其发生率的影响[J].护士进修杂志,2021,36(18):1681-1685.

[40]吴红曼,黄勋,吴安华,等.JCI 认证与移动互联网技术对医务人员手卫生依从性的效果[J].中华医院感染学杂志,2023,33(9):1422-1426.

[41]吴杰斌,吴子健,翟敬芳,等.动脉血气分析电子计算辅助判读的设计与应用:附二例案例分析[J].中国小儿急救医学,2022,29(8):635-640.

[42]吴新荣,杨敏.药师处方审核培训教材[M].北京:中国医药科技出版社,2019.

[43]夏新,刘博,陈彦东.智能体征检测终端在护理信息系统的研究与设计[J].医疗卫生装备,2013,34(11):3.

[44]王宇轩.护理信息化系统在医院的应用[J].电子世界,2021(13):2.

[45]殷延玲,韩佳南,傅兰,等.国内口腔护理专业人才培养现状及启示[J].中华护理教育,2022,19(2):182-186.

[46]张红燕,王黎梅,张美琪,等.透明约束保护手套的研制及应用[J].中华现代护理杂志,2016,22(16):2337-2339.

[47]张建红,高红娟.两种不同黄体酮肌内注射法对药液回渗的影响[J].护士进修杂志,2019,34(13):1219-1221.

[48]张立泽,于少飞.肺炎支原体病原学诊断方法研究进展[J].内蒙古医学杂志,2020,52(5):550-552.

[49]张楠楠,寇洁,常淑莹,等.护士用药安全能力对用药环境和用药不安全行为的调节效应[J].护理学杂志,2022,37(24):30-34.

[50]张襄郧,胡艳凤.超声监测下清洁灌肠治疗老年低位性不全肠梗阻的效果观察[J].护理学杂志,2019,34(6):38-39.

[51]张晓雪,张芝颖,王欣然.《动脉血气分析临床操作实践标准》采血流程的临床应用研究[J].中国护理管理,2019,19(11):1711-1715.

[52]张玉侠.实用新生儿护理学手册[M].北京:人民卫生出版社,2019.

[53]郑建娣,徐亚青,郑宋宋,等.AIDET 沟通模式对住院 2 型糖尿病患者医护工作的临床意义[J].中华老年医学杂志,2021,40(5):601-604.

[54]中华医学会呼吸病学分会.雾化祛痰临床应用的中国专家共识[J].中华结核和呼吸杂志,2021,44(4):340-348.

[55]中华医学会呼吸病学分会介入呼吸病学学组,中国医师协会内镜医师分会.支气管镜操作围手术期雾化治疗专家共识[J].中华结核和呼吸杂志,2021,44(12):

1045-1053.

[56]中华医学会检验医学分会.不合格静脉血标本管理中国专家共识[J].中华检验医学杂志,2020,43(10):956-963.

[57]周小建,洪建国.雾化器与雾化参数[J].中国呼吸与危重监护杂志,2019,18(1):98-102.

附　录

附录 1　"基础护理学"知识导图

1.环境	11.排尿护理
2.预防与控制医院感染	12.排便护理
3.患者入院和出院的护理	13.给药
4.患者的安全与护士的职业防护	14.静脉输液
5.患者的清洁卫生	15.静脉输血
6.休息与活动	16.标本采集

7.医疗与护理文件	17.疼痛患者护理
8.生命体征的评估与护理	18.病情观察与危重患者的管理
9.冷、热疗法	19.临终护理
10.饮食与营养	

附录2　"基础护理学"集中教学见习札记

以下分享嘉兴大学 2017 至 2020 级护理本科学生的 10 篇见习札记。札记以叙事方式，讲述了学生们在"基础护理学"课程集中教学见习期间印象深刻的患者及其家属的故事。文中既有对患者的共情，又有对生命的感悟和对护士职业价值的思考，情真意切，引人深思，充满了正能量。希望学姐学长们的见习故事对同学们的首次临床实习能有所启迪。

札记 1　生命里有一朵祥云	札记 2　病房里的人与情
札记 3　妙不可言的"缘分"	札记 4　温暖的守护
札记 5　我会永远记得他	札记 6　愿我们都能被温柔以待
札记 7　热爱生活的模样	札记 8　做一个有温度的护士
札记 9　总有感动让人内心澎湃	札记 10　敬畏生命，行有所止

附录 3　护理学子成长记

　　以下分享嘉兴大学 10 位护理学专业本科毕业生的职场成长故事。希望学长学姐们的故事能对大家有所鼓励和启发,尤其是那些正在低谷中徘徊的同学们,希望这些故事能给予你们重新出发的勇气。

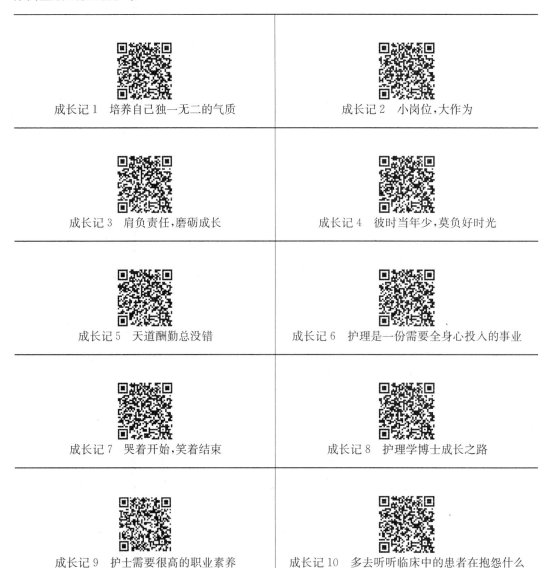

成长记 1　培养自己独一无二的气质	成长记 2　小岗位,大作为
成长记 3　肩负责任,磨砺成长	成长记 4　彼时当年少,莫负好时光
成长记 5　天道酬勤总没错	成长记 6　护理是一份需要全身心投入的事业
成长记 7　哭着开始,笑着结束	成长记 8　护理学博士成长之路
成长记 9　护士需要很高的职业素养	成长记 10　多去听听临床中的患者在抱怨什么

附录4

"基础护理学"
实训报告

（护理本科）

学校＿＿＿＿＿＿＿＿

班级＿＿＿＿＿＿＿＿

学号＿＿＿＿＿＿＿＿

姓名＿＿＿＿＿＿＿＿

＿＿＿年＿＿＿月至＿＿＿年＿＿＿月

"基础护理学"实训报告书写规范

一、书写要求

1. 页面整洁,字迹清晰,不写非正式简体字和自造字。书写错误,在错处划横杠以示去除,不得涂改或剪贴。

2. 报告内容请结合案例撰写,用语准确。应用医学术语和公认缩写,除专有名词,不可中英文参杂书写。

二、书写格式

基于临床情境完成实训报告。报告内容包括操作目的、实训用物、主要步骤、实训小结及案例分析 5 个部分。

操作目的与用物:结合案例书写。

操作主要步骤:应突显操作原则、重点、难点、细节以及护患沟通用语。

实训小结:请围绕本次操作的注意事项、护患沟通技巧、操作手法的创新、自我实操评价与反思等展开。

下面以"肌内注射术"为例进行介绍。

【临床情境】

陈方缘,女,60 岁。因腹痛拟"急性胆囊炎"收住入院,主诉疼痛难忍。医嘱:强痛定针 100mg im st。

实训任务:请为陈阿姨实施臀大肌肌内注射术。

【目的】

强痛定为镇痛药。通过肌内注射强痛定针,可使药物较快发生疗效,达到缓解陈阿姨疼痛(腹痛)的目的。

【实训用物】

医嘱执行单、注射小卡、按医嘱准备的药液(强痛定针 100mg)、5ml 注射器、注射盘(安尔碘、棉签、砂轮)、无菌盘、手消毒液、治疗车(下层备锐器盒、黑色和黄色两种垃圾袋)。

【主要步骤】

1. 核对、评估患者并解释操作目的、注意事项及配合要点。

[沟通用语]陈阿姨好! 您现在感觉好些了吗? 哦,很疼。医生给您开了止痛针,一会儿我过来给您注射。先核对一下您的信息,请说一下您的名字。以前打针用药有过敏吗? 您想打哪一侧屁股? 好,请松一下裤带,我看下打针部位皮肤情况。这儿按上去痛吗? 好的,

一会儿咱们就打这儿了(右侧)。您可以先试着做做深呼吸,有助于缓解疼痛。现在我去准备下药液。

2.护士自身准备,用物准备;携用物至床旁,环境准备;核对患者信息;协助患者取舒适体位,暴露注射部位。

[沟通用语]陈阿姨,准备好了吗? 让我看下您的腕带。您不要有顾虑,我已将围帘拉上。下面我帮您向左侧躺,上面的腿请伸直,下面的腿稍弯曲,这样可以使肌肉放松,减轻注射时的疼痛感。请把裤子褪下去些。

3.选择注射部位(十字法:从臀裂顶点向右作一水平线,然后以髂嵴最高点作一垂直线,取外上象限且避开内角;连线法:取髂前上棘与尾骨联线的外上 1/3 处),洗手,常规消毒皮肤 2 遍(以注射点为中心,螺旋式由内向外消毒,直径>5cm),待干。

[沟通用语]您放轻松,我先确定下注射部位,需要摸一下您的骨突处。我按的这个部位有不舒服吗? 好的,那就打这里了。现在给您消毒,稍微有些凉。暂时请不要动。

4.再次核对,排气,进针(一手拇指和示指绷紧局部皮肤;另一手持注射器,中指固定针栓,将针头迅速垂直刺入,深度为针梗的 2/3),回抽活塞无回血,以匀速缓慢推注药液,注意观察患者反应。注射毕快速拔针,按压。

[沟通用语]陈阿姨,请再说一遍您的名字。现在给您打针,您尽量放松。可能有点痛,我会慢慢推。好了,药液打完了,您感觉怎么样? 那我拔针了,请扶住棉签压紧针眼,压到不出血就可以了。

5.再次核对;协助患者穿好衣裤,取舒适体位,整理床单位;询问患者感受;健康教育。

[沟通用语]陈阿姨,请再说一遍您的名字好吗? 现在帮您穿好裤子。这样躺着舒服吗? 您放松,止痛药很快就会起效。您有其他需要吗? 我把呼叫铃放您枕边,有事请按铃。半小时后我会再来看您。

6.整理用物,洗手,记录。

【实训小结】

通过肌内注射实训,我初步掌握了肌内注射的方法,明白了注射前、中、后如何与患者进行有效沟通,进一步理解了注射过程中应注意的事项。现将实训心得总结如下:

1.严格执行查对制度、无菌技术操作原则和消毒隔离制度十分重要。要将准确的药物,按准确的剂量,用准确的途径,在准确的时间内给予准确的患者,护士在操作时必须做好"三查八对"。另外,肌内注射为侵入性操作,会造成一定程度的组织损伤,如果不严格遵循无菌技术操作原则和消毒隔离制度,会增加交叉感染的风险。因此,抽吸药液前应认真检查无菌物品的质量;抽吸药液时防止药液污染;消毒时以注射点为中心,螺旋式由内向外消毒,直径>5cm;注射后正确处理注射器和针头,不可随意丢弃。

2.掌握无痛注射技术。患者由于疾病已疼痛难忍,如果护士注射技术不熟练、方法不得当,又会给患者增加新的痛苦。因此,需要我们熟练掌握无痛注射技术:①在为患者肌内注射前应解除患者的思想顾虑,分散其注意力;②选择合适的注射部位,避开血管与神经,避开炎症、硬结、瘢痕、损伤处;③取合适体位使肌肉放松;④注射时做到"二快一慢"(进针、拔针快,推注药液慢);⑤若多种药物同时注射,应先注射刺激性弱的,再注射刺激性强的,并且选用细长针头,进针要深。

3.关注药物管理规定。本次情境模拟中所用药物为强痛定,属于国家特殊管理的麻醉药品。该药在病区有固定的基数,并实行双人双锁管理,用后专本登记。除了医嘱,医生还需开具专用麻醉药品处方(淡红色),方可领取。

4.真人肌内注射让我感触特别深刻。在模拟练习的基础上及同学们知情同意的前提下,两人一组,一人模拟护士,一人模拟患者,老师指导我进行了真人注射。真人注射让我站在被操作者的角度真实体验了患者的感受,也让我明白,护士只有掌握扎实的护理技能和提供暖心的服务才能让患者放心。另外,真人注射环节,老师始终把我们的安全放在首位。老师严谨负责、耐心的工作态度让我深受感动。

5.本次实验也让我看到自己的不足。虽然肌内注射操作流程简单,但我的操作离熟练的目标还有一定距离,课外需多多练习。另外,自己的心理素质和沟通能力也有待进一步提升。

【案例分析】略。

三、实训报告评分标准

项目与要求	标准分值
1.操作目的:结合案例,回答正确	5
2.用物:根据案例准备,无遗漏	10
3.主要步骤:结合案例,突显操作原则、重点、难点以及护士沟通用语	45
4.实训小结:围绕本次操作的注意事项、护患间的沟通用语、操作手法的创新、操作熟练度、自己在本次实训中的表现等展开反思	10
5.案例分析	30
6.备注: (1)在实训小结中,提出操作手法创新或设备革新者:+10分 (2)页面不整洁、字迹不清晰:-3分 (3)抄袭者:按零分处理;被抄袭者:-5分	

(郑云慧 周 丹)

实训报告一　无菌技术基本操作

成绩	指导教师	批阅时间

【临床情境】

危重症病房,3 床,李××,80 岁,住院号 765206。患者处于昏迷状态。

医嘱:鼻饲流质饮食＋百普力 500ml qd,口腔护理 2 次/日。

实训任务:戴无菌手套(插胃管前),铺无菌盘(特殊口腔护理用)。

【目的】

【用物】

【主要步骤】

【实训小结】

【案例分析】

临床情境:责任护士小张铺无菌盘,准备去给李爷爷做特殊口腔护理。

请回答:

(1)小张准备了如下物品:治疗盘、治疗巾、棉签、一套弯盘、持物镊1把、弯止血钳1把、压舌板1个、棉球若干、0.9%氯化钠溶液250ml。请问这些物品中哪些必须是无菌物品?

(2)一瓶已灭菌的0.9%氯化钠溶液,如何证明它依然是无菌溶液?

(3)小张在铺无菌盘过程中,如何确保无菌物品不被污染?

实训报告二　铺床法

成绩	指导教师	批阅时间

【临床情境】

神经内科病房,5床,张××,80岁,住院号768945。患者2周前因脑出血造成一侧肢体偏瘫,生活不能自理。

责任护士小王为张爷爷做晨间护理时,发现其床单有污渍。(注:张爷爷正在进行输液治疗)。

实训任务:请为卧床的张爷爷更换床单。

【目的】

【用物】

【主要步骤】

【实训小结】

【案例分析】

临床情境 1:小马是外科病房的护士,上午 10 时接到住院处电话通知:一名男性"急性阑尾炎"患者将入住病房。

临床情境 2:患者于入院第二日在硬膜外麻醉下行阑尾切除术,术后用平车转运至病房。

临床情境 3:术后当日,患者在床上小便时,不小心把床单污染了。

临床情境 4:经过数日的精心护理,患者出院了。

请回答:

(1)在上述情境中,小马护士该如何准备床单位?这些铺床操作有何异同?(注:请列表说明)

(2)术后护士用平车转运患者至病房的过程中,应该注意哪些事项?当平车运送至病房后,如何将患者从平车移至病床?

(3)患者术后返回病房,请为其安置合适卧位并阐述理由;术后第 2 天,患者生命体征平稳,请为其安置合适卧位并阐述理由。

实训报告三　特殊口腔护理

成绩	指导教师	批阅时间

【临床情境】

消化内科病房,9床,秦××,40岁,住院号760527。患者因"上消化道出血"住院。

医嘱:禁食,胃肠减压,口腔护理2次/日。

实训任务:请为秦先生行口腔护理。

【目的】

【用物】

【主要步骤】

【实训小结】

【案例分析】

临床情境:沈奶奶,75岁,入院诊断"重症肺炎,昏迷"。予营养支持、呼吸支持、调整抗生素等治疗。

请回答:

(1)护士为沈奶奶行口腔护理,操作中需要注意什么?

(2)护士为沈奶奶口腔护理时,发现其颊黏膜有白色斑点,略高起,不易擦去。请问沈奶奶的口腔出现了什么问题? 导致此问题的原因是什么? 护士应为其选择何种口腔护理用溶液? 为什么?

实训报告四　生命体征测量

成绩	指导教师	批阅时间

【临床情境】

骨科病房,12 床,孟××,30 岁,住院号 768234。患者因车祸致左侧上肢骨折入院。

实训任务:请为孟女士测量体温、脉搏、呼吸及血压。

【目的】

【用物】

【主要步骤】

【实训小结】

【案例分析】

临床情境:程女士,36岁,因持续性剧烈咳嗽3天伴高热(最高体温39.5℃)1天来院就诊。经检查后诊断"支原体肺炎"。入院后测体温39.2℃,脉搏102次/min,呼吸24次/min,血压120/80mmHg。

请回答:

(1)请判断程女士的发热程度。发热期间如何护理?

(2)引起血压测量误差的常见原因有哪些?测量血压应注意哪些事项?

(3)入院第2天,程女士主诉有黏痰,不易咳出。可采取哪些措施帮助其清除呼吸道分泌物?

实训报告五　吸痰法

成绩	指导教师	批阅时间

【临床情境】

危重症病房,1 床,周××,61 岁,住院号 762709。患者因呼吸衰竭予气管切开＋呼吸机辅助呼吸。

医嘱:吸痰(必要时)。

实训任务:需要时经气管套管为周阿姨吸痰。

【目的】

【用物】

【主要步骤】

【实训小结】

【案例分析】

临床情境:徐爷爷,73 岁,肺叶切除术后第 3 天。主诉咳痰不畅,咳出少量脓痰。SpO₂ 92%~93%,听诊闻及呼吸道痰鸣音。

请回答:

(1)此时是否应该马上为徐爷爷吸痰? 为什么?

(2)如果给徐爷爷吸痰,发现痰液黏稠,如何处理?

(3)为保持呼吸道通畅,护士应如何协助徐爷爷进行有效咳嗽? 如何进行肺部叩击?

实训报告六　鼻导管给氧法

成绩	指导教师	批阅时间

【临床情境】

呼吸内科病房,17床,张××,66岁,住院号760528。门诊以"COPD,肺心病"收入院。患者呼吸费力,口唇发绀。

医嘱:持续低流量吸氧(2L/min)。

实训任务:请用双侧鼻导管为张大伯持续低流量吸氧。(注:中心供氧装置)

【目的】

【用物】

【主要步骤】

【实训小结】

【案例分析】

临床情境:张先生,65 岁。因"COPD、呼吸衰竭"住院治疗。神志清楚,烦躁不安,呼吸困难,发绀明显。血气分析报告示:pH 7.30,$PaCO_2$ 80mmHg,PaO_2 50mmHg。医嘱予氧气吸入。

请回答:

(1)请根据血气分析结果判断张先生呼吸衰竭的类型。

(2)通过何种途径给氧? 为张先生调节氧流量多少合适? 为什么?

(3)氧疗期间,如何确保张先生用氧安全? 氧疗时如何进行监护?

(4)氧气吸入后,如何判断张先生氧疗有效?

实训报告七　鼻饲法

成绩	指导教师	批阅时间

【临床情境】

　　神经内科病房,30床,洪××,56岁,住院号767901。患者因"脑卒中"入院。神志清,生命体征平稳,但吞咽功能障碍。

　　医嘱:鼻饲流质饮食 q3h。

　　实训任务:请为洪先生留置鼻饲管,并经鼻饲管鼻饲流质饮食。

【目的】

【用物】

【主要步骤】

【实训小结】

【案例分析】

临床情境:姜女士,因车祸致脑损伤,昏迷不醒。护士遵医嘱留置鼻饲管,鼻饲流质饮食。

请回答:

(1)为姜女士插鼻饲管前,应取何种体位? 如何测量鼻饲管插入长度? 当鼻饲管插至咽喉部时,需特别注意什么?

(2)插鼻饲管过程中可能会出现哪些情况? 如何处理? 如何确认鼻饲管在胃内?

(3)为姜女士灌注食物时,有哪些注意事项?

(4)一日,护士为姜女士鼻饲时发现鼻饲管堵了,该如何处理?

实训报告八　导尿管留置术

成绩	指导教师	批阅时间

【临床情境】

　　妇科病房,2 床,雷××,35 岁,住院号 764218。患者因月经增多 5 年,以"子宫肌瘤"收住入院。经充分术前准备后拟上午在硬膜外麻醉下行子宫肌瘤摘除术。

　　实训任务:术前请为雷女士留置导尿管。

【目的】

【用物】

【主要步骤】

【实训小结】

【案例分析】

临床情境:张大爷,75岁,于10年前出现尿频、尿急、夜尿增多症状。最近出现了进行性排尿困难,下腹胀痛。门诊以"前列腺增生、膀胱结石"收治入院。经充分术前准备,医生为张大爷做了前列腺摘除术,术后留置导尿管。

请回答:

(1)张大爷的排尿活动出现了什么问题? 针对该问题如何护理?

(2)该患者术后留置导尿管的目的是什么? 导尿管留置期间应如何护理?

实训报告九　药物过敏试验

成绩	指导教师	批阅时间

【临床情境】

呼吸内科病房,9床,张××,38岁,住院号760761。患者因"肺炎球菌肺炎"收住入院。

医嘱:青霉素皮试。

实训任务:请配制青霉素皮试液并为张女士做药物过敏试验(皮内注射法)。

【目的】

【用物】

【主要步骤】

【实训小结】

【案例分析】

临床情境:杨先生,25 岁,骑电瓶车上班途中发生车祸,小腿被生锈的车子钢架刺伤,伤口较深。医生迅速为其进行了创面处理,并准备注射破伤风抗毒素和青霉素。医嘱:TAT 皮试、青霉素皮试。

请回答:

(1)护士如何配制 TAT 和青霉素皮试液?如何安排这两个皮试的时间?

(2)皮试前,护士需与杨先生进行哪些方面的沟通?

(3)TAT 皮试 20min 后,杨先生注射局部出现红肿,红晕范围直径 4.5cm,硬结直径 1.8cm,主诉局部有痒感,余无不适反应。依据皮试结果,请问杨先生能否注射 TAT?

(4)如果医嘱继续使用 TAT,护士该如何执行?

实训报告十　密闭式周围静脉输液

成绩	指导教师	批阅时间

【临床情境】

急诊科病房,1 床,黄××,58 岁,住院号 766209。患者因糖尿病酮症酸中毒被紧急送往医院就医。(注:黄女士右侧前臂因骨折进行石膏固定)

实训任务:在医生未到前,请为黄女士建立静脉通路。

【目的】

【用物】

【主要步骤】

【实训小结】

【案例分析】

临床情境:李女士,62岁,因颅脑外伤导致颅内压增高。

医嘱:25%甘露醇 250ml ivgtt st……

请回答:

(1)甘露醇的输液滴数调至多少合适? 为什么?

(2)输液过程中出现了溶液不滴,该如何处理?

(3)输液第3天,护士发现李女士留置针穿刺静脉出现条索状红线,首先考虑什么问题? 其发生原因是什么? 该如何处理?

附录5

"基础护理学"
集中教学见习报告

（护理本科）

班　　级＿＿＿＿＿＿＿＿＿

学　　号＿＿＿＿＿＿＿＿＿

姓　　名＿＿＿＿＿＿＿＿＿

见习医院＿＿＿＿＿＿＿＿＿

＿＿＿年＿＿月＿＿日至＿＿年＿＿月＿＿日

"基础护理学"集中教学见习计划

"基础护理学"集中教学见习是护理本科学生第一次深入接触临床,其目的在于为学生提供实际接触患者和临床实践的机会,帮助学生加深对课堂理论知识的理解,并将所学理论知识运用于患者的护理评估、诊断、计划、实施和健康教育中,培养学生的职业情感、科学作风、基本护理操作技能、人际沟通能力以及分析问题、解决问题的能力,为后续临床专业课程的学习奠定坚实的基础。下表为"基础护理学"集中教学见习计划,供参考。

周次	时间		内容提要	地点
第一周	周一	上午	介绍医院环境和入科安全教育,熟悉病区环境	教室、病区
		下午	1. 在带教老师指导下参加生命体征测量 2. 现场教学:介绍科室病种、工作特点、各班工作职责及流程等	病区
	周二	上午	参加晨会,在带教老师指导下参加病区基础护理工作	病区
		下午	1. 在带教老师指导下参加生命体征测量 2. 现场教学:患者入院护理、出院护理	病区
	周三	上午	参加晨会,在带教老师指导下参加病区基础护理工作	病区
		下午	1. 学生分享所在科室见习故事 2. 了解学生科室适应情况 3. 布置相关任务:如在老师指导下收集科室典型病例	教室
	周四	上午	参加晨会,在带教老师指导下参加病区基础护理工作	病区
		下午	1. 在带教老师指导下参加生命体征测量、体温单绘制 2. 在带教老师指导下参加病区日常护理工作 3. 现场教学:执行给药医嘱(包括口服、输液、输血等),介绍计算机在医嘱处理中的应用	病区
	周五	上午	参加晨会,在带教老师指导下参加病区基础护理工作	病区
		下午	1. 在带教老师指导下参加生命体征测量、体温单绘制 2. 现场教学:病区消毒灭菌方法,污物存放与处置 3. 参观供应室	病区 供应室
第二周	周一	上午	参加晨会,在带教老师指导下参加病区基础护理工作	病区
		下午	1. 在带教老师指导下参加生命体征测量、体温单绘制 2. 现场教学:危重患者清洁卫生护理(如口腔、头发、压力性损伤预防护理等)	病区
	周二	上午	参加晨会,在带教老师指导下参加病区基础护理工作	病区
		下午	1. 在带教老师指导下参加生命体征测量、体温单绘制 2. 现场教学:病史采集、护理病历的书写	病区
	周三	上午	参加晨会,在带教老师指导下参加病区基础护理工作	病区
		下午	案例讨论:重点结合医学基础知识解释疾病发生过程、临床表现,预测并发症;从基础护理学角度提出护理对策	教室

周次	时间		内容提要	地点
第二周	周四	上午	参加晨会,在带教老师指导下参加病区基础护理工作	病区
		下午	1. 在带教老师指导下参加生命体征测量、体温单绘制 2. 在带教老师指导下参加病区日常护理工作 3. 现场教学:饮食护理(包括鼻饲饮食)	病区
	周五	上午	参加晨会,在带教老师指导下参加病区基础护理工作	病区
		下午	案例讨论:重点结合医学基础知识阐述疾病的发生过程、临床表现,预测并发症;从基础护理学角度提出护理对策	教室
第三周	周一	上午	参加晨会,在带教老师指导下参加病区基础护理工作	病区
		下午	1. 在带教老师指导下参加生命体征测量、体温单绘制 2. 在带教老师指导下参加病区日常护理工作 3. 现场教学:排泄护理	病区
	周二	上午	参加晨会,在带教老师指导下参加病区基础护理工作	病区
		下午	1. 在带教老师指导下参加生命体征测量、体温单绘制 2. 在带教老师指导下参加病区日常护理工作 3. 现场教学:病情观察与危重患者管理	病区
	周三	上午	参加晨会,在带教老师指导下参加病区基础护理工作	病区
		下午	案例讨论:重点结合医学基础知识阐述疾病的发生过程、临床表现,预测并发症;从基础护理学角度提出护理对策	教室
	周四	上午	参加晨会,在带教老师指导下参加病区基础护理工作	病区
		下午	1. 在带教老师指导下参加生命体征测量、体温单绘制 2. 在带教老师指导下参加病区日常护理工作 3. 出科操作考试及点评	病区
	周五	上午	参加晨会,在带教老师指导下参加病区基础护理工作	病区
		下午	1. 学生见习反馈 2. 教师小结,布置任务(撰写见习札记)	教室

(郑云慧　周　丹)

一、见习记录

要求：请同学们先自行在个人见习小本上按下表内容每日记录观摩/实践次数，每周小结，并将统计数据如实记录于下表。对没有机会见习的操作请及时与带教老师沟通。

项目 \ 周次	第一周		第二周		第三周	
	观摩次数	实践次数	观摩次数	实践次数	观摩次数	实践次数
无菌技术基本操作						
穿、脱隔离衣						
铺备用床						
变换卧位						
卧床患者更换床单						
口腔护理						
冷、热疗法						
测生命体征						
体温单绘制						
医嘱处理						
雾化吸入						
口服给药						
药液抽吸						
皮内注射						
皮下注射						
肌内注射						
静脉注射						
静脉输液						
静脉输血						
灌肠						
导尿						
鼻饲						
吸痰						
氧气吸入						
静脉采血						
动脉采血						
其他标本采集						
物品消毒与灭菌						
患者入院初步护理						
病史采集及护理病历书写						
压力性损伤预防						
普通引流管护理						
危重患者床边交班						
患者出院护理						

带教老师签名：＿＿＿＿＿＿

＿＿＿年＿＿月＿＿日

二、案例分析

要求:请同学们在科室带教老师指导下收集一份具有典型临床表现的患者病例,并按要求完成下表。

案例相关信息及分析		分值
患者姓+称呼:　　性别:　　年龄:　　体重指数:　　入院时间:		4分
药物过敏史:　无□　　有□→过敏药物:		3分
医疗诊断		3分
主要临床表现	请运用病理生理学等知识解释该患者出现相关临床表现的机制,并据此预测其可能出现的并发症	30分
表现1:		
表现2:		
表现3:		
潜在并发症:		
主要用药记录	请运用药理学知识解释下述药物运用于该患者的作用机制,并据此预测其可能出现的不良反应	30分
药物1:		
药物2:		
药物3:		
潜在药物不良反应:		
主要护理问题	请从基础护理学角度提出解决下述护理问题的对策	30分
问题1:		
问题2:		
问题3:		

成绩:　　　　　带教老师:　　　　　批阅时间:

三、见习札记

要求：请同学们以叙事方式记录自己在"基础护理学"集中教学见习期间印象深刻的患者/家属的故事。

写作中尽可能体现以下要素：①人物特点；②通过患者/家属的叙述或行为表现展现其存在的护理问题；③叙述中体现相应的沟通技巧，如倾听、宣泄、独处、陪伴、安抚、分析、理解、鼓励、引导等；④体现与患者/家属互动后所达成的效果或作者对患者疾苦的体验与思考。做到故事完整，内容翔实，具有可读性。

另外，书写中注意尊重并保护患者的隐私，如札记中隐去患者/家属的真实姓名、家庭住址等，不使用带有歧视、侮辱、蔑视的语句等。

标题：

正文：

（可附页）

带教老师评语：

四、护士访谈录

要求：以小组为单位，选取见习科室优秀护士为访谈对象，完成一份访谈录，并写下访谈心得。访谈内容不限，如围绕自己感兴趣的或专业学习过程中的困惑等。访谈前请拟好访谈提纲。

护士名片：

访谈小组成员：

访谈实录：

（可附页）

访谈心得：

五、"基础护理学"集中教学见习评价

要求:请同学们认真、如实填写下表。你们的评价对我们今后改进见习工作非常有帮助。

	评价内容	非常赞同	赞同	不确定	不赞同	非常不赞同
见习管理评价	1. 见习前培训对我很有帮助					
	2. 见习前学校及医院为我提供了完善的见习信息					
	3. 见习单位为我提供专业且安全的见习环境					
	4. 见习前我了解见习时相关的权利及义务					
	5. 学校老师经常来探视及关心我的见习情况					
	6. 本次实践教学很好体现了以学生为中心的理念					
	7. 我对见习所安排的科室总体满意					
带教老师评价	8. 带教老师充分了解实践教学目的和见习计划要求					
	9. 带教老师知识丰富,操作熟练					
	10. 带教老师对患者很有耐心,有很好的护患沟通技巧					
	11. 带教老师关注我的见习任务完成度及见习感受					
	12. 带教老师乐于对我的问题提供反馈意见					
	13. 带教老师能对我提出建设性批评意见					
	14. 在本次见习过程中,我和带教老师相处很和谐					
自我评价	15. 我清楚地知道本次见习的目标					
	16. 本次见习的时间均被有效地利用					
	17. 本次见习促进我成为积极主动的学习者					
	18. 本次见习发展了我的能力					
	19. 本次见习培养了我的自信心					
	20. 本次见习让我懂得换位思考					
	21. 本次见习给了我很多机会培养人际交往能力					
	22. 本次见习很好地培养了我解决问题的能力					
	23. 本次见习对护理专业的价值有了更清晰的认知					
	24. 我找到了很多热爱护士职业的理由					
	25. 本次见习激发我的学习兴趣					
	26. 本次见习加深了我对健康生活方式的认知					

其他:如对此次实践教学过程的建议、意见等